| 김경배 박사 시리즈 2 |

사주와 건강

12정혈사혈

● 사주명리 입문서

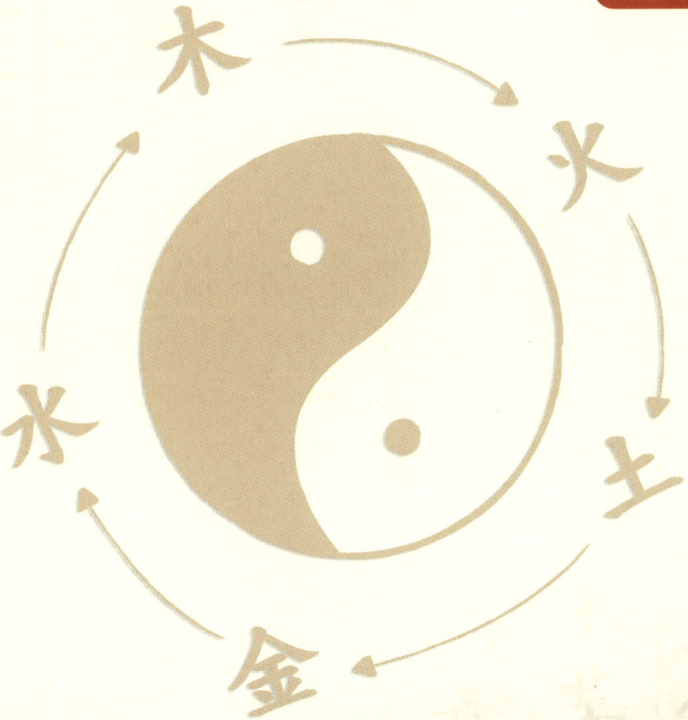

김 경 배 지음

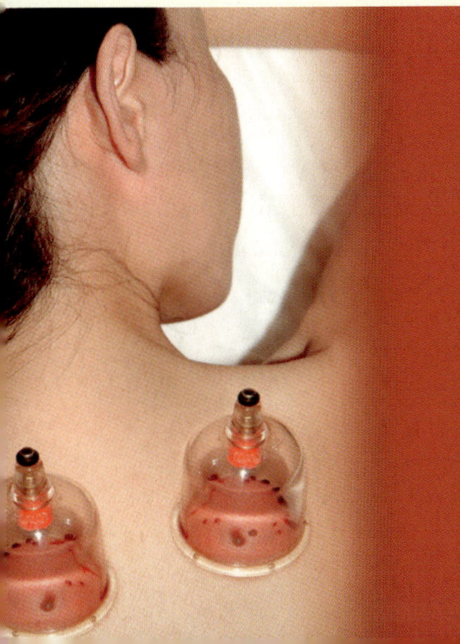

사주와 어혈의 관계

본인의 사주를 알아보고 운의 흐름, 질병이 오는 시기 등을 판단하여 미리 장부의 따른 경혈에서 어혈을 제거하면 질병을 예방하여 건강한 삶을 영위할 수 있다. 사람이 태어나, 자라서 활동하다 나이 들면 병들어 죽는다는 생, 노, 병, 사의 과정과 불교의 윤회 사상을 대입하여 12단계로 나누어 놓은 것을 12운성이라한다. 이 책에서는 12운성을 비롯하여 12신살, 육친 등을 사주의 생년월일시에 의한 건강, 질병, 성격 및 인생행로를 알기 쉽게 풀이하였고, 특히, 60갑자 일주에 따른 성격 및 건강법을 자세히 설명하였다.

Anibig 애니빅

| 김경배 박사 시리즈 2 |

사주와 건강

12정혈사혈

저자 | 김경배

초판 발행 | 2016년 4월 29일

발 행 인 | 문상필
북디자인 | 김환희 이한솔
펴 낸 곳 | 주식회사 애니빅
주　　소 | 서울시 영등포구 경인로 82길 3-4
(문래동 1가 센터플러스 1116호)
대표전화 | 02-2164-3840 **팩스** | 02-6209-7749
홈페이지 | www.sangavill.com
이 메 일 | 0221643840@hanmail.net
출판등록 | 제318-318000025100200800001 0호

가격 29,000원

ISBN 978-89-97617-02-9 04510
978-89-97617-03-6 04510 (세트)

Anibig 애니빅

머리글

이 책에서는 부항 사혈의 원리, 간지오행과 질병의 이론적 배경, 음양오행과 사주 명리, 우주 대자연의 순리, 60갑자 풀이와 질병 및 성격, 십이 운성 특히, 십이 운성은 사람이 태어나, 자라서 활동하다 나이 들면 병들어 죽는다는 생·노·병·사의 과정을 사주의 생년월일시에 의해 추론한 성격 및 인생행로를 알기 쉽게 기술하였다.

건강 부항 사혈 1에서는 경혈 81선을 다뤘다. 경혈 81선은 사혈에서 기본 중의 기본이다. 이제 1권의 경혈 81선을 바탕으로 사주명리와 건강에 대해 공부해보자.

12운성이란 사람이 태어나, 자라서 활동하다 나이 들면 병들어 죽는다는 생·노·병·사의 과정과 불교에서 윤회 사상을 대입하여 12단계로 나누어 놓았다. 12운성의 포태법을 불교에서는 12인연법이라고도 한다. 이것을 사주의 생년월일시에 의한 성격 및 인생행로를 알기 쉽게 설명하였다.

황제내경에서 손발의 다섯 손·발가락의 끝에서 반신불수를 고치고 다스린다고 하여 인체의 오른쪽이 마비되면 왼쪽의 손·발톱에서 사혈하고, 왼쪽이 마비되면 오른쪽의 손·발톱에서 사혈하여 피를 조금 내면 효과가 탁월하다. 이것은 12경맥이 우리 몸을 끊임없이 순환하는데 끝나고 시작되는 손·발톱에 어혈로 인해 다음 경맥으로 이어주는 기혈순환을 방해하여 전신에 각종 통증을 유발하는 것이다. 이러한 증상을 치유 및 예방하는 방법을 12정혈(井穴) 사혈이라 부른다.

12정혈(井穴)은 사혈에 대한 두려움으로 사혈을 피하는 사람에게 두려움 없이 사혈에 대한 탁월한 효능을 경험하고 자연스럽게 사혈에 접근하고 이해할 수 있는 사혈 기법이다. 12정혈이란 이미 질병이 왔거나 아니면 전조증상이 있을 때 적용하는 사혈이다. 이 사혈을 통해 각 장부의 기능이 활성화되는 각론과 함께 알기 쉽게 설명하였다.

끝으로 이 책에 도움을 주신 동방문화 대학원대학교 전 고광용 총장님을 비롯한 교수님들과 윤석용 한의학박사님, 김태용 단장님 등 지면이 부족하여 거론하지 못한 많은 분과 또한 사랑하는 아내와 딸, 한의사 아들 그리고 흔쾌히 출판해 준 상아기획 문상필 사장님 특히, 10여 년 전 처음 출판된 '자연부항사혈기법1권' 에서 '더욱 정진하라' 는 추천사로 필자에게 감동을 주어 지속적인 사혈 연구를 통해 자연치유 박사학위를 취득하게 된 동기를 주신 윤석용 박사님과 어려울 때나 매우 힘들 때 자신의 일은 물론 유연히 대처하는 방법과 지혜를 주시는 신계륜 국회의원께도 깊은 감사의 마음을 전한다.

丙申年 仲春

자연치유학 박사

추천사

나는 이 책의 저자와 약 40여 년 동안 태권도 및 기타 무술 관계의 지인입니다. 평소 늘 느껴왔던 것은 김경배 박사는 보통 사람과는 다르게 예사롭지 않고 신통한 혜안이 있다는 것입니다.

태권도(공인 9단)를 수련한 덕분에 어혈을 발견했다는 그는 나이도 잊은 채 전설적인 황제내경을 연구하여 사혈과 사주를 연관 지어 자연치유학 박사학위를 취득하였으니 참으로 대단한 일이 아닙니까?

김경배 박사의 이론을 간단히 설명하면 사람은 약하고 강한 장부를 각기 다르게 타고나는데 이에 약한 장부는 사혈을 통해 보(補)하고 강한 장부는 사(瀉)하며 간지 오행을 균형 있게 하여 건강을 지킨다는 것입니다. 참으로 놀랍습니다.

그는 또한 황제내경, 환단고기 등 고문헌을 연구하여 치우천황을 경찰 무도의 시조로 삼고 '경찰호신체포술' 을 출간하였고 이 책에서 사주와 사혈에 대한 역사적 배경을 우리 민족의 동이족임을 자랑스럽게 적고 있습니다.

나는 이러한 태권도계의 후배가 있는 것만으로도 더없이 고맙고 자랑스럽습니다. 특히 이 책을 보고 많은 사람이 질병의 고통에서 벗어나 건강하고 행복한 삶을 살 수 있을 거라 믿어 의심치 않습니다. 더불어 많은 시련을 극복하고 소중한 책을 저술한 김경배 박사의 노고에 감동과 찬사를 보냅니다.

전, 태권도 국기원 기술심의회 의장 (태권도 9단)
현, 대한민국 민생치안단장 김 태 용

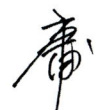

추천사

한의학은 실용학문으로써 서양 의학적인 시각에서 보면 별로 특이할 것이 없고 비과학적인 것같이 보이지만 수천년 동안 선조와 함께 생활하며 우주와 인체를 하나로 관찰하면서 많은 체험과 지혜를 바탕으로 만들어 졌습니다. 한의학에서는 기와 혈의 원활한 순환을 치료의 기본으로 여기고 있습니다. 이런 기본 원리에서 시작한 치료방법 중의 하나인 사혈부항요법은 고대의 민간요법에서 많이 사용된 기록이 있습니다.

동양에서 뿐만 아니라 서양에서도 히포크라테스 이전에 사혈요법과 비슷한 치료행위가 있다는 기록이 있고, 그리스, 로마, 페르시아, 독일 등 각국에서도 비슷한 치료법이 있으며 지금도 프랑스를 중심으로 많은 연구와 시술이 병행되고 있습니다. 부항을 이용한 사혈요법은 한의학의 고전인 황제내경에서부터 우리 조상들이 처음부터 사용해왔다고 기술되어 있으며, 동이족 즉, 한민족이 독자적으로 발전시켜온 치료방법이라고 할 수 있습니다. 이를 더욱 발전시켜 한문적 체계를 만드는 것이 후손들의 책무라고 여깁니다.

이 책을 쓰신 김경배 선생님은 평소에 깊은 수련과 무예연마에 많은 시간을 보내시고 무예 부분에서는 경지에 도달하신 분입니다. 정식으로 한의학을 공부하시지는 않았지만 많은 수련 속에서 연구하고 사혈부항요법에 관심을 가지시고 자신의 몸에 직접 시술하여 연구 터득하였고 이제 다년간 연구한 결과를 책으로 펴내게 되었습니다.

사실 이런 격려사를 하면 순수 한의학문을 하는 일부 한의학계에서는 비전문가의 연구가 혹 의료질서의 문란을 우려하며 비난할 수 있음을 예감합니다. 그러나 가까운 예로 인체의 각종 장기를 교체하기까지 하는 서양의학의 급속한 발전의 요인은 생물학자, 기계, 전자, 핵물리학 등 모든 종합과학의 산물로 발전된 것이 아닐까요. 학문은 보편타당성이 있어야 하며, 실용학문이 되어야 하듯이 한의학은 우리의 삶 속에 깊숙이 뿌리박고 있으며 이를 연구, 활용, 계승 발전시키는 것이 우리 문화를 이어가는 것입니다. 이런 측면에서는 이 책자가 후학들에게 귀감이 되고 참고가 되는 귀한 서적임을 감수를 하면서 느끼고 권합니다.

요즘은 한의학도 많이 체계화되고 정리되어가고 있습니다. 옛날 한의학은 민간요법에 많은 부분을 차지하고 있었습니다. 현대에 와서 과학적으로 이해되어지고 있는 부분도 많지만 민간에서 전해져 내려오는 치료 방법도 절대로 무시되거나 경시되어서는 안되며 치료효과도 우수합니다. 이책을 통해 사혈부항요법의 우수한 효능을 체험하시길 바랍니다.

천호한의원 원장(전 서울시 한의사회 회장)
제18대 국회의원
윤 석 용

추천사

이 책은 내가 믿고 아끼는 태권도 9단이면서 자연치유학 박사인 김경배 님의 수십 년 노력의 결정판입니다.

삶에서 건강하게 오래 산다는 것이 제일 큰 행복입니다. 그러나 많은 사람이 질병으로 고생하면서 살고 있습니다.

김경배 박사는 모세혈관에 박혀있는 쓸모없는 어혈을 부항기로 빼어내는 사혈 연구를 오랫동안 해왔습니다.

김경배 박사의 이론은 몸속에 있는 죽은 피를 장마 때 떠내려온 쓰레기에 비유하여 고여있는 쓰레기를 치워 환경을 깨끗이 하는 것처럼 모세혈관 속에 박혀있는 죽은 피를 뽑아내어 피를 맑게 한다는 것입니다. 피를 맑게 해서 백혈구의 활동을 왕성하게 하여 자연 치유력을 높인다는 것입니다.

사람은 누구나 건강하게 오래 살 권리가 있습니다. 하지만 인생의 많은 시간을 질병으로 고생하는 사람들을 보면 참으로 안타깝게 생각합니다. 많은 사람이 아프고 난 뒤에 후회하지 말고 이 책을 통해서 손쉽게 미리 질병을 예방하여 건강하고 행복한 삶을 살아가길 바랍니다.

끝으로 많은 어려움을 이겨내면서 공부하고 연구하여 소중한 책자를 저술한 김경배 박사의 노고에 다시 한 번 찬사를 보냅니다.

제19대 국회의원 신계륜

추천사

이 책의 저자는 수년 전 내가 동방문화대학원 총장 시절 박사학위과정의 학생이었다. 태권도 공인 9단인 그는 황제내경을 연구하여 박사학위 논문을 쓰고 있었고 논문을 쓰는 것이 잠이 오지 않을 정도로 재미있다고 하여 참으로 특이한 사람이라고 생각했다.

그리고 박사학위 논문심사에서 질리도록 시련이 있었으면서도 그 후 1년 동안에 5권의 책을 집필한 것에 대해 말로 표현할 수 없는 찬사를 보낸다.

김경배 박사의 이론은 인간의 사주 운명은 타고나지만, 삶의 기복이 많을수록 크게 성공한다는 것이고 힘들고 어려울 때일수록 건강을 유지하고 있어야만, 용신의 때가 도래하면 누구라도 크게 성공할 수 있다는 것이다. 또한, 고혈압, 당뇨병인 사람이 약을 먹고 정상이라고 착각하는 생활 속에서 병을 키우는데 많은 사람들이 대부분 앓고 있는 질병의 원인이 어혈이라는 것이며 이 어혈을 부항기를 이용하여 제거하면 자연치유력이 생겨 치유된다는 이론이다.

이 책을 접하는 많은 사람이 돈 안 들이고 손쉽게 질병을 예방하여 건강하고 행복한 삶을 살아가길 바라는 마음이다.

전설적인 인물인 황제헌원의 '황제내경' 에서 60갑자와 사혈을 깊이 있게 연구하고 특히, '황제내경' 을 근거하여 운기론과 사혈을 연구하여 박사학위를 취득한 것에 찬사를 보낸다.

끝으로 많은 어려움과 시련을 극복하고 연구하여 건강비서를 저술한 김경배 박사의 노고에 다시 한 번 감동과 찬사를 보낸다.

동방문화대학원대학교 이사장
(전 총장)

CONTENTS

CONTENTS

CONTENTS

CONTENTS

제1장
건강 부항 사혈의 원리

1. 질병의 원인 어혈

아침에 자리에서 일어나 각자의 활동을 함에 있어 태양의 빛은 나이의 많고 적음·나쁜 사람·좋은 사람·높은 사람·낮은 사람·부자와 가난한 사람·남녀노소 구분 없이 골고루 기회를 주는 자애로움을 갖고 있기에 우주는 보이지 않게 조화와 질서를 유지하고 있다. 소우주라고 하는 사람 또한 우주와 같이 질서 있게 이 시대를 살고자 한다.

태양의 빛이 있으므로 어둠이 있고 양과 음이 존재한다. 여기서 밝은 빛은 양이고 어둠은 음이다. 지구를 음양으로 분류하면 하늘은 양이고 땅은 음이다. 따뜻한 것은 양이고 차가운 것은 음이다. 남자는 양이고 여자는 음이다. 사람의 오른팔은 양이고 왼팔은 음이다. 양 속에 음이 있고, 음 속에 양이 있다. 우주의 모든 사물은 음양의 조화와 적정한 배합으로 이루어진 것이다. 만약 음끼리 조화를 이루었다면 밤의 어두운 세상에서 살아야 하고, 양끼리 조화를 이루었다면 낮만 계속될 것이다. 따라서 음양의 배합으로 밤과 낮이 있고 사람이 태어나 남녀 간의 사랑이 싹트게 되고 가정을 꾸려 자식을 낳고 사회활동을 하다가 결국은 늙어서 병들어 죽게 되어있다. 이것이 자연의 순리이다.

비행기를 타고 몇천 피트 상공에서 태평양 바다를 내려다보면 무지하게 큰 유조선도 성냥갑으로 보이고, 사람은 점을 찍어 놓은 것처럼 보인다. 아니 조금 더 올라가서 보면 아예 점으로도 보이지 않는다. 그렇게 사람은 미미한 존재이다. 그런데도 사람들은 서로를 미워하고 투쟁을 일삼고 있다.

사람이 태어날 때, 수억 개의 정자는 서로를 견제하고 다투면서 1개의 정자가 난자와 만나 수정하여 사람으로 탄생하는 것이다. 수억 개의 경쟁을 물리치고 탄생한 사람이기에 만물의 영장이라 큰소리치고 치열한 경쟁에서 살아남았으므로 자부심을 가질 수도 있으리라!

기적적으로 탄생한 사람인데, 이 시대를 살면서 과학의 발달과 문명 발전의 혜택을 누리고 삼라만상에서 가장 귀한 사람, 존재임에도 질병의 고통에는 벗어나지 못하고 있음을 개탄하지 않을 수 없다. 가령, 자연 속에서 살아가는 동물들은 사람이 놓은 덫이나 환경오염에 노출되지 않는 한, 질병으로 인해서 잘 죽지 않는다. 이들은 동이 트면 일어나 먹을 것을 찾아다니며 먹이 활동을 하다가 해가 지고 어둠이 내리면 보금자리로 돌아간다. 즉, 스트레스가 거의 없다. 그러므로 자연에 순응하며 살아가기 때문에 질병에 잘 걸리지 않는 것이다. 다만 유전적으로 수명이 있을 뿐이다.

☞ 사람은 질병의 고통에서 벗어나지 못하는 것일까?!

첫째 : 사람은 이기적이고 욕심이 많아 뜻대로 되지 않으면 각종 스트레스로 작용한다.

앞에서도 설명했지만 수억 개의 정자 중 1개의 정자가 난자를 만나 사람으로 탄생 된 관계로 자기 자신밖에 모르고 이기심이 강하여 또한 남보다 더 많이 가져야 하고 남보다 더 대접을 받아야 하고 때로는 남을 속여야 하고, 싸워야 하는 그런 과정에서 뇌에서는 아드레날린이라는 혈관수축물질이 분비되면서 뜻대로 되지 않으면 혈행이 나빠지고 기혈순환이 안 되어 각종 질병이 생기게 된다.

둘째 : 사람은 아픈 것을 참지 못해 진통제, 항생제 등 약물에 의존한다.

이물질인 진통제나 항생제가 우리 몸속에 들어오면 우리 몸을 방어하는 백혈구가 그 독한 약물과 싸우다가 약한 백혈구는 죽게 된다. 그 죽은 백혈구는 혈관을 따라 다니다가 모세혈관에 박혀 기혈순환을 방해하여 약물에 의한 일시적인 효과일 뿐, 질병은 더욱 심해지게 되는 것이다. 이처럼 사람이 스트레스를 더 받고 덜 받는 것은 성격에 의한 경우가 많고, 약물에 의존하는 경우도 사람마다 다른 이유는 간지오행에 따른 강하고 약한 장부를 다르게 타고나기 때문이다.

사람은 밥그릇·반찬 그릇·장독 등으로, 자기 자신의 그릇을 타고난다. 밥그릇으로 태어난 사람이 장독으로 태어난 줄 알고, 된장이나 고추장을 담으려 한다면 밥그릇은 된장이나 고

추장에 파문히게 될 것이고, 장독으로 태어난 사람이 반찬 그릇으로 알고 밥상에 올라가려 한다면 어떻게 되겠는가? 적어도 인생을 살아가려면 내가 밥그릇인지 반찬 그릇인지 장독인지를 알고 자신에 맞게 살아야 한다. 현대를 살아가는 많은 사람이 자신이 타고난 그릇을 모르고 살아가기 때문에 혼란스럽고 고생스런 힘든 삶을 사는 것이다. 그로 인해 각종 스트레스를 받게 되고, 스트레스에 의해 활성산소가 생기게 되고, 다량의 활성산소는 우리 몸의 혈관과 세포들을 공격하여 피부조직과 혈관 벽을 괴롭히며 어혈을 만들어 낸다. 이것이 모세혈관에 막히게 되고 혈액순환을 방해하여 각종 질병을 유발하게 되는 것이다.

적당한 활성산소는 건강을 위해 필요하지만 많은 활성산소는 한마디로 찌꺼기나 쓰레기로 생각하면 된다.

어혈을 쓰레기에 비유하여 설명하겠다. 산에 있는 쓰레기나 오물 중에서 음식물 쓰레기·대소변 등은 흙 속에 묻으면 거름이 되지만 썩지 않는 비닐이나 페트병, 심지어 스티로폼 같은 것은 썩는 데만 약 500년 정도가 걸린다고 하니 자연 보호를 위해서라도 쓰레기를 버릴 때는 한 번쯤 생각해 볼 일이다. 땅속은 오염될 것이고 나무·식물 등은 말라 죽게 될 것이다. 따라서 오염되는 물질은 거둬서 버리면 땅속은 오염되지 않을 것이고, 나무나 식물 등은 싱싱하게 잘 자랄 것이다. 사람에게도 식물 등에 의해 맑은 공기와 건강을 가져다줄 것이다. 또한, 오염된 음식물이 우리 몸속에 들어오면 가령, 중금속이나 어혈이 모세혈관에 박히면 절대로 몸 밖으로 나오지 못한다. 인위적으로 부항기를 이용하여 몸 밖으로 빼내야 한다.

☞ 쓰레기를 강 속으로 밀어 넣으면 어떻게 될까?

강 속으로 쓰레기를 밀어 넣으면 쓰레기는 물줄기를 따라 흐르다가 어딘가에 막히게 될 것이며 장대 등의 기구를 이용하여 강 밖으로 빼내면 강물은 맑아질 것이고 물고기들은 생기를 찾을 것이다.

우리 몸 어느 부위가 혈액이 막혀 통증이 있다고 하면 그 막힌 혈액을 뚫어서 어혈을 밖으로 빼내면 되는데, 몸속으로 들어가면 그 부위의 통증은 사라지겠지만, 몸속에서 돌아다니다가 또 다른 부위에 막히면 막힌 부위에 통증이 오게 되고, 그 막힌 부위를 관장하는 장부에 질병이 생기게 된다. 참으로 답답한 일이다. 한 번만 사혈을 해보라. 시커먼 피가 나오는데 한눈에 몸속에 필요 없는 죽은 피 즉, 어혈임을 알게 될 것이다.

☞ 그물 등 각종 쓰레기가 바닷속으로 들어가서 오랜 세월 썩으면 또는 기름이 유출되어 바다를 오염시키면 식량의 보고인 바다는 어떻게 될까?

기름이 바다로 유출되면 최대한 신속하게 기름을 바다 밖으로 빼내는 일이 급선무일 것이다. 그물 등 각종 쓰레기도 바다 밖으로 빼내면 바닷물은 맑아질 것이다. 바닷속에 물고기 등 살아있는 생명체는 생기를 찾을 것이다. 특히, 중금속에 오염된 물고기를 먹으면 수은 등 중금속은 몸속에 쌓이게 되고 몸 밖으로 빠져나올 수가 없다.

☞ 가정에서의 각종 쓰레기는 어떻게 할까?

가정마다 쓰레기통이 있다. 쓰레기통에 버리게 되고, 어느 정도 쌓이면 집 밖으로 버리게 되는데 쓰레기가 집안에 너무 오래 있으면 썩게 되고 냄새 등 가족 건강에 문제가 발생하게 될 것이다. 쓰레기를 집 안에 보관할 필요가 없다. 쓰레기봉투에 담아 집 밖으로 내보내면 깨끗해질 것이다. 물론 분리수거 해야 한다. 라면 국물 1컵이 하수구에 버려지면 1컵을 희석하는데 들어가는 물이 수천 컵이 필요하다고 한다. 따라서 음식물 쓰레기는 하수구에 버려선 안 된다. 퇴비로 만들어서 식물에 주어야 한다. 가능한 재활용 할 수 있는 쓰레기는 재활용하여 쓰는 것이 가장 좋은 방법이며 이는 생활화할 일이다. 이와 같은 이치로 우리 몸속에 세포들이 혈액을 먹고 배설하는 찌꺼기는 재활용할 수 있고, 필자가 뽑고자 하는 쓰레기는 모세혈관에 박혀있는 어혈을 말하는 것이다.

사람은 산·강·바다 등에서 나오는 모든 먹을거리는 먹고 산다. 만약 사람의 먹을거리가 중금속 등에 오염되어 있다면 오염된 음식을 먹은 사람은 중독되어 치명적일 수밖에 없다.

사람들은 후손들을 위해서라도 자연을 보호해야 하므로 자연과 우주의 법칙, 질서를 조금이라도 깨달은 사람들은 자연보호를 부르짖고 있다. 자연을 훼손하고 거스르면 그 재앙은 반드시 사람에게 되돌아온다.

우리 몸도 마찬가지이다. 쓰레기인 어혈을 몸속에 담아둘 필요가 없다. 물론, 우리 몸속에 어혈을 몸 밖으로 배출하는 장부들이 있지만, 그 장부들이 자기 임무를 수행하지 못하여 어혈을 몸 밖으로 빼내지 못하므로 각종 질병의 고통에서 벗어나지 못하는 것이다.

사람마다 발생하는 질병이 각기 다르다. 어떤 사람은 고혈압, 어떤 사람은 당뇨, 어떤 사람은 폐암, 어떤 사람은 간경화, 어떤 사람은 사구체신염 등등 수백 수천 가지의 질병이 사람들을 위협하고 있다.

☞ 사람들은 건강하게 오래 살기 위하여 다음과 같이 노력한다.

첫째. 식사가 곧 보약이다.

한창 자라는 청소년기에는 6장 6부가 활발하게 활동을 하려면 많은 영양분이 필요하기에 몸에 필요한 성분이 없으면 그 성분이 있는 음식을 먹고 싶어 한다.

장부가 나빠질 때 작은 소리로든 큰 소리로든 장부에 좋은 혈액을 보내 달라고 몸부림치다가 신장을 비롯한 각 장부가 나빠지면 그때부터 장부는 단합하여 울부짖게 되고, 급기야 포기하게 되면 몸에서 나쁜 성분 특히, 혈행에 방해되는 음식만 입맛 당기게 된다. 가령, 지방질이 많은 음식을 많이 섭취하게 되고 단 음식만 입맛 당기게 되고, 독한 술이 물처럼 술술 넘어가도 취하지 않는 다던가, 그런 현상을 어리석은 사람들은 식욕이 좋다며 칭찬하고 많이 먹으니까 건강하다며 부추기고, 그런 착각 속에서 살다가 고혈압·중풍 등으로 쓰러져 돌이킬 수 없는 함정으로 빠져드는 것이다. 물론 내 몸에 좋은 음식을 찾아다니면서 먹으면 좋겠지만, 막상 찾아서 먹어도 즉, 산삼 녹용을 먹어도 비위나 소장 기능이 떨어진 사람은 별 도움이 안 된다.

우리 몸을 주관하는 장부가 어느 정도 건강한 사람이라면 아무리 흔하고 싼 음식이라도 입맛대로 또는 주어진 음식을 성분 따지지 말고 몸에서 당기는 대로 그냥 맛있게 먹어주면 되는 것이다. 왜냐하면, 건강한 사람은 어느 정도 맛있게 먹고 우리 몸에 필요 이상에 영양분이라고 감지하면 바로 입에서 거부하게 된다. 옛날 어려웠던 시절, 먹을 것이 없어 열무 잎을 말려서 먹었던 '시래기' 란 음식이 지금은 아주 귀한 건강식품으로 주목을 받고 있지 않은가?

요즘은 준 건강인 사람이 많고 먹을 것이 풍족한 이유로, 먹고 싶은 대로 먹으면 함정이다. 정보 매체나 건강에 관심이 많은 사람은 어떤 음식이 위장에 좋고, 어떤 음식은 정력에 좋다 하여 팔도를 찾아다니며 비싼 돈을 지급하고 구해서 먹어보니 일시적으로 조금은 효과가 있는 듯, 하다가 조금 지나면 별로 좋아진 것이 없을 것이다. 물론 증세가 사라져서 치유가 된 것으로 착각하고 효과를 보았다는 사람도 있겠지만 어떤 증세가 사라질 뿐 근본적인 치유는 되지 않았다는 말이다.

필자가 어렸을 적 식사를 할 때, 어머니가 너는 심장이 약하니까 어떤 음식을 먹어야 하고 너는 위장이 약하니까 무엇을 먹어야 한다고 음식을 만들어 주지 않았다. 그 당시 가정 형편에 따라 그냥 주어진 음식을 먹었는데 생활이 어려워서 채소 등을 주로 먹고 살아온 사람들은 질병이 생길 확률이 낮았으나 집안 형편이 좋아 잘 먹고 자란 사람 중 비만한 사람은 각종 질병에 고생하는 것을 보았다. 그러므로 지금이라도 섭생에서 음식을 골고루 섭취하면서 살아야 한다.

음식을 잘못 먹거나 많이 먹거나 영양의 균형이 깨지면 건강에 문제가 발생한다. 우리가 건강에 관심이 많으면서 질병에 두려움에서 벗어나지 못하는 것은 어느 한 가지 단편만 가지고 판단하고 어느 특정인이나 매스컴을 많이 타고 인기 있는 사람이나 혹은 산속에서 몇 십 년 수련했다는 등의 어떤 특정한 사람이면 나의 병을 고칠 수 있다고 믿고 의지하는 데 큰 문제가 있다. 특히 그런 사람들이 개발한 보약이나 건강에 좋다는 특정 약물에 의존하는 것도 문제이다. 장부를 건강하게 하여 주어진 음식을 맛있게 먹고 싶은 대로 먹는 식사가 곧 보약이다.

한편 몸의 어느 장부가 고장이 나서 수술을 하거나 장기 이식을 한다는 것은 어느 부위의 수술이냐에 따라 다르겠으나 수술은 최후의 방법이다. 장부를 활성화하기에는 때가 늦었음을 의미한다. 그러므로 질병이 판정되는 불안감으로 인해 몸에 좋다는 음식을 찾아다니며 먹고 있다. 그러나 음식도 몸에 좋은 음식과 몸에 해로운 음식이 있으므로 절제하는 마음도 중요하다. 또한, 음식을 너무 많이 먹으면 위장이 스트레스를 받게 되고 그로 인해 활성산소가 증가하게 된다. 몸에 맞게 적당한 식사를 하되 골고루 섭취해야 한다. 양약은 질병에 먹는 약이지만 식사는 질병을 예방하고 건강을 도와주는 예방약이다.

둘째. 적당한 운동을 생활화해야 한다.

사람들은 질병에 두려움에서 벗어나려고 운동을 한다. 마치 만병통치약인 것처럼, 운동을 전혀 하지 않다가 어떤 운동이든 시작하고 나면 처음 얼마 동안은 건강해지는 듯이 보이다가 조금 지나 운동도 포기하고 만다. 운동하기 싫은데 할 수 없이 몸에 좋다니까 해본 것이다. 운동을 억지로 해선 안 된다. 무리하게 해서도 안 된다. 무리한 운동을 한다든가 억지로 하면 활성산소가 발생하므로 오히려 혈액순환에 방해되는 것이다. 운동하는 이유는 혈액순환을 좋게 하기 위해서이다. 운동할 때 몸에 맞는 운동을 선택하되 즐겁고 재미있게 할 수 있는 운동을 해야 한다. 운동하고 나면 땀을 적당히 내고 즐거워야 한다. 운동하고 난 뒤 개운하고 즐거운 것은 혈액순환이 잘되어 세포가 혈액을 먹었기 때문이다.

등산이 좋다고 산에 무리하게 올라가면 변을 당할 수도 있다. 이런 환자에게는 명상법이나 자연 호흡법으로도 등산 다니는 운동 효과를 볼 수 있으니 어느 정도 체력을 회복한 뒤 등산을 즐기라는 말이다. 운동을 생활화해야 하는 이유는 앞에서 식사가 곧 보약이라고 했지만, 이 음식에 들어 있는 좋은 영양분이 살이나 근육 속까지 도달하게 하거나 혹은 내장지방·근육지방 등의 잉여지방(남아도는 지방)을 태워주려면 운동을 생활화하여 전문용어로는 미토콘드리아를 증가시켜야 한다. 이 미토콘드리아를 증가시켜야 지방이 빠지고 근육이 붙으면서 건강하고 날씬한 몸매를 유지할 수 있기 때문이다.

셋째. 긍정적인 사고를 해야 한다.

세상을 아름답게 보는 마음이 필요하다. 현실에 만족해야 하며 항상 긍정적인 생각을 해야 한다. 마음을 다스릴 수 없으면 종교 생활을 하는 방법도 있다. 먹는 것도 지나치면 안 되고 운동도 무리하면 문제가 생기듯 종교 생활도 지나치게 집착하지 말고 마음수행을 하고 어느 종교든 진리의 말씀을 자기 자신에게 접목하는 것이다. 가령 돈을 조금 가지고 있다고 없는 사람을 무시하고 욕심이 많아 거들먹거리면서 사는 사람이 있다고 할 때, 또는 권력이나 힘이 있다고 약한 사람을 괴롭히고 대단한 듯 자만심에 살아가는 그런 사람이 있다고 할 때, 이런 사람들은 종교를 믿고 기도하는 마음으로 마음 수행을 하면 엄청난 변화가 오는 것도 사실이다. 사업이 잘되고 돈을 잘 벌 때는 건강이 나빠지는 것을 모른다. 또한, 권력을 가진 사람은 영원할 거라고 생각을 한다. 그때는 웬만한 질병도 자신도 모른 채 지나갈 수도 있다. 이때라도 자신만의 어떤 종교를 믿으면 돈이 있을 때 가난한 사람에게 베풀 수도 있고 곤경에 처한 사람에게 도움을 줄 수도 있다. 도와주고 베풀어 주는 마음을 통해 몸속에서는 '엔도르핀' 이라는 좋은 물질이 나오면서 혈액순환을 좋게 하며 좋은 음식이나 몸에 맞는 운동보다 더 큰 효과를 볼 수도 있다.

뇌에서 '엔도르핀' 이 나오면 모세혈관이 확장되는 엄청난 효과가 있고 혈액순환을 좋게 한다. 이것은 몸속에 들어온 발암 물질을 잡아먹는 T-임파구도 활성화되고 각종 질병을 유발하는 세균 바이러스 등을 확장된 모세혈관을 통해 백혈구가 들어가 싸워 이기므로 건강한 몸을 유지하는 것이다.

마음의 병이라 하듯이 질병은 긍정적인 마음 먹기에 달린 것이다.

몸에 좋다는 음식, 적당한 운동, 좋은 마음을 갖게 하는 종교 등 정신 건강, 긍정적인 사고 즉, 육체적인 건강을 위해 열심히 살아 보지만 그래도 우리 몸은 어혈이 생길 수밖에 없으니 어혈로 인해 장부가 혈액을 먹지 못하고 때로는 큰소리로 때로는 작은 소리로 애원하고 있다.

우리 몸을 주관하는 장부의 작은 부르짖음도 놓쳐서는 안 된다. 가령, 뇌로 공급되는 혈액 중에 질소량이 많고 산소가 부족하면 머리가 자주 아프게 된다. 몸속에 혈액이 탁해지고 혈액 속에 불순물이 많고 산소가 부족하다는 것은 신장 기능이 떨어졌다는 얘기다. 이런 상태가 계속되면 뇌 손상을 입을 수도 있고 뇌종양, 뇌암으로 발전될 수도 있으며 신장염이나 신우염으로 진전될 수도 있다. 자주 피곤해한다든가 심하게 피로감을 느낄 때 충분하게 쉬어 주는데도 나른하고 의욕이 떨어질 때는 간장기능이 나빠지고 있다는 얘기다. 지속되면 간경화, 간암 등으로 발전될 수도 있다. 자주 헛구역질을 한다든가 목으로 단내나 신내 등이 올라온 다던가 속이 더부룩한 증세, 소화 장애, 속 쓰림 등이 오래 지속되면 위장 기능이 나빠지고 있다는 얘기다. 위장약에 의존하여 위장을 더욱더 혹사하면, 위궤양, 위암 등으로 발전될 수도 있다. 가슴이 답답하고 이유 없이 숨이 차면 폐장을 의심할 수 있고, 가슴이 묵직하고 이유 없이 두근거리고 통증이 동반되면 심장에 이상이 오고 있다는 증거이다.

이렇듯 우리 몸에 혈액이 맑지 못하고 모세혈관이 막혀 각 장부에 원활하게 혈액을 공급하지 못하면 몸은 점점 나빠지게 되고 장부는 괴롭다고 울부짖고 있다. 장부의 울부짖음을 듣고 식이요법, 운동요법 등등 몸에 좋다는 것은 다해 보았으나 120세의 천수를 누리지 못하는 것은 몸속에 어혈이 많기 때문이다.

우리가 음식물을 먹으면 위장에서 소화를 시켜서 소장으로 내려가서 몸속에 필요한 성분들을 흡수하고 찌꺼기는 대장을 통해 대변으로 배출한다. 흡수된 영양분은 혈액으로 만들어 신장을 통과한다. 이때 사구체라는 여과장치가 있어 불순물을 다시 걸러서 방광을 통해 소변으로 배출하게 된다.

혈액은 우리 몸 모든 세포의 먹이가 되므로 2차 검증을 받게 되는데 장부 중 가장 큰 간장이다. 뛰어난 해독작용을 하는 간장은 신장 기능이 떨어져서 간장으로 유입되는 요산도 훌륭하게 해독을 시키지만, 간장의 모세혈관이 막혀 간의 기능이 떨어지면 요산 독을 해독하지 못해 품게 되고 가령, 저수지에서 수용량이 넘칠 때 저수지 뚝 방을 넘게 되듯, 간도 요산을 품다 못해 넘치게 되어 심장으로 들어가게 되고 온몸으로 퍼져서 각종 질병을 유발하게 된다. 한편 간장에서 해독작용을 비롯한 수백 가지의 작용을 통해 맑은 혈액, 깨끗한 혈액으로 만들어서 비로소 심장으로 보내져 심장의 수축 작용으로 전신으로 세포들의 먹이인 혈액을 공급하게 되는 것이다.

혈액은 동맥이라는 관을 통해 운반되고 모세혈관을 지나 세포들에 공급된다. 이때 모세혈관이 막혀서 세포들에 혈액을 공급하지 못하면 각종 질병이 생기게 된다. 공급된 세포는 혈액을 먹고 난 찌꺼기를 정맥을 통해 다시 비장·신장·간장 등에서 재활용하여 심장으로 들어가고 대순환작용을 하게 되므로 맑은 혈액을 공급하는 동안 건강한 삶을 보장받을 수 있다.

우리 몸의 혈액이 맑아지고 깨끗해지려면 값비싼 어떤 특별한 음식을 먹어야 한다거나 보약을 자주 먹어야 한다거나 그런 개념이 아니며 6대 영양소를 골고루 먹어 주어야 한다. 우리는 음식을 먹고 살지만, 우리 몸의 모든 세포는 혈액을 먹고 살기 때문이다.

자연부항사혈기법은 모든 세포가 혈액을 잘 먹을 수 있도록 동맥, 정맥에서 살아있는 혈액을 빼는 것이 아니고 정맥에서 재활용될 수 있는 혈액을 빼는 것도 아니며 모세혈관에 막혀 찌들어 있는 오로지 움직이지 못하는 우리 몸에 아무 쓸모 없는 쓰레기인 어혈을 빼내고자 하는 것이다. 우리 몸속에 장부로 들어가는 문맥모세혈관에서 어혈이 막히면 막힌 장부는 장부의 임무를 수행하지 못하게 되는 것이다. 따라서 모세혈관에 박혀있는 어혈을 몸 밖으로 빼내면 기혈 순행이 좋아지면서 세포들은 활기차게 제 임무를 수행 할 것이다.

☞ 장부는 몸속 깊은 곳에 있는데 피부에서 어혈을 뽑는다고 장부들이 어떻게 좋아질 수 있는가?

당연히 이런 의구심을 가지게 될 것이다. 비가 오면 사람의 피부와 같은 땅 표면으로 빗물이 스며들며 계속해서 비가 오면 땅속 깊숙이 스며들고 있다. 수년 아니 수십 년이 지나면 걸러지고 정화되어 약수나 지하수, 생수로 거듭나는 것이다. 지하수는 인간의 혈액으로도 비유

되고, 땅속 깊은 곳에서 나오는 물은 살아있는 생명수와도 같은 것이다. 땅속 깊숙이 스며드는 곳이 경혈 자리이며 이 경혈 자리는 사람에게 준 신의 선물인 것이며, 누구든 인생을 살면서 힘들고 고생을 할 때, 또한 운이 나쁠 때 돈과 명예를 다 버렸어도 운이 올 때를 생각하여 건강을 유지하고 노력하며 준비한다면 언젠가 더 크게 성공할 수 있다고 장담한다. 운이 나빠 힘들고 어려울 때 인생을 포기하고 엉망으로 살다가 운이 좋게 왔을 때 건강을 잃고 중병을 앓고 있다면 인생은 끝나는 것이다.

오늘날의 의학은 히포크라테스의 옛날로 돌아가야 한다고 외치고 있다고 한다. 히포크라테스의 병리관은 사체액설(四体液設: 혈액, 점액, 황단즙, 흑단즙)에 의한 조화이므로 자연으로 돌아갈 것을 강조한 이론이다. 이것은 인체의 혈액을 본래의 정혈로 돌아가게 하는 병리 관과 똑같은 것이었지만, 아픈 부위 증상의 변화만을 보고 치료하는 데서 오늘의 현대의학이 벽에 부딪히는 원인이 있다고 생각한다.

한방요법에 병리관의 특징은 질병 증상에 얽매이지 않고 음양의 조화를 이루고 자연의 상태로 돌아가는 것 즉, 자연치유력을 높여 질병을 치료하는 방법이다. 혹자는 부항 요법을 가장 원시적이고 평범한 요법이라고 보지만 평범한 가운데 비법이 있듯 부항 요법에는 치병의 진리가 담겨 있다. 진리란 호화찬란한 곳에만 있는 것이 아니다, 인간이 호흡하며 살아가는 것도 평범하면서도 가장 위대한 정혈법이다. 피부의 표면에다 공기 분압의 차이를 두어 호흡의 원리를 응용한 부항이야말로 위대한 호흡의 정혈 원리인 동시에 인류가 살아가기 위한 기막힌 정혈법이다.(김 영기, 1985).

그러므로 육장육부의 기능을 좋게 하여 자연치유력을 높이는 자연의 순리를 따르면 되는 것이다.

지금까지의 설명한 내용을 간단하게 정리하면 다음과 같다.

혈액은 심장에서 동맥을 통해 모세혈관을 지나 세포에 이르고 세포가 먹고 배설한 찌꺼기는 다시 정맥을 따라 비·폐·신으로 들어가 몸에 불필요한 것을 몸 밖으로 배설하고 해독작용이 뛰어난 간을 거쳐 다시 심장을 통해 전신을 자양시켜주면서 끊임없이 순환한다.

비가 많이 왔을 때 물이 강(동맥·정맥)을 따라 흘러가다가 물 흐름이 느린 곳에(경혈·모세혈관) 쓰레기·나무토막·비닐 등 각종 오물(어혈·혈전·콜레스테롤)이 쌓이게 되는데 이때, 장대 등 기구를 이용하여 각종 오물을 강줄기로 밀어 넣으면 다시 떠내려가다가 다른 물줄기가 느린 곳에 또 쌓이게 될 것이다.

다시 말해서 허리에 어혈이 생겨 통증이 있을 때 만지든가, 주무르든가, 온열 찜질을 하면 허리 통증이 없어질 때도 있다. 그것은 잠시 어혈이 다른 곳으로 이동하기 때문이다. 가령, 혈관에 머무르던 어혈 일부분이 허리에서 빠져나가면서 일시적으로 허리통증이 없어지는 것이다. 그러나 어혈을 몸 밖으로 빼지 않는 한, 혈관은 계속해서 좁아지면서 우리 몸속을 돌고 있을 것이고, 물 흐름이 느린 곳에 머무르던 각종 오물 역시, 강물 밖으로 빼내지 않는 한, 강물 속에서 돌고 있을 것이다. 그러다가 어떤 충격 정도에 따라 어혈이 한 곳에 정체되어 막히면 그곳을 관장하는 장부에 질병이 발생하게 된다. 그것이 사람에 따라 다르게 나타나므로 병명만 달라 질뿐, 그 질병의 원인은 어혈이다.

2. 사주와 질병과의 관계

사람마다 각기 다른 성격을 타고난다. 이런 현상은 생년월일시에 의한 '간지오행'이 각기 다르기 때문이다. 가령, 60갑자로 구성되는 그 종류가 518,400개의 간지오행이 있다. '간지오행'이 태과·불급 등에 의한 부조화로 약하고 강한 오장육부를 타고나는데 '간지오행'이 오행화자(五行和者)를 이루거나 천부지재(天復地載)로 타고나서 조화를 이루면 대부분 건강하고 장수하는 삶을 살아가지만, 그런 사람은 일부에 불과하고 대다수의 많은 사람은 약하고 강한 체질을 타고난다. 그러다가 어떤 질병에 걸려 건강을 잃고 꿈을 접는 경우도 있고 생을 포기하는 경우도 있다. '간지오행'을 살펴보면 대운과 세운의 흐름에 따라 선천적으로 타고난 간지오행과의 여러 요인으로 질병이 발생하므로 음양오행 체질에 따라 한약재를 처방하고 이를 예측하여 간지오행에 의한 체질을 활용하고 있는 이론이 동양의학의 음양오행이론이며 간지오행을 자세히 분석하면 질병의 예측은 물론 용신을 통해 회복 시기를 추론하고 부귀 빈천·성격·육친·직업 등을 다양하게 알 수 있는 것이 사주 명리이므로 간지오행과 질병과는 상당히 관련이 있다. 이것이 자연에 순응해야 하는 이유이다.

◎『영추·구침십이원』에서 실한 것을 더욱 실하게 해서는 안 되고 허한 것을 더욱 허하게 해서는 안 되며 이에 반하면 병은 가중되고 치유할 수 없다(无實者, 无實實也. 无虛者, 无

虛虛也. 反而爲之, 不惟不治病, 活所以增病).고 하였는바, 허해진 이유가 이미 어혈이 그 병소에 울결되어 허해진 것이므로 생혈 손실을 최소화하면서 기술적으로 그 어혈을 제거하여 허한 것을 응당 보해야 한다.

'간지오행' 은 사람들이 행복을 추구하는 무병장수 이른바 각종 질병이 그것인데, '간지오행' 에서 타고난 약하고 강한 장부를 평소 보사하는 사혈 기법으로 '간지오행' 을 평기(平氣)로 만들어 조화롭게 하면 질병은 물론 길흉화복에도 도움이 될 것은 자명한 일이다. 그러므로 필자는 사주 명리와 사혈 기법을 접목했다. 어떤 오행으로 치우쳐서 너무 많거나 적거나 하여 강하고 약한 장부를 타고나므로 사혈 기법으로 약한 장부는 보하고 강한 장부는 설기 시켜 간지오행을 조화롭게 하자는 것이다. 이 책을 의학서이자 인생의 지침서로써 반드시 필독하기를 권유하는 바이다.

3. 어혈이 생기는 원인

1) 각종 스트레스

스트레스로 인한 분노와 긴장·슬픔·노여움·초조와 같은 강한 불쾌한 감정은 자율신경을 자극하고 핏속에 아드레날린과 노르아드레날린 등의 스트레스 호르몬을 증가시킨다. 이 호르몬은 혈소판을 달라붙기 쉬운 형태로 변형시키는 동시에 혈관을 급격하게 수축시켜 굳게 만드는 성질을 갖고 있다. 항상 화가 나 있는 사람에게 어혈이 생기기 쉬운 것은 이 때문이다. (요코야마 이즈미 외 2명, 2003).

우리는 불행하게도 생활 속에서 엄청난 스트레스를 받고 산다.

갓난아이가 오줌을 누고 난 뒤에 기저귀가 축축하니까 무언가 싫은 것을 울음으로 표현한다. 마음에 들지 않는 것은 스트레스로 작용하게 되고 어린 시절부터 공부·친구·가족·주변 사람·환경 등등 나름대로 스트레스를 받게 되고, 젊었을 때는 웬만한 충격이나 스트레스에 의해서도 완충시키고 활성산소를 처리하는 SOD(Superoxide dismutase)라는 호르몬이 많이 분비되어 그런대로 질병에는 큰 문제 없이 넘어갈 수도 있지만, 세월이 흘러 나이가 들어 어혈이 많아지고 활성산소를 처리하는 호르몬이 작아졌을 때는 작은 충격(스트레스)에도 큰 충격으로 받아들이게 되고 급기야 쓰러져 유명을 달리하는 경우를 종종 본다. 또한, 학생들도 공부에 대한 스트레스가 쌓여 이겨내지 못하고 자살을 하는 것을 볼 때 안타까운 마음을 금할 길이 없다. 이런 현상도 학생 때부터 스트레스 해소에 조금만 관심을 가지고 나름대로 해소법으로 자신을 컨트롤 한다면 세포들이 편안하여 자살이라는 극단적인 마음까지는 먹지 않고 스스로 해결하는 힘을 갖지 않을까 생각한다.

모든 사람은 태양계의 기후의 영향을 받으며 달은 29.5일에 지구를 한 바퀴 돌아 한 달을 만들어 내고 지구는 365일 태양을 돌아야 1년을 만들어 낸다. 그 각도에 의해 절기가 이루어지며 봄, 여름, 가을, 겨울이 결정된다. 사람은 자연기후의 영향을 받으므로 소우주라 하는 것이다. 우주에 1회 공전이 120년이며 1년 12개월 우주에 1년은 10년을 말하며 사람 수명도 120년이 천수이다. 그러나 천수를 누리지 못하고 100세도 넘기지 못하고 죽는 것은 몸속에 어혈이 많아서 죽는 것이고, 어혈이 많은 것은 섭생을 잘못하고 과다한 욕심으로 스트레스를 받았기 때문이다.

사람이 스트레스를 받으면 자율 신경이 반응하게 되고 지나치게 흥분하거나 긴장, 불안, 초조하여 교감신경이 자극을 받으면 아드레날린, 노르아드레날린, 코티솔과 같은 스트레스 호르몬이 과다분비 되어 혈관이 수축하고 어혈이 증가하며 혈액의 흐름이 나빠진다.

2) 지나친 흡연

담배 연기 속에는 수백 가지의 유해물질이 있다고 하는데 그중 니코틴 성분(니코틴이 뇌에 쌓이면 혈관을 막는 원인이 됨)은 뇌의 쾌락 중추를 자극하여 혈액순환의 장애를 주고 뇌혈관을 마비시키기도 하지만, 혈관을 수축시키는 스트레스 호르몬을 분비하여 혈압을 상승시켜 심장에 부담을 주어 심근경색이나 심장마비의 위험도 도사리고 있다. 또한 벤조피린(benzopyrene)이라는 아주 강한 발암성 독성물질이 들어있어서 간접흡연이 더 위험하다는 것이다. 이 물질은 간(肝)의 구조를 변화시켜 유전자를 파괴하여 암을 발생시킨다. 흡연으로 인해 활성산소가 발생하여 각종 질병을 유발하고, 폐 기능에 장애를 일으켜 혈액에 산소공급을 원활히 할 수 없게 된다. 혈액 속에 산소 부족은 백혈구의 힘을 저하하는 결정적 요인이 되는 것이다.

담배가 인체에 나쁜 영향을 준다는 것은 알고 있지만 참으로 금연하기가 힘든 것 같다. 요즘은 흡연자의 연령층이 낮아지고 있다는 데 심각성이 있다. 1차적인 책임은 부모에게 있는 것이며, 부모가 어떠한 일이 있어도 자녀들 앞에서 담배를 피우면 안 된다.

우선 가정에서부터 부모가 사랑하는 자녀를 위해 금연하자. 담배를 피우는 사람은 물론이지만, 담배 연기를 마시는 사람은 더욱 건강에 해롭기 때문이며, 간접흡연의 피해 사례에 대한 문제가 사회적으로 논란이 되고 있음은 다행스러운 일이다. 특히 어린이들에게는 무방비 상태이기 때문에 더욱 조심해야 한다. 또한, 자녀가 어렸을 때부터 간접흡연에 노출되었다면 성인이 되어 각종 성인병 및 질병에 시달릴 것은 불 보듯 확실하기 때문이다.

3) 타박상 등 격렬하고 무리한 운동

운동은 활성산소를 발생시킨다. 활성산소란 우리 몸에 꼭 필요한 것이다. 이것은 적당한 활성산소를 말하는 것이다. 그러나 다량의 활성산소는 우리 몸에 침입한 세균이나 우리 몸을 지키는 백혈구가 아군인지 적군인지를 구별하지 못하고 유전자를 공격하여 병을 일으키고 변형시키기도 한다.

겉으로 보기에 아주 건강해 보여도 무리한 운동을 한 사람이라면 건강에 문제가 있는 경우가 많다. 무리한 운동으로 인해 어혈을 만드는 활성산소는 증가하고 몸은 어혈로 인해 혈액순환을 방해하면서 각종 질병에 시달리게 되고 오래 살지 못한다.

사람들은 운동을 격렬하게 하면 살이 빠지고 건강해진다는 착각 속에서 격렬한 운동을 한다. 살을 빼려면 지속적인 운동 즉, 꾸준히 운동해야 지방을 태우게 되고 살도 빠지면서 날씬하고 건강한 몸매를 유지할 수 있다. 격렬한 운동 후 심장박동수가 증가하면서 숨이 가빠지게 되는데 몸속에 있는 산소를 빌려서 쓰고 난 뒤 격렬한 운동이 끝나면 산소를 채우려고 심장이 빨리 뛰게 되어 숨이 가빠지게 되는 것이다. 이때 몸속에 어혈이 많아 산소가 부족한 상태에서 무리한 운동을 했다면 숨이 가빠지면서 돌이킬 수 없는 최악의 경우까지 올 수도 있다. 운동할 때는 준비운동을 하고 적당히 땀이 나도록 한 후 운동량을 늘려 가며 본 운동을 하고 끝나면서 반드시 마무리 운동을 하고 끝나야 한다. 심한 운동이 끝난 후에는 몸을 서서히 움직여주면서 심장박동수를 천천히 줄여야만 심장의 부담을 줄일 수 있고 활성산소로 인한 어혈을 최소화할 수 있다. 예컨대 무더운 여름에 산행 후 계곡 찬물에 덥다고 급하게 들어갔다가 심장마비로 변을 당한 경우가 운동에 철칙을 지키지 않았기 때문이다.

한편 타박상이나 몸이 어디에 부딪히면 시퍼렇게 멍이 들다가 시간이 지나면 자연히 없어지는데 그것이 어혈로 몸속에 남는 것이다. 사혈하면 곧 없어진다. 그리고 무리한 운동을 하면 몸에 다량의 활성산소를 만들어 어혈을 만드는 요인으로 작용하는 것이다.

4) 과식과 과음

사람들이 과식과 과음을 하는 이유는 두 가지가 있다. 첫째, 건강한 사람이 어쩌다 한두 번 과식과 과음을 하는 경우. 둘째, 고혈압, 당뇨 등 질병이 있는 경우.

첫 번째 경우는 한두 번 과식과 과음할 경우 비위·간에 조금의 손상 또는 활성산소의 증가로 어혈이 생기는 것으로 하루 이틀만 지나면 바로 회복되어 건강상에 큰 문제는 없다.

두 번째 경우는 조금 심각하게 생각할 필요가 있다. 고혈압이 있을 때는 뭐든지 잘 먹고 특히 육류를 좋아하며 술은 술술 잘 넘어간다. 과식과 과음을 하니 체격은 좋고 힘도 세다. 힘자랑하는 사람치고 건강하게 오래 사는 사람은 별로 없다. 육류를 좋아하니 에너지는 넘쳐 날 것이고 음식을 많이 먹으니 활성산소 증가로 인해 체질이 산성화되어 신장·비장·위장·간장 등의 기능에 문제가 생기면서 어혈의 양이 급속도로 증가 할 것이다. 고혈압인 사람이 과음과 과식을 지속하면 당뇨병으로 발전한다. 과음하게 되면 뇌(腦)세포는 많은 수가 죽게 되고 과음한 기간이 길어질수록 점점 멍해지고 몸조차 가누지 못하고 각종 수전증·뇌출혈·중풍 등 돌이킬 수 없는 중병으로 발전하게 된다. 지속적인 과음으로 인해 많은 뇌세포는 죽어가고 혈관 속에는 알코올 성분으로 인해 산소가 부족하게 되고 산소가 부족하면 폐를 비롯한 심장은 산소를 공급하려고 심장박동수가 증가하면서 심장이 지치게 되고 관상동맥은 막히게 되면서 심병을 일으킬 수 있는 요인이 되는 것이다.

과식과 과음은 비만과 당뇨에 원인이 된다. 『황제내경』에는 술은 적당히 마시면 혈액의 흐름을 좋게 하고 기분전환에도 도움이 된다고 하여 이른바 약주라 하였다. 과식은 비만, 과음은 간 기능 저하에 결정적 역할을 하고 신장 기능까지 떨어트린다. 이 상태를 지속하면 어혈은 상상할 수 없게 만들어지게 되어 각종 질병을 유발하게 되는 것이다.

5) 동물성 지방질(육류)을 좋아하는 사람

지방질은 우리 몸속에 꼭 필요한 3대 영양소의 하나다. 그러나 육류를 좋아하는 사람 중에는 채소를 곁들이지 않고 고기만 먹는 사람이 많다. 여기서 육류를 좋아한다는 말은 충분한 채소를 섭취하지 않는 사람을 문제시한 것이다. 반드시 고기를 먹을 때는 신선한 채소를 듬뿍 먹어주는 것이 좋다. 동물성 지방을 많이 섭취하면 혈액 속에 중성지방 농도가 높아지게 되어 지방과 혈소판, 당분 등이 서로 엉켜 뭉쳐서 혈관 벽에 달라붙어 혈관을 좁게 하고 혈액의 흐름을 방해한다. 물론 지방을 섭취한 만큼 운동을 하여 지방을 태워 주면 문제는 없다.

몸이 쓰고 남은 지방은 간에서 기억하여 배라든가, 등이라든가, 엉덩이라든가, 여러 곳으로 보내지게 되며, 몸속에 지방이 부족하면 다시 꺼내 쓰는데 보관한 지방이 몸속에 있는데도 계속해서 들어오면 비만의 원인이 되기도 하지만 할 수 없이 혈액 속으로 지방을 보내게 되어 혈액순환을 방해하고 혈관을 좁게 만들어 질병을 악화시키는 결정적 역할을 하며 어혈을 만드는 요인으로 작용하게 된다.

6) 유전적(가족력) 병력소지자

집안 식구나 친척 중에 고혈압·저혈압·동맥경화·뇌경색·고지혈증·당뇨병·각종 암·중풍 등으로 인해 쓰러졌던 경험이 있는 사람은 유전적인 요소가 있다고 보이지만 이것은 별로 중요한 것은 아니고 그 집안에 식생활이 서구화되면서 지방의 과다섭취·육류 등 어혈을 만드는 요인 즉, 습관성 식생활에 문제가 있었다고 보인다. 저칼로리·저지방·고단백 식사로 식생활을 바꿔야 한다. 집안에 유전적인 요소가 있으니까 "나는 언젠가 고혈압으로 인해 중풍이나 뇌경색 등으로 쓰러질 것이다" 라는 생각을 완전히 지워버려야 한다. 오히려 그런 요인을 알고 육류를 적당히 섭취하고 육류와 함께 신선한 채소를 듬뿍듬뿍 먹어주고 적당히 운동하면서 긍정적인 삶을 산다면 어혈이 만들어지는 원인을 최소화하고 건강관리에 조금만 신경을 쓰면 큰 문제는 없을 것이며 몸에 있는 어혈만 인위적으로 몸 밖으로 뽑아주면 육장 육부는 활성화될 것이므로 사혈을 생활화하여 유전적인 요인을 제거하면 건강상 큰 문제는 없을 것이다.

7) 단 음식을 좋아하면서 운동이 부족한 사람

몸에 적당한 당분은 에너지원이다. 특히 뇌(腦)에는 필수성분이며 과다하게 섭취하니 몸에 해롭다고 하는 것이다. 운동해서 에너지를 발산해야 하는데 음식(당분)은 섭취하고 운동을 하지 않으면 몸속에 에너지가 축적되어 비만이 된다. 당분을 좋아하는 사람은 대체로 지방질 섭취나 음식을 과다섭취한다. 음식을 먹으면서도 "왜 이렇게 음식이 달지" 라며 과식을 한다. 평소에 운동하지 않는 생활이 지속하면 체력이 현저히 떨어지고 당분과 지방의 대사기능이 떨어져 혈액은 걸쭉하게 되며, 수명 또한 단축된다.

성인들이 평소 설탕을 습관적으로 먹는 것은 문제가 큰 것인데 가령, 식당에서 식사하고 나오면서 그곳에 진열된 사탕을 무의식적으로 먹는 경우가 그것이다.

혈액 속에 당분이 필요 이상으로 많아지면 걸쭉한 혈액과 찐득찐득한 혈액이 서로 엉겨 붙어 피의 흐름을 막는다. 혈소판과 일부 적혈구까지 달라붙어 뭉치게 되어 어혈이 되는 것이다.

8) 오염물질·중금속·화학물질·방부제

우리 몸속에 위와 같은 유해물질이 몸속에 들어오면 몸속에 방어기능을 가진 백혈구가 몰리게 된다. 백혈구가 유해물질을 감지하면 방어를 하기 위해 싸우다가 약한 백혈구는 유해물질과 함께 죽는다. 몸속으로 유해물질이 퍼지는 것을 방지하기 위함이다.
그것이 죽은 피(死血)가 되는 것이다. 유해물질은 죽은 백혈구와 함께 모세혈관에 쌓이게 되고, 지속하게 되면 모세혈관에 박혀 움직이지 않는다. 혈액에서 유일하게 백혈구만 세포분열을 하는데 유해물질이 계속 들어오면 백혈구는 세포분열을 하여 그 수는 계속해서 늘려가긴 하지만 백혈구의 싸우는 힘은 약해지게 되어 있다. 가령 지속적인 유해물질로 인해 암세포가 우리 몸속 어딘가 약해진 세포에 자리를 잡았다면 늘어가는 백혈구와 싸워 이기기 위하여 암세포도 세포분열을 하여 커지는 것이다. 물론 백혈구가 싸워서 이기면 암세포는 소멸하지만 이미 지속적인 유해물질에 의한 어혈의 증가로 모세혈관이 막히고 더군다나 백혈구도 약해졌으니 암세포를 대항할 방법이 없게 되어 암을 비롯한 각종 질병에 노출되게 된다.
따라서 유해물질이 우리 몸속에 들어오지 못하게 부단히 노력할 일이다.

9) 항생제·진통제 등 약물 오·남용

우리 몸속에 세균이 침입하면 먼저 백혈구가 몸을 지키기 위해 싸운다고 했다. 백혈구가 세균을 잡아먹는 힘이 생겨 이기면 발병하지 못할 것이고, 몸속에 어혈이 많고 산소가 부족하여 백혈구가 힘을 쓰지 못하면 발병하게 되는데, 모세혈관을 어혈이 막아 백혈구가 접근하지 못해 세균이 자리 잡고 발병하는 경우도 있다. 혈관이 막혀서 백혈구가 접근을 못 했든, 혈액 속에 산소가 부족해서 백혈구가 약해져서 질병이 생겼든 간에 항생제나 진통제, 다른 약물 등이 몸속에 들어오면 백혈구는 이물질이 들어 왔으니 싸움을 할 수밖에 없다. 염증을 죽이는 독한 약이니 백혈구는 더욱 힘을 쓰지 못하게 된다. 그 틈에 모세혈관으로 약 성분은 침투하여 일시적인 통증은 없어졌으니 몸은 좋아지는 듯 보이지만 결국 면역(免役)기능은 떨어지게 되고 어혈은 더욱 증가하므로 질병을 점점 더 키우게 되는 것이다.

10) 신장과 간장기능의 저하

여러 요인으로 인해서 어혈은 우리 몸속에 쌓이게 되고 신에서 간으로 들어가는 불순물들을 제거하다 보면 신기능이 떨어지게 된다. 그것은 어혈이 신장으로 들어가는 문맥 모세혈관을 막고 있기 때문이다. 신장은 혈액을 만들고 정화하는 우리 몸속에 가장 귀중하고 중요한 장기다. 어떤 이는 심장이 제일 중요한 장기라고 주장하고 어떤 이는 뇌가 제일 중요한 장기라고 주장을 하겠으나 뇌도 몇 초, 몇십 초라도 신선한 산소를 포함한 혈액을 공급받지 못하면 그 부분은 괴사 되고 만다. 심장 역시 혈액을 공급받아야 정상적인 활동을 할 것이나 심장으로 혈액을 공급하는 관상동맥이 막히면 심장 자체가 괴사하여 협심증, 심근경색 등이 되는 것이다. 작년 우리나라 사망률 통계를 보면 1위가 암(癌), 2위가 중풍 치매 뇌졸중 등 뇌혈관 질환이고 3위가 협심증 심근경색 등 심장병(心臟病)이며 4위가 부자 병이라고 하는 당뇨(糖尿)이다. 2, 3위를 합쳐서 심혈관질환이라고 한다. 우리 몸에 어혈을 만드는 필요 없는 성분은 신장의 사구체 여과 기능을 통해 소변을 만들어 몸 밖으로 배출하고 맑은 혈액을 만들어 주는 정말로 고마운 장기가 신장이다. 신장은 세포들이 먹고 배설한 혈액을 걸러주어 성분을 골라 쓸 수 있는 성분은 육장육부로 돌려보내고 도저히 쓸 수 없는 것만 방광을 통해 소변으로 배출한다.

신장을 통과한 혈액은 간으로 들어가서 2차 검증을 받게 되고 간(肝)에서 대사, 해독작용 등을 통해서 더욱 맑은 혈액으로 만들어 심장으로 혈액을 보내는 것이다. 심장으로 맑은 피를 공급해주고 심장 관상동맥이 어혈로 막히지만 않으면 심장병이 생기지 않는다. 육장육부 중 심포(心包)라는 보이지 않는 장기가 있어 심장으로 나쁜 피가 들어가고 심장이 펌프 역할을 하는 것을 방해하지 못하도록 심장을 보호하고 있으므로 맑은 피만 공급한다면 심장은 멈추지 않는 것이다.

두뇌 역시 맑은 피를 공급하는 한 치매·중풍·뇌졸중 등의 질병은 특별한 경우를 제외하고는 걱정할 필요가 없다. 수(水)에 해당하는 신장(腎臟), 목(木)에 해당하는 간장(肝臟), 즉, 수(신장)생 목(간장)이므로, 신장은 자신을 버려서라도 간장으로 들어가는 유해물질을 제거하려고 노력한다. 신장으로 들어가는 문맥모세혈관이 막혀서 정상적으로 혈액을 공급받지 못하여 사구체 여과기능이 떨어지면, 요산·요소·독성물질·노폐물·불순물 등을 걸러주지 못하고 간으로 유입되면 간은 이런 유해물질들을 해독시키다가 지치게 되어 간의 기능이 떨어지게 된다. 그런 과정에서 만성피로에 시달리게 되는 것이며. 간장이 극을 하는 비장(췌장) 기능이 떨어지게 되어 당뇨·갑상선 등의 질병이 생기는 것이다. 결국, 신장 간장 기능이 동시에 나빠지게 되면 어혈의 양은 급속도로 증가한다. 이때부터 더욱더 혈액의 흐름을 방해하여 각종 무서운 질병으로 진행되고 마는 것이다.

11) 교통사고 및 각종 수술

교통사고에 의한 수술 및 각종 장부, 종양 제거 수술 등에 의해서 어혈은 급속도로 증가한다. 수술을 마치고 나면 엄청난 항생제, 소염진통제를 쓸 수밖에 없다. 가령 수술 후 붓는 것은 백혈구와 싸움을 하면서 일어나는 현상이다. 따라서 교통사고나 각종 수술 때문에 몸 속 어혈이 증가하는 플러스 요인으로 남는 것이다.

12) 음양오행의 상생·상극·상모 작용

자연의 원리, 우주의 법칙, 천지의 순리가 음양오행에 있다.

친구 중에서도 이해심이 많아 서로 도와주고 감싸주는 친구가 있고, 어떤 친구는 만나기만

하면 싸움을 거는 친구도 있다. 친구 중에도 힘센 친구와 약한 친구도 있다. 또한, 서로 도와주면서 중재를 하는 친구도 있다. 이처럼 우주에 상생, 상극의 원리가 없다면 인간의 수명(壽命)도 영원하겠지만, 상생·상극의 원리가 있기에 한정된 삶을 사는 것이다. 또한, 인간이 행복으로 알고 있는 부귀영화도 생, 극의 원리가 있기에 영원하지 않으며 일정 기간이 지나면 쇠퇴하게 되는 것이다. 그것은 음양오행의 상생과 상극의 원리에서 비롯된다.

인간을 소우주라고 하는 것도 대우주의 축소판 즉, 자연인이라는 뜻이고, 자연의 강줄기는 인간의 혈관에 해당하고 산과 숲 등은 인간의 뼈와 살에 해당하며 5대양 6대주는 5장6부에 비유하여 소우주라 했으리라!

육장육부에 상생작용은 서로 돕는 역할을 한다. 가령, 수생목이란 자연현상에서는 나무가 물이 없어 죽어간다면 물은 자체에서 물이 부족해도 자신을 희생해서라도 나무를 살린다. 상생의 작용으로 인체에서는 신장(수)생 간장(목) 즉, 간장이 나빠질까 봐 신장은 단 한 가지의 독성물질이라도 간장으로 유입 못 하도록 최선을 다해 노력한다. 그러므로 신장이 나빠지면 간장이 나빠지게 되고 그다음 장기인 심장도 나빠지게 된다. 이것은 심의 관문인 관상동맥에 어혈이 혈관을 막아 심장기능이 떨어지게 되는 것이므로 신장은 심장에 혈액을 공급하라고 극을 하고 있는 것이다.

화를 잘 내는 사람은 물론 간이 성냄을 주관하지만, 심장의 화(火)가 많은 사람이 더욱 화를 잘 낸다. 심장의 화가 너무 많으면 신장의 수를 마르게 하여 신의 기능을 저하한다. 이것을 화모수라 하는데 평소 수극화하여 당하기만 하다가 불이 너무 많은 틈을 타서 적은 물을 업신여겨 졸이는 상태를 말하는 것으로 이를 상모 작용이라 한다. 이와 같은 상생·상극·상모 작용 때문에 인체를 조화롭게 하지만 부조화로 어혈이 만들어지게 되는 것이다.

지금까지의 어혈이 생기는 원인을 정리하면 다음과 같다.

▶ 스트레스로 인해서

▶ 지나친 흡연으로 인해서

▶ 타박상 등 무리한 운동으로 인해서

▶ 과식과 과음으로 인하여
▶ 동물성 지방질(육류)을 좋아하는 사람
▶ 유전적(가족력) 병력 소지자
▶ 단 음식을 좋아하면서 운동이 부족한 사람
▶ 오염물질·중금속·화학물질·방부제 등으로 인해
▶ 항생제, 진통제 등 약물 오·남용으로 인해
▶ 신장과 간장 기능이 떨어져서
▶ 교통사고 및 각종 수술로 인해
▶ 음양오행의 상생·상극·상모 작용으로

4. 인체의 어혈을 제거하는 장부

1) 신장(腎臟)

신장은 세포들이 먹고 배설한 찌꺼기 등은 정맥을 통해 신으로 들어와 걸러서 몸속에 필요한 영양분은 다시 간으로 보내지지만 불필요한 노폐물·요산·요소 등은 밖으로 배출된다. 나이를 먹으면서 몸속에 어혈이 많아지면 신장으로 들어가는 문맥모세혈관이 막혀 신장기능이 떨어지면서 어혈은 계속 쌓이게 되며 이미 모세혈관에 박혀 움직이지 못하는 죽은 피(死血) 때문에 피를 맑게 하는 신장이 제 기능을 못 하게 된다.

누구나 타고나는 간지오행의 의해 이미 약하고 강한 장부를 타고나므로 어린 나이에도 신장을 약하게 타고난 경우 신장으로 들어가는 문맥모세혈관이 어혈로 인해 조금만 막혀도 신장 기능이 떨어져 각종 질병이 생기게 된다.

신장의 사구체 여과기능에서 몸에 필요 없는 유해물질은 걸러서 방광을 통해 소변으로 배출하고 몸에 좋은 성분은 간장으로 보내야 하는데 신장의 사구체 여과기능이 떨어지면 역으로 단백질 등 좋은 성분은 소변으로 보내고 요산, 요소 등 유해물질은 간을 통해 우리 몸속으로 퍼지게 되어 각종 질병이 발생한다. 그러므로 신장 기능이 좋으면 상당한 양(量)에 유해물질을 배출할 수 있으므로 어혈이 만들어지는 요인들을 감소하여 피가 맑아지는 것이다.

2) 간장(肝臟)

간장은 우리 몸의 육장육부 중 제일 큰 장기이다. 간장은 각종 독성물질을 제거하지만 지속되는 지나친 음주·흡연·각종 오염물질 등을 해독하다 보면 지치게 되며 간세포는 어혈로 인해 기능이 나빠진다. 따라서 독성물질을 지닌 혈액 일부는 간에서 해독을 못 하고 심장으로 들어가 온몸으로 퍼지는 것이다. 간의 기능을 좋게 하려면 각종 스트레스에서 해방되어야 하고 음주·흡연 등을 절제해야 하며 충분한 휴식이 필요하다. 간은 주로 사람이 잠을 자는 인시(寅時: 3시 31분 – 5시 30분)에 활동이 강하여 낮에 생긴 유해물질을 해독한다. 간장을 활성화하면 찌들어 있는 죽은 피(死血)는 제거하지 못하지만, 어혈의 양(量)은 감소시킬 수 있다.

3) 폐장(肺臟)

① 기관지(氣管支)

폐는 좋은 공기(산소)를 호흡기를 통해 받아들이고 나쁜 공기(탄산가스)를 밖으로 내보낸다. 기관지는 공기 중에 오염된 물질이 몸속에 들어오면 기침·재채기 등으로 밖으로 배출시킨다. 혈액 속에 산소가 많아야 백혈구의 기능이 활발해진다. 여기서 말하는 죽은 피(死血)는 폐를 통해 몸 밖으로 배출은 시키지 못하지만, 기능이 좋으면 어혈을 만드는 요인을 어느 정도 억제 할 수 있다.

② 모공(毛孔)

피부의 표면적은 보통 성인이 약 1.6평방미터 정도이다.

피부의 모공은 우리가 운동할 때 체온을 조절하기 위해 땀이 나는데 이때 모공(땀구멍)이 열리면서 땀을 통해 노폐물·지방 찌꺼기·약한 산성인 땀·해로운 가스 등을 몸 밖으로 배출한다. 그러나 사우나와 여름철 무더위 속에 가만히 있어도 땀이 날 때는 유해물질도 조금은 배출되지만, 몸속에 필요한 성분도 손실된다. 사우나에서 땀을 흘릴 때 몸을 움직여 준다든가 운동을 하면서 사우나를 하는 것이 몸속에 좋은 성분의 손실을 조금은 막을 수 있다. 모공은 모세혈관에 박혀 있는 어혈은 제거하지 못하지만, 운동을 통해서 모공을 열어주면 유해물질 등이 빠지면서 혈액순환이 원활해지므로 어느 정도의 어혈을 감소시킬 수 있다. 가령 여름철 무더위에 혹은 사우나에서 땀을 많이 흘리고 난 뒤, 땀이 식을 때 모공이 열린 틈을 타서 바이러스 균이 침입했을 때 감기에 걸릴 확률이 높지만, 운동하고 흘린 땀은 백혈구가 강해지므로 감기에 걸릴 확률이 낮은 것이다. 죽은 피(死血)는 제거하지 못하지만, 어혈은 양을 감소시키고 증가를 억제한다.

4) 대장(大腸)

대장은 음식물 속에 섬유질 섭취를 많이 하면 이 섬유질이 대장 속에 있는 각종 유해물질·중금속 등과 함께 대변을 통해 밖으로 배출된다. 대장만이 유일하게 중금속을 배출하는 장기이다. 대장 기능을 좋게 하려면 과일이나 채소 등 섬유질이 풍부하게 들어있는 식품을 섭취하는 것이 장의 연동운동을 활성화하게 되어 중금속·유해물질 등을 섬유질과 함께 밖으로 배출하는 것이다. 특히 중금속의 경우, 대장기능이 떨어져 대변을 통해 배설하지 못하면 몸속의 백혈구가 방어하게 되고 중금속을 감싸고 죽은 백혈구는 몸속을 돌아다니다 모세혈관에 박히면 그 부위의 장기는 나빠지는 것이다. 대장은 모세혈관에 박힌 죽은 피는 제거하지 못하지만, 대장 기능이 좋으면 죽은 피가 되는 중금속, 유해물질 등을 제거하여 어혈의 양을 감소시킬 수 있다.

인체의 육장육부는 어느 한 장부라도 중요하지 않은 장부는 없다. 다만 유해물질 등 어혈을 양을 최소화하고 제거하는 장기가 신장·간장·폐장·대장이라는 말이다. 이러한 훌륭한 장기들이 있음에도 불구하고 인간은 불행하게도 어혈의 발생을 막을 수 없고 완전히 제거할 능력이 없다. 죽은 피 즉, 사혈(死血)은 이미 모세혈관에 박혀있고 찌들어 있어서 인위적으로 빼 주지 않는 한 배출할 수 없다. 다만 기능이 좋으면 많은 양의 어혈을 감소할 수 있고 질병의 고통에서 벗어 날 수 있다. 그러므로 우리는 생활 속에서 어혈의 요인을 제거하고 억제하는데 각 개인이 절제하고 부단히 노력해야 한다. 뇌(腦)가 신경을 많이 쓰거나 충격 등 스트레스를 받으면 아드레날린(혈관 수축물질)이라는 몸에 해로운 물질을 분비한다. 아드레날린이 적당히 분비되면 몸에 좋지만 자주 싸우거나 항상 스트레스를 받으면 이 물질이 많이 분비되고, 혈관이 자극을 받아 수축하면서 어혈이 만들어진다. 이런 생활 속에서 어혈은 모세혈관에 차곡차곡 쌓여가는 것이다. 모세혈관에 쌓여서 피가 못 돌면 다른 모세혈관을 통해서 세포에 혈액을 공급하는데, 가령 5개의 모세혈관이 있는데 3개의 모세혈관이 막혀 있다면 2개의 모세혈관으로 혈액을 공급하다가 혈액공급이 부족하면 그 막힌 장부 기관이 제 기능을 못 하게 된다. 어혈이 막힌 경혈(經穴) 부위 즉, 중완(中脘)에 막히면 위장병·소화불량, 관원(關元)에 막히면 영양 흡수를 못 하므로 생기는 영양실조·기미·주근깨·빈혈, 간수(肝腧)나 담수(膽腧)가 막히면 간염·지방간·간경화, 백회(百會)가 막히면 두통·치질 등 질병의 이름만 달라질 뿐 결국 주범은 어혈인 것이다.

5) 육장육부 중 사람마다 나빠지는 장부가 왜 다를까?

몸속의 어혈로 인해 질병이 발생한다. 어혈은 각 장부를 관장하는 모세혈관에 박혀 혈액순환을 방해하면서 그 장부가 나빠지기 시작한다. 사람들이 살아가는 방법은 각기 다르다. 뇌(머리)를 써야 하는 사람은 스트레스를 받으면 두통이 올 것이고 허리를 많이 쓰는 사람은 허리통증, 어깨를 많이 쓰는 사람은 견비통, 야구선수 중에서도 공을 던지는 사람은 어깨통증을 호소한다. 축구선수는 관절염이 올 수 있고, 자주 놀란 사람은 심장에, 담배를 많이 피우는 사람은 폐에 이상이 올 수 있다. 그러나 뇌(머리)를 쓰는 사람 전체가 다 두통으로 시달릴까? 그렇지는 않다. 담배를 많이 피웠다고 반드시 폐병이 오는 것이 아니다. 축구선수라고 다 관절염으로 고생하는 것도 아니다. 담배를 전혀 피우지 않았다는 사람이 폐암 선고를 받는 경우도 있다.

우리 몸속에 똑같은 세균이 침입하더라도 어떤 사람은 질병에 걸리고 어떤 사람은 안 걸리는 이유는, 모세혈관이 막혀서 우리 몸을 방어하는 백혈구가 세균이 있는 곳까지 못 가면 세균은 몸속에서 자리를 잡게 되어 발병하게 되는 것인데 주로 많이 쓰는 부위가 어혈이 잘 막히므로 질병이 나타나는 것은 보편적인 경우이고 장부는 체질에 따라 약하고 혹은 강하게 사람마다 다르게 타고나기 때문에 약하게 타고난 부위에 어혈이 잘 막혀서 사람마다 나빠지는 장부가 다른 것이다.

6) 음양오행 사혈의 원리

사람마다 음양오행인 간지오행을 타고난다. 즉, 태어난 년·월·일·시의 천간·지지를 합쳐서 네 기둥에, 여덟 글자를 사주팔자라 하고 간지오행이라고도 부른다.

우리는 흔히 저 사람은 성질이 불같다, 혹은 성격이 차분하다, 여자를 남자 같다고 하고 남자를 반대로 여자 성격으로 타고났다고도 한다. 이런 이야기들은 각자 타고난 사주팔자·음양오행의 조화이다. 여기서 설명하는 상생·상극·상모 작용은 자신이 가지고 있는 사주팔자의 작용을 말하는 것이다. 다시 말하면 사주에 화(火)가 많은 사람은 성질을 이기지 못하고 화를 잘 내게 되어 어혈이 생긴다는 말이다. 사람마다 태어난 날 즉, 일간을 기준으로 여덟 글자(천간, 지지)에 따라 장부 중, 어느 장부는 약하고 어느 장부는 강하게 타고났는지 결정되는 것이다. 건물을 지어도 준공 일자가 있는 것인데 적어도 자신이 태어난 사주팔자의 음양오행을 모르고 인생을 살아간다는 것은 한없이 슬픈 운명인지 모른다. 왜냐하면, 이 여덟 글자 안에는 건강과 질병은 물론 성격 길흉화복 수요 장단 등이 모두 들어 있기 때문이다. 사주팔자를 알아야 앞으로 어떤 질병이 올 것인가를 미리 알고 대처하는 것이 음양오행 사혈 기법의 원리이다.

제2장
사주(간지오행)와 질병의 이론적 배경

1. 사주(간지오행)의 기원

1) 간지오행

천지 우주의 대자연이 가지고 있는 만고의 신비로움은 지금으로부터 약 6000년 전 환웅천왕시대 신시 역대기(18대:1,565년)로 거슬러 올라간다. 그 시대에 다섯 번째 태우의(太虞義) 환웅의 12번째 막내아들로 태어난 복희(伏犧)씨가 팔괘(八卦)를 만들었다. 복희가 팔괘를 만들어 우주의 근본을 세웠다 하여 복희 팔괘라고도 한다. 복희가 팔괘를 만들었다는 내용을 고서에서 다음과 같이 기록하고 있다.

◎ 어느 날 삼신이 몸에 내리시는 꿈을 꾸어 만 가지 이치를 통찰하고 곧 삼신산으로 가서 제천하고 괘도를 천하에서 얻으시니, 그 획은 세 번 이어져 있어서 자리를 바꾸면 이치를 나타내는 묘가 있고 삼극을 포함하여 변화무쌍하였다(태백일사/신시본기176P).

◎ 복희는 신시로부터 나와 우사가 되었다. 신용의 변화를 보고 괘도를 그리고 신시의 계해(癸亥)를 바꾸어 갑자(甲子)를 처음으로 하였다. ‥신농(神農)은 소전(少典)의 아들이다(태백일사/신시본기p177).

◎ 중국 문헌에 동방은 신선이 사는 나라라 하여 우리 민족을 존경하였고 동이(東夷)족이라 칭했다. 우리 조상은 동이족이다. 동쪽에 사는 사람으로 활을 잘 쏘는 어질고 오래 살며 죽지 않는 군자가 있는 나라의 조상을 말한다.

◎ 신시 개천시대에 사주명리학의 기초가 되는 십간(十干), 십이지(十二支)와 60갑자(甲子)가 있었음을 삼성기전 하편에 다음과 같이 기록하고 있다.

때에 반고(盤固)라는 자가 있어 괴상한 술법을 즐기며 길을 나누어 살기를 청하매 이를 허락하였다. 마침내 재물과 보물을 꾸리고 십간과 십이지의 신장(神將)들을 이끌고··함께 삼위 산의 라임 동굴에 이르러 군주가 되니 이를 제견(諸畎)이라 하고 그를 반고가한이라 했다.

십간과 십이지의 신장이란 갑(甲)·을(乙)·병(丙)·정(丁)·무(戊)·기(己)·경(庚)·신(辛)·임(壬)·계(癸)를 십간이라 하고, 자(子)·축(丑)·인(寅)·묘(卯)·진(辰)·사(巳)·오(午)·미(未)·신(申)·유(酉)·술(戌)·해(亥)를 십이지라 하며, 천간과 지지가 합쳐 갑자(甲子)를 이루며 고대 동방사회의 수사로 쓰였음은 널리 알려진 사실이다. 주나라 시대의 주역 실용보다도 60갑자·음양오행의 실용이 앞섰다는 설이 유력하다. 주나라시대 훨씬 이전, 은나라 때부터 임금의 이름이 60갑자에 의해 지었던바, 그 뿌리가 우리 역사에서 비롯된 것임이 분명하다.

◎ 제5대 단군, 구을 재위 때 을축(乙丑) 4년(B.C.2096)에 처음으로 60갑자를 사용하여 책력 즉, 달력을 만들어서 사용하였다(임승국, 2000).

◎ 중국의 서량지라는 학자가가 쓴 〈중국사 전 사화〉에는 다음과 같은 기록이 있다.

중국의 책력 법은 동이(東夷)에서 시작되었다. 책력을 만든 사람은 희화자(曦和子)이다. 그의 계통은 은나라, 상나라의 동이 조상이다. 동이가 달력을 만든 사실은 실로 의문의 여지가 없다(中國曆法 始於東夷 造曆者羲和子也 系出殷商東夷先公也 東夷造曆之事實 無

疑問矣)라고 했다. 중국 책력법과 구을 단제가 만든 책력과는 어느 쪽이 빠른 것일까? 희화자는 요순 때의 인물로만 알려지고 있지만, 희화자의 '희(犧)' 자가 복희(伏犧)의 약칭인바, 단군 구을 보다는 조금 빠른듯하나 책력은 역시 중국에 진출한 동이족의 창작임이 분명하고 복희도 한민족이며 동이족이다.

환웅천왕의 신시역대기 1,565년, 이전 "환인 천왕이 다스렸던(7대: 3,301년) 지역이 동북아시아 중국 시베리아 바이칼 호수 근처(당시 동이족이 살던 한반도)에, 세상에서 가장 오랜 옛날에 환국(桓國)을 건국했으며 그를 가리켜, 천제 한님이라 하고 안파견이라고도 한다. 중국 발음으로 〈안파첸〉인바 아버지란 뜻이며 일곱 대를 전했는데 그 연대는 알 수가 없다" 고 안함로가 지은 삼성기 전 상편의 기록으로 보아 우리의 조상들이 중국 땅으로 건너가서 세운 나라인 만큼 저들의 역사가 우리와 비슷한 것은 당연한 것이다.

◎『황제내경』을 저술했다는 전설적인 인물인 황제헌원이 갑자성두를 설명하고 60갑자를 성문화하였다고 전해지고 있다. 사람은 60갑자의 배열과 기후의 영향을 받아 '간지오행' 이 탄생하게 된 것이다.

'간지오행' 이란 사람이 태어날 때 연월일시·천간지지, 네 기둥에 여덟 자가 음양오행으로 구성되니 '간지오행' 이라 한다. 이것을 사주팔자·사주원국·명조라고도 부른다. 사주에는 그 사람의 질병·건강·성격·가족관계·재물·성공 여부·길흉화복·수요 장단 등이 모두 들어 있다. 간지오행을 통해 주로 질병과 길흉화복 및 수요 장단 등을 추론한다.

◎『환단고기·단군세기』에서 "갑진 원년(B.C.1337) 소을(小乙)과 무정(武丁)은 둘 다 은나라 왕인데 그 연대는 각각 동작 빈의 간지기년법에 의한 것이다." 고 기록하고 있다. 그러므로 주나라 시대의 주역의 실용보다도 60갑자나, 음양오행의 실용이 앞섰다는 설이 유력한 것은 주나라 시대 훨씬 이전, 은나라 때부터 임금의 이름이 60갑자에 의해 지었고, '간지오행' 이 고대 동방사회의 수사 즉, 부호로 쓰였음을 고문헌을 통해 알 수 있었다. 이것을 근거하여 음양오행학설은 지금으로부터 약 2,500여 년 전 춘추전국시대에 이르러

이론적으로 완전해지면서 모든 자연계의 현상을 이해하고 해석하는 데 이용되었으며 의학영역과 철학영역에 이르기까지 깊은 영향을 미쳤다. 그러므로 현존하는 『황제내경』을 저술했다는 황제헌원이 갑자성두(甲子星斗)의 원리를 설명하고 60갑자를 성문화하였다고 전해지고 있다.

사주의 역사적인 배경을 정리하자면 다음과 같다. 『환단고기(桓檀古記)』에 따르면 동서문명의 시원국가는 환국(桓國)의 7대(3,301년)를 전한 환인천황시대를 지나 신시대역대기 18대(1565년)를 전한 환웅천왕시대가 있었다. 이 시대가 지금으로부터 약 6,000년 전인데 중국에는 삼황오제의 시대이고 서양에서는 인더스문명의 시대이다. 이 시대의 황제헌원이 사주의 기초인 60갑자를 성문화하였는데 이것은 반고가한이나 자부선인 등에 의한 것이다. 그 후 우리나라의 단군조선 47대(단군 2,096년)의 시대는 중국의 하·은·주나라의 시대이고, 서양에서는 이집트문명의 시대이다. 그 후 수천 년이 지나 우리나라의 통일신라시대에 이르고 중국에서는 당나라 시대 이르러 당나라 말기에 이허중(李虛中)의 일간법이 등장하고 송나라에 이르러 사주의 5대 원서라고 부르는 궁통보감·적천수·삼명통회·명리정종·연해자평 등이 저술되고 활발하게 연구 발전하게 된다. 특히 연해자평은 서공승(徐公升)이라는 사람이 쓴 책으로 사주를 연구하여 년·월·일·시 네 기둥에 의한 사주의 체계로 정립하고 일간 법 또한 체계화하여 일간을 중심으로 판단하는 학문으로 정립하게 된 것이다. 이를 자평학이라 부른다. 이 시대가 우리나라는 고려(34대 475년)이고, 서양은 이슬람제국의 시대이다. 이것이 지금으로부터 약 1,000여 년 전인데도 일간을 중심으로 사주를 풀이하는 일간 법이 현재에 이르고 있다.

그런데 재미있는 것은 간지오행에 관하여 중국의 문헌을 살펴보면 '치우(蚩尤)' 라는 악귀가 백성을 괴롭혀서 황제가 간지를 만들어 악귀를 몰아낸 것으로 주장하는데 '치우'는 악귀가 아니고 천왕이다. 신시대역대기 18대(1,565년) 중 14대 자오지 천왕이 치우천왕이고 기록에 의하면 치우천왕은 황제헌원과 81번을 싸워서 한 번도 진 적이 없었다고 전해진다. 치우는 백성을 보호하는 전쟁의 신이지 백성을 괴롭히는 악귀가 아니다.

2) 인간의 네 기둥(사주)

(1) 생년의 기준

지구는 태양을 중심으로 하루에 1° 씩 24시간을 이동하면서 낮과 밤을 만들고, 태양은 하루에 1° 씩 동에서 서로 365일을 이동하면서 1년을 만들어낸다.
계절의 변화에는 각도에 의해 절기가 만들어지는데 지구의 1공전을 365일 즉, 1년을 만든다. 이것은 지구가 태양을 중심으로 공전하는 모습이 마치 맷돌이 시계반대방향으로 도는 모습과 같으며 이는 60갑자가 양은 양끼리 음은 음끼리 서로 엇갈리게 짝을 이루는 이치와 같다. 1년 단위의 시작은 24절후가 시작되는 입춘일 부터이고, 1년의 끝은 24절후가 끝나는 소한일 까지를 말하며 1년을 상반기와 하반기로 나눈다. 상반기인 봄은 음중양이고, 여름은 양중양이며 하반기인 가을은 양중음이고, 겨울은 음중음이라 한다. 사주의 1년의 기점은 양력 1월 1일이 아니고, 음력 1월 1일도 아니다. 입춘을 기점으로 입춘 전에 태어난 사람은 전년도 간지를 사용하고 입춘이 지나면 당 해년의 간지를 사용한다.

예 1) 2015년 2월 3일 (음, 2014년 12월 15일)생
2015년 2월4일, (음) 2014년 12월 16일이 입춘이고 하루가 부족하여 2014년도 간지인 갑오(甲午)를 사용 함

예 2) 2015년 2월 5일 (음, 12월 17일)생
2015년 2월4일, (음) 2014년 12월 16일이 입춘이고 하루가 지났으므로 2015년도 간지인 을미(乙未)를 사용함

(2) 생월(生月)의 기준

생월의 기준은 양·음력의 매월말일이 아니라 그 다음 12절후를 기점으로 생월의 기준으로 삼는다. 1년의 12개월은 4계절이 있고, 1계는 3개월이 있으며 1개월은 15일의 2번이 돼야 한 달이고 2개의 절기가 있으므로 1년은 24절후가 된다. 1절기에는 3후가 있고, 1후가 5일이므로 15일이 되고, 15일의 24절후가 360일인 1년을 만든다. 24절후에 1절기가 3후이므로 72절후가 된다. 1일은 4진(辰)으로 나누는데 1진은 3시간을 말하므로 12시간이 되는데 지지의 시는 2시간씩이므로 24시간이 된다.

◎입춘(立春; 1월) : 寅월에 해당하며, 甲목의 기운이 왕성한 때이므로 丙화의 기운이 서서히 발동한다. 양력으로 2월이므로 추운 계절이긴 하지만 우수가 지나면 이미 땅속에 있던 온기가 서서히 지상의 얼음을 녹이므로 한 해의 시작인 봄이 오고 있음을 의미한다.

◎경칩(驚蟄; 2월) : 卯월에 해당하며, 초 후에는 甲목의 기운이 왕성해지고 춘분이 지나 밤과 낮의 길이가 같아지므로 말 후에는 乙목의 기운이 극에 달한다. 그러므로 땅속에는 그 온기로 인해 벌레들이 지상으로 올라오기 시작했음을 의미한다.

◎청명(淸明; 3월) : 辰월에 해당하며 乙목의 기운이 왕성해지고 곡우가 지나서 온토가 되며 癸수의 기운이 완연해진다. 그러므로 초목들이 새 뿌리를 내리기 시작하고 철새들이 찾아들어 辰토는 양토인 戊토이긴하나, 癸수의 영향으로 새 뿌리를 내리게 하는 습토의 기운이 왕성해졌음을 의미한다.

◎입하(立夏; 4월) : 巳월에 해당하며, 입하가 지나면 戊토와 庚금의 기운이 도래하고 뻐꾸기가 울고 곡식이 익는다는 소만이 지나 丙화의 기운이 세력을 과시하기 시작하므로 여름철로 들어섰음을 의미한다.

◎망종(芒種; 5월) : 午월에 해당하며, 입동 전에 파종된 식물들이 성숙을 끝내고 열매를 맺기 시작하는 시기로, 1년생 식물의 종자는 망종이전에 씨앗을 심어야 열매를 맺으므로 초 후에는 丙화가, 중후에는 己토가, 말 후에는 丁화가 왕성하게 도래하는데 이때는 1년 중 낮에 길이가 제일 길다는 하지가 지나면서 1년생은 열매가 맺기 시작하고 다년생식물은 씨앗에서 싹이 트고 자라기 시작했음을 의미한다.

◎소서(小暑; 6월) : 未월에 해당하며, 더위가 시작되는 시기이므로 초 후에는 丁화가 중후에는 乙목의 기운이 돌며 1년 중 제일 덥다는 대서가 지나면 己토가 습토 이기는 하나, 여름 토이므로 戊토의 기운이 왕성해 지면서 서서히 여름철이 지나고 있음을 의미한다.

◎입추(立秋; 7월) : 申월에 해당하며, 입추가 지나 초 후에는 戊토의 영향으로 무척 덥지만 중후에는 壬수의 기운이 돌기 시작하고 1년생 식물들은 성장을 멈춘다는 처서를 지나면서 서서히 찬바람이 불기 시작하여 가을철로 들어섰음을 의미한다.

◎백로(白露; 8월) : 酉월에 해당하며, 벼를 여물게 하는 시기이므로 초 후에는 庚금의 기운이 왕성하여 만물의 열매를 여물게 하고, 낮과 밤의 길이가 같은 추분이 지나면 辛금의 기운이 왕성해지므로 햇과일과 햇살이 나오고 결실의 계절을 맞게 된다.

◎한로(寒露; 9월) : 戌월에 해당하며, 동물들이 동면에 들어가기 시작한다는 초 후에는 辛금과 丁화의 기운이 왕성하지만 서리가 내린다는 상강이 지나면서 戊토의 기운을 땅속에 저장하며 휴식기에 들어가므로 가을이 깊어졌음을 의미한다.

◎입동(立冬; 10월) : 亥월에 해당하며, 1년의 모든 농사를 끝냈으므로 다음 농사를 위해서 戊의 양토와 甲의 양목의 기운을 땅속에 저장하는 시기로 눈이 내리기 시작한다는 소

설이 지나면 壬수의 기운이 왕성해지면서 겨울에 들어섰음을 의미한다.

◎대설(大雪; 11월) : 子월에 해당하며, 큰 눈이 내리기 시작하므로 壬수와 癸수의 기운이 극에 달하여 왕성하며 1년 중 낮이 짧고 밤이 제일 길다는 동지가 지나면서 서서히 양의 기운과 화기가 태동하기 시작한다.

◎소한(小寒; 12월) : 丑월에 해당하며, 癸수와 辛금의 음중음의 기운이 왕 하고 화기가 전혀 없으므로 1년 중 가장 추운 혹한기가 된다. 봄을 준비한다는 대한이 지나면서 큰 추위로 땅은 얼어있지만 땅 속에서는 서서히 양기가 발동하며 봄을 준비한다.

구분	상반기						하반기					
	음 중 양			양 중 양			양 중 음			음 중 음		
사계	봄			여름			가을			겨울		
월	1	2	3	4	5	6	7	8	9	10	11	12
월지	寅	卯	辰	巳	午	未	申	酉	戌	亥	子	丑
절후	입춘	경칩	청명	입하	망종	소서	입추	백로	한로	입동	대설	소한

◎ 월의 기준표

1년의 시작을 입춘이라 하여 1월인 寅월부터 12월 소한까지를 1년의 끝으로 한다. 이것이 생월과 월지이다. 한 해가 시작되는 월의 천간을 월두(月頭)라고 하는데 월간은 출생 년의 천간의 합을 생해 주는 오행을 월두의 간으로 삼는다.

◎ 출생 년의 천간 합의 오행을 상생해주는 오행의 월두

甲-己년은 합토이니 토를 생해주는 오행이 화이므로 병인(丙寅)

乙-庚년은 합금이니 금를 생해주는 오행이 토이므로 무인(戊寅)

丙-辛년은 합수이니 수를 생해주는 오행이 금이므로 경인(庚寅)
丁-壬년은 합목이니 목을 생해주는 오행이 수이므로 임인(壬寅)
戊-癸년은 합화이니 화를 생해주는 오행이 목이므로 갑인(甲寅)

위와 같은 원리로 1년의 월간지 조견표는 다음과 같다.

◎ 월간지 조견표

연월	1	2	3	4	5	6	7	8	9	10	11	12
甲己	丙寅	丁卯	戊辰	己巳	庚午	辛未	壬申	癸酉	甲戌	乙亥	丙子	丁丑
乙庚	戊寅	己卯	庚辰	辛巳	壬午	癸未	甲申	乙酉	丙戌	丁亥	戊子	己丑
丙辛	庚寅	辛卯	壬辰	癸巳	甲午	乙未	丙申	丁酉	戊戌	己亥	庚子	辛丑
丁壬	壬寅	癸卯	甲辰	乙巳	丙午	丁未	戊申	己酉	庚戌	辛亥	壬子	癸丑
戊癸	甲寅	乙卯	丙辰	丁巳	戊午	己未	庚申	辛酉	壬戌	癸亥	甲子	乙丑

예1) 2015(乙未)년 (양) 3월 5일(음 1월 15일)생
2015년 (양) 3월 6일(음, 1월 16일)이 경칩일 하루 전이므로 '戊寅' 월을 쓴다.

예2) 2015(乙未)년 (양) 6월 7일 (음, 4월 21일)생
2015(乙未)년 (양) 6월 6일(음 4월 20일)이 망종일 하루가 지났으므로 '壬午' 월을 쓴다.

예3) 1986(丙寅)년 (양) 9월24일(음, 8월 21일)생
1986(丙寅)년 (양) 9월8일(음 8월 5일)이 백로이고 지났으므로 '丁酉' 월을 쓴다.

예4) 2004(甲申)년 (양) 11월1일 (음, 9월 19일)생

2004(甲申)년 (양) 11월7일(음, 9월 25일)이 입동이나 지나지 않았고, 그전 절후가 한로이므로 '甲戌' 월을 쓴다.

(3) 생일(生日)의 기준

내가 태어난 날의 일진을 일주(日柱)라고 하는데 이것은 만세력에 의해 만들어진 달력에 의해서만 알 수 있다. 하루의 발생은 지구가 태양을 1° 씩 자전하면서 24시간을 만들어내는 것과 태양이 우주를 상대로 1공전하여 365일을 만들어 내는 것과 같다.
이것은 지구와 달과 태양의 세무리가 일정한 질서운동을 하면서 북두칠성을 축으로 자·공전하여 하루, 한 달, 1년을 만들고 있으므로 인간도 우주와 똑같이 질서운동을 하면서 세월의 흐름과 함께 역사를 만들어 가고 있는 것이다.

(4) 생시(生時)의 기준

시간의 표준은 동경135° 자오선(子午線)을 기준으로 하여 밤11시에서 새벽1시 사이를 자시(子時)라고 하고, 그것을 밤12시를 기준으로 밤11시-12시를 야자시라 하여 그 전날 간지를 쓰고, 밤12시-1시를 조자시(명자시)라 하여 그 다음날 간지를 쓴다고 많은 책에서 보아왔다. 아마도 이것은 지구가 태양을 자·공전하면서 일어나는 시간의 변화는 지역의 관계하지 않는다는 것을 근거 한 것으로 생각된다. 하지만 우리나라에서 해가 뜨는 시간과 일본, 중국, 또한 각 나라의 지역에서 해 뜨는 시간이 각기 다르다. 가령, 우리나라에서 해 뜨는 시각이 오전6시라면 일본은 약 오전5시30분이 되고, 중국은 약 오전6시 30분이 된다.
『명리정종·기상편』에서 사주를 세우려면 오행을 취해야 하므로 먼저 기상의 변화를 살펴야 한다고 하였는바, 인간은 음양오행의 기후에 영향을 받으므로 약 30분차이라면 시주(時柱)가 상당히 다를 수 있으며 특히, 하루 전과 그 다음날 일주의 영향은 마치 남의 사주를 놓고 말장난 하는 꼴이 될 수도 있다.
물론 사주를 연구하는 많은 학자들이 내방객과 학문을 통해서 또는 많은 경험과 임상을 통해 얻은 결과로 야자시와 조자시를 주장하는 것이라 사료되지만 이것은 옳고 그름을 논하고자 하는 것이 아니고 다만, 이로 인해 사주를 미신시하는 사람들이 많아질까 염려되어 하는 말이다. 그러므로 앞으로 시주에 대한 많은 연구가 필요하다고 사료된다. 필자의 경험으로는 밤11시31분이 지나면 다음날 일주에 따른 자시(子時)를 쓴다.

◎ 시간표(時間表)

시	시 간
子	23시31 – 01시30분
丑	01시31분 – 03시30분
寅	03시31분 – 05시30분
卯	05시31분 – 07시30분
辰	07시31분 – 09시30분
巳	09시31분 – 11시30분
午	11시31분 – 13시30분
未	13시31분 – 15시30분
申	15시31분 – 17시30분
酉	17시31분 – 19시30분
戌	19시31분 – 21시30분
亥	21시31분 – 23시30분

이와 같이 하루를 24시간으로 나눈 것은 지구가 태양을 중심으로 1회 자전하면서 만들어 낸 시간이다. 시의 천간을 시두(時頭)라 하는데 하루의 시작은 子시로부터 시작된다. 시두의 천간은 출생일의 천간의 합을 상극하는 오행으로 시두의 간(干)으로 삼는다.

◎ 출생일의 천간 합(天干合)의 오행을 상극하는 오행의 시두(時頭)

甲-己년은 합토이니 토를 극하는 오행이 목(木)이므로 갑자(甲子)
乙-庚년은 합금이니 금를 극하는 오행이 화(火)이므로 병자(丙子)
丙-辛년은 합수이니 수를 극하는 오행이 토(土)이므로 무자(戊子)
丁-壬년은 합목이니 목을 극하는 오행이 금(金)이므로 경자(庚子)
戊-癸년은 합화이니 화를 극하는 오행이 수(水)이므로 임자(壬子)

◎ 시간조견표(時間早見表)

일시	子	丑	寅	卯	辰	巳	午	未	申	酉	戌	亥
甲己	甲子	乙丑	丙寅	丁卯	戊辰	己巳	庚午	辛未	壬申	癸酉	甲戌	乙亥
乙庚	丙子	丁丑	戊寅	己卯	庚辰	辛巳	壬午	癸未	甲申	乙酉	丙戌	丁亥
丙辛	戊子	己丑	庚寅	辛卯	壬辰	癸巳	甲午	乙未	丙申	丁酉	戊戌	己亥
丁壬	庚子	辛丑	壬寅	癸卯	甲辰	乙巳	丙午	丁未	戊申	己酉	庚戌	辛亥
戊癸	壬子	癸丑	甲寅	乙卯	丙辰	丁巳	戊午	己未	庚申	辛酉	壬戌	癸亥

(5) 지지 장간(地支藏干)

천간에는 육기가 있고 지지에는 오행이 있어 우주의 변화가 주는 기후에 따라 인간의 삶에 적용되므로 하늘과 땅 사이에서 살고 있는 사람들은 그 기후환경에 적응하고자 나름대로 형편에 따라 땅 위에 집을 짓고 살아간다. 이것은 간지오행에 의해 겉으로 드러나는 현상이다. 가령, 으리으리한 대궐 같은 집에 살아도 부부·가족·대인관계 등으로 불행한 사람이 있는가 하면 찢어지게 가난해도 여러 면에서 행복한 사람도 많다.

'지지 장간' 이란 천지인 즉, 하늘의 마음이 땅 속에 숨어 있다는 뜻으로 겉으로 나타나지 않는 사람의 속마음을 말하는 것이다. 그러므로 지지(地支)속에 숨어있는 십간을 의미한다. 예컨대 부자로 사는 어느 부부가 남편 몰래 숨겨 놓은 다른 남자가 있다거나 혹은 아내 몰래 숨겨 놓은 다른 여자가 있다는 등의 경우는 지장 간을 살펴보면 암합이 들어 있는 경우가 많다.

어느 가난하지만 행복하게 살던 사람이 돈이 없어 고민을 하던 중 어느 날 갑자기 조상이 묻어둔 땅이 개발되면서 얻는 횡재의 경우도 지장 간에 토재(土財)가 들어 있는 경우이다. 큰 부자는 아니지만 부부금실이 좋은 사람이 늦게까지 자식이 없어 불공이면 불공, 명의(名醫)면 명의, 100일 기도면 기도, 별 좋다는 것은 사방팔방으로 쫓아 다니며 다해보지만 자식이 없었으나 사주에서 자식인 식신·상관이 형·충·극·살로 인해 자식이 없다가 지장간에 숨어 있던 식신·상관이 합이 되어 늦게 자식을 얻는 경우도 있다.

◎ 지지 장간 표(地支藏干表)

	子	丑	寅	卯	辰	巳	午	未	申	酉	戌	亥
여기	壬	癸	戊	甲	乙	戊	丙	丁	戊	庚	辛	戊
중기		辛	丙		癸	庚	己	乙	壬		丁	甲
정기	癸	己	甲	乙	戊	丙	丁	己	庚	辛	戊	壬

◎ 子월은 정기인 癸수의 기운이지만 亥월에서 子월로 넘어올 때 壬수에 기운이 얼마간 남아있다. 그러므로 초기라 한다. 물론 시간이 지나면서 임수의 기운은 서서히 사라지고 자월의 본래 기운인 癸수의 정기가 강해진다. 다시 丑월로 넘어가면 초기에는 癸수의 기운이 남아 있다가 중기에는 辛금의 기운으로 바뀌고 본래의 기운인 己토가 강해지게 되며 癸수와 辛금은 절기에 따라 일정한 시간이 지나면 사라지는 것이다. 나머지 지장간도 이 예와 같다. 그러므로 통변을 할 때 지장간의 정기로 통변을 하게 된다.

◎ 지장간의 암합

지지에 숨어 있는 십간의 합을 말하는 것으로 초기는 초기대로, 중기는 중기대로, 정기는 정기대로 합을 이루 것을 지장 간의 암합이라 한다. 가령, 子수의 초기인 壬수와 未토의 초기인 丁화는 丁·壬 합목이 되고, 丑토와 寅목의 초기는 戊·癸 합화되고, 중기에 丙·辛 합수되며, 정기에 甲·己 합토가 된다. 나머지 암합도 이 예와 같다.

2. 간지(干支)의 오행변화

1) 천간의 합

甲·己년에는 토 운이, 乙·庚년에는 금운이, 丙·辛년에는 수운이, 丁·壬년에는 목 운이, 戊·癸년에는 화운이 한해를 통치한다(甲己之歲, 土運統之; 乙庚之歲, 金運統之; 丙辛之歲, 水運統之; 丁壬之歲, 木運統之; 戊癸之歲, 火運統之).고 하여 이것은 땅의 오행이 하늘의 천간에 응하여 오운육기를 만들고, 기후변화에 따른 계절을 만들며, 사람은 하늘과 땅의 변화에 응하여 삶을 살아가고 있는 것이다. 가령, 우주의 변화작용으로 비롯된 오행의 상생·상극·상모·상승의 변화로 인해 간지오행의 음양오행이 서로 만나면서 본래의 자신의 오행이 아닌 다른 오행으로 변화됨을 말한다.

◎ 천간합(天干合)도표

	합		오행
천간	甲	己	토
	乙	庚	금
	丙	辛	수
	丁	壬	목
	戊	癸	화

◎ 甲-己= 土 : 甲의 양목과 己의 음토가 서로 만나면 토가 통솔하고, 목극토라 나무가 흙을 극한다고 했지만 양음의 조화로움으로 甲목 기운이 강한 토로 바뀌는 것이다.

◎ 乙-庚= 金 : 乙의 음목과 庚의 양금이 서로 만나면 금이 통솔하며, 금극목이라 도끼로 나무를 찍는다고 했지만 음양의 합으로 인해 乙목이 금 기운을 강하게 만들어 준다.

◎ 丙-辛= 水 : 丙의 양화와 辛의 음금이 서로 만나면 수가 통솔하고, 화극금이라 불이 쇠붙이를 녹인다고 했지만 양음의 합으로 인해 수 기운을 강하게 만들어 준다.

◎ 丁-壬= 木 : 丁의 음화와 壬의 양수가 서로 만나면 목이 통솔하며, 수극화라 물이 불을 끈다고 했지만 음양의 합으로 인해 강한 목 기운으로 변한다.

◎ 戊-癸= 火 : 戊의 양토가 癸의 음수와 서로 만나면 화가 통솔하고, 토극수라 흙이 흐르는 물을 막는다고 했지만 양음의 합으로 인해 강한 화로 변한다.

이와 같이 음양오행이 서로 만나 합하면 다른 오행으로 변화되는데 이것은 음의 여자와 양의 남자가 합을 이루어 자식을 낳는 이치와 같다.

2) 천간합의 작용과 인간의 변화

『도주난경』에서 "음양은 음경과 양경이다. 양경은 강(剛)이 되고 음경은 유(柔)가 된다. 가령, 양목과 음토에서 甲목은 강이 되고 己토는 유가 되니 甲·己는 합이 된다. 양화와 음금에서 丙화는 강이 되고 辛금은 유가 되니 丙·辛은 합이 된다. 양수와 음화에서 壬수는 강이 되고 丁화는 유가 되니 丁·壬은 합이 된다. 양토와 음수에서 戊토는 강이 되고 癸수는 유가 되니 戊·癸는 합이 된다."고 하였다.

『난경정의』에서 "강유는 곧 乙·庚의 배합이다. 乙·庚합은 음목과 양금이 합한 것이며,

庚은 乙의 강이 되고, 乙은 庚의 유가 된다." 고 하였다.
『난경경석』에서 "양과 음이 강유가 되면 서로 합이 되니 부부가 된다." 고 하였다. 이것은 간지오행에서 합이 없다하더라도 대운과 세운에서 합이 들어오면 남녀의 만남으로 보는 것이다. 또한 사업을 하는 사람이라면 만남이 많은 것을 뜻한다. 만약 합이 되어 길신의 오행이 되면 귀인을 만나게 되고 흉신의 오행이 되면 악연으로 작용할 수도 있다.

(1) 甲-己= 토(중정지합; 中正之合)의 작용

☞ 甲목일간에 己토가 시간과 월간에 있으면

甲목과 己토는 합하여 서로 극하지 않으며 甲목은 己토를 도와 토를 강하게 도와준다. 중심을 잡고 기강을 세운다하여 중정지합이라고 하며 신의가 합을 이루었다하여 신의지합(信義之合)이라고도 한다. 사주구성이 좋으면 정이 많아 너그러우며 대인 관계가 좋고 사람과의 대화와 만남을 좋아한다. 남자사주라면 己토가 아내이므로 때로는 의처증이 있을 수 있고, 甲목의 기운이 빠져 己토의 기운을 강하게 하기 때문에 만약 사주에 목의 기운이 약하면 매사에 자신감이 떨어지고 실속이 없다. 장부에 있어서는 甲목이 담낭을 주관하므로 그에 따른 간을 조심해야 한다.

☞ 己토일간에 甲목이 시간과 월간에 있으면

己토일간이 중심이 되어 甲목이 나를 도와주므로 신의를 중시하고 마음은 넓으나 자신의 이익만을 추구함이 강하고 이기심이 강한 탓에 신의가 떨어져 보일 수도 있다. 여자사주라면 甲목이 남편이므로 때로는 의부증이 있을 수 있고, 甲목이 나인 일간 己토의 기운을 강하게 하므로 사주에 木의 기운이 적당하고 토의 기운도 적당하면 매사에 자신감이 있고 실속이 있어 부부관계도 원만하다. 장부에 있어서는 己토가 비장을 주관하므로 그에 따른 위장을 조심해야 한다. 사주구성에 따라 소화불량이나 신경이 예민하여 불면증에 시달릴 수 있고, 토가 강해지는 관계로 식욕이 왕성하다.

☞ 甲일간에 한해 己년이 오고, 己일간에 한해 己년이 오면

결혼하지 않은 미혼남녀는 결혼시기를 맞게 되고, 사업가는 많은 사람을 만나게 되며, 나를 도와주는 귀인을 만나기도 한다. 회사나 어떤 조직에 있는 사람은 승진의 기회도 주어지며 직업이 없는 사람은 직업을 갖게 된다. 만약 대운에서 합이 되어 용신과 희신 이라면 상당한 직위에 오르게 된다.

(2) 乙–庚= 금(인의지합; 仁義之合)의 작용

☞ 乙목일간에 庚금이 시간과 월간에 있으면

乙목과 庚금은 합하여 서로 극하지 않으며 乙목은 庚금을 도와 庚금을 강하게 도와준다. 乙목은 어질고(仁), 庚금은 의로움의 합이라 하여 인의지합이라고 한다. 乙목이 庚금의 기운을 도와서 내 것을 주므로 강하고자 하는 의욕만 있어 대인관계, 이성 관계 등에 인기는 많지만 인정이 없고 다소 예의도 없는 편이다. 여자사주라면 庚금이 남편이므로 때로는 의부증이 있을 수 있고, 사주구성이 잘못 되어 목의 기운이 약하면 몰인정하고, 비굴 할 수 있으며 결단력이 부족하다. 그러나 사주에서 목 기운이 강하여 乙목을 도와주면 자기주장이나 결단력이 강해진다. 장부는 乙목이 간장에 해당되므로 간질환에 시달릴 수 있다.

☞ 庚금일간에 乙목이 시간, 월간에 있으면

庚금 일간이 중심이 되어 乙목이 나를 도와주므로 신의를 중시하고 마음은 넓으나 자신의 이익만을 추구함이 강하고 이기심이 강한 탓에 신의가 떨어져 보일 수도 있다. 남자사주라면 乙목이 아내이므로 때로는 의처증이 있을 수 있고, 강한 금 기운으로 인해 금의 심성인 의리를 중시하여 불의를 보면 참지 못하는 기질과 과감하고 강직한 면이 있다. 그러나 사주구성에 庚금이 너무 강하면 자기주장만 고집하고, 싸움이나 다툼을 자극하는 사람일 수 있다. 사주구성이 잘못 되어 경금의 기운이 약하면 의리가 없고, 배신, 등 비굴 할 수 있다. 장부는 庚금이 대장인 관계로 폐, 대장질환을 조심해야 한다. 사주구성이 좋으면 금이 강해지는 관계로 대장의 기능이 좋아 뼈대 특히, 치아가 튼튼하다.

☞ 乙일간에 한해 庚년이 오고, 庚일간에 한해 乙년이 오면

결혼하지 않은 미혼남녀는 결혼시기를 맞게 되고, 직업에 변동이 있을 수 있으며 나를 도와주는 귀인을 만나게 되어 새로운 일을 시작하게 되는 일이 생긴다.

(3) 丙-辛= 수(위엄지합; 威嚴之合)의 작용

☞ 丙일간에 辛금이 시간, 월간에 있으면

丙화일간이 辛금과 합하여 서로 극하지 않고 전혀 다른 水 기운을 만들어 내며, 丙화의 예의와 辛금의 의로움이 합한다하여 위엄지합이라고 한다. 사주구성에 水 기운이 강하면 고집이 세고 자기주장이 강하지만 예의가 바르고 남을 배려하는 마음이 있다. 머리가 상당히 좋은 면이 있으며 야망도 있다. 사주구성이 잘못되어 일간 丙화가 약하면 예의가 없

고, 성격이 잔인한 면도 있으며 사람을 이용하는 심리가 있을 수 있다. 장부는 丙화가 소장을 주관하고 폐와 합하여 수인 신을 도우니, 이성 관계에 관심이 많은 편이다. 만약 대운이나 세운에서 辛금이 들어와 합을 이루어 수 기운이 강해지면 남녀공이 의부증과 의처증이 있을 수 있으며 부부관계에 애정문제로 고민하게 된다. 일간 丙화가 약하면 소장에서의 영양흡수 능력이 떨어져 마른체격이 되지만 만약 사주구성에 수 기운이 태과하면 고혈압·당뇨 등으로 고생할 수 있다.

☞ 辛일간에 丙화가 시간, 월간에 있으면

辛금일간이 丙화와 합하여 전혀 다른 수 기운을 만들어 내고 辛금의 기운을 금생수하여 빼주므로 만약 사주구성에 일간의 금 기운이 약할 경우 체격이 작고 욕심도 없으며 야망도 없을 수 있다. 그러나 의리를 중시하므로 남을 볼 때 예리하고 날카로운 면도 있지만 마음이 약하고 소심하여 사소한 일에 신경을 쓰므로 큰일을 그릇 치기도 한다. 만약 대운이나 세운에서 丙화가 들어와 합을 이루어 수 기운이 강해지면 남녀공이 의부증과 의처증이 있을 수 있으며 부부관계에 애정문제로 고민하게 된다. 장부는 辛금이 폐를 주관하므로 丙화와 합하여 수인 신을 도우니, 이성 관계에 관심이 많다. 일간 辛금이 약하면 폐·대장의 기능이 떨어져 변비나 설사로 고생하는 경우가 많다.

☞ 丙일간에 한해 辛년이 오고, 辛일간에 한해 丙년이 오면

결혼하지 않은 미혼남녀는 결혼시기를 맞게 되나 삼각관계 등, 애정문제로 구설수에 휘말릴 수도 있으므로 각별히 신경을 써야하며 직업의 변화로 고민도 할 수 있게 된다.

(4) 丁-壬= 목(인수지합; 仁壽之合)의 작용

☞ 丁일간에 壬수가 시간, 월간에 있으면

丁화일간이 壬수와 합하여 서로 극하지 않고 전혀 다른 목 기운을 만들어 내며, 丁화의 예의와 壬수의 지혜로움이 합하여 마음이 넓어지므로 인수지합이라고 하며, 간의 기운이 강하고 지나치므로 음란지합(淫亂之合)이라고도 한다. 간의 기운이 강해지면 남녀공이 이성에 관심이 많아 음란함이 있을 수 있다. 丁화일간이 壬수와 합하여 목이 되어 일간 丁화를 도우니 마음이 넓고 신중한 면이 있으며 예의가 바르고 남을 배려하는 마음이 있다. 만약 사주구성이 잘못되어 일간 정화가 약하면 예의가 없으며 은근히 남을 귀찮게 하는 면도 있다. 장부는 丁화가 심장을 주관하고 방광과 합하여 목의 간을 돕고, 목생화 하여 심을 도우니, 방광기능에 문제가 생기게 된다. 일간 丁화가 약하면 심을 조심해야 한다.

☞ 壬일간에 丁화가 시간, 월간에 있으면

壬수일간이 丁화와 합하여 전혀 다른 목 기운을 만들어 내고, 壬수 기운을 수생목하여 설기하기는 하지만 사주구성에 수 기운이 강하면 신경질적이고, 질투심이 강하여 이성문제로 곤혹을 치를 수 있으며, 고집불통에 자신 밖에 모르는 이기적인 사람이 된다. 또한 수 기운이 약할 경우 壬수가 지혜로움을 추구하므로 이해타산은 빠르나 잔머리에 능하여 자칫 대인관계에 적응하기가 힘들 수 있다. 그러나 수 기운이 적당하면 기획을 잘하는 머리를 갖고 있어 대인관계에 인정을 받으며 인기도 좋다. 그러나 丁·壬합이 음란지합이므로, 음란함이 강해지면 음란한 기운을 잘 활용하여 사업이나 명예욕으로 전환하면 성공할 수 있다. 장부는 壬수가 방광을 주관하고 심과 합하여 간을 돕고 있으니 방광과 심장을 조심해야 한다.

☞ 丁일간에 한해 壬년이 오고, 壬일간에 한해 丁년이 오면

결혼하지 않은 미혼남녀는 결혼시기를 맞게 되나, 남녀공이 구설수에 휘말릴 수도 있으므로 각별히 신경을 써야하며 기혼남녀도 서로 간에 바람이 날 가능성이 매우 높아 이성문제로 고민을 하게 된다.

(5) 戊－癸＝ 火(무정지합; 無情之合)의 작용

☞ 戊일간에 癸수가 시간, 월간에 있으면

戊토 일간이 癸수와 합하여 서로 극하지 않고 전혀 다른 화 기운을 만들어 내고, 戊토를 화생토하여 도와주니 얼굴에 홍조를 띠고 있어, 남녀공이 얼굴은 예쁜 편이나 癸수가 진수이므로 차가운 마음이 있어 무정지합이라고 한다. 신의도 있고 지혜도 있으나 냉정하고 차가운 면이 있어 남을 무시하는 경향이 있다. 사주구성이 잘못되어 일간의 화·토의 기운이 너무 강하면 무정한 면과 냉정함이 돋보일 가능성이 있어 혹여 건방지다거나, 무정하다며 오해하는 경우도 있어 대인관계에서 오랫동안 친분을 유지하기가 힘들므로 고독할 수 있다. 장부는 戊토가 위장을 주관하고 신장과 합하여 심장을 도우니 사구구성에 따라 비만과 마른체질로 고생 할 수 있다.

☞ 癸일간에 戊토가 시간, 월간에 있으면

癸수일간이 戊토와 합하여 서로 극하지 않고 전혀 다른 화 기운을 만들어 내고, 癸수가 극하는 화 기운이 강해져 상모를 당하여 화의 열기가 癸수의 기운을 변화 시키므로 지능이 떨어져 속이 좁아지게 되어 대인관계에서 인기는 있으나 질투심이 많아 따돌림을 받기

도 한다. 여성은 결혼할 때 또래의 남자와 결혼하면 남자의 질투심이나 의처증이 생겨나 문제가 될 수 있으므로 나이 차이가 있고 이해심 많은 남자와 결혼 하는 편이 좋다. 만약 사주구성에 일간에 수 기운이 강하면 癸수의 무정함과 냉정함이 지나쳐 지혜로움은 있으나 끈기가 없을 수 있다. 또한 남을 쉽게 사귀지 못하는 신중함도 있다. 장부는 癸수가 신장을 주관하고 위장과 합하여 심장을 도우니 신장을 조심하여야하며 고혈압으로 고생 할 수 있다.

☞ 戊일간에 한해 癸년이 오고, 癸일간에 한해 戊년이 오면

결혼하지 않은 미혼남녀는 결혼시기를 맞게 되나, 남녀공이 얼굴이 예쁘고 뛰어난 외모를 갖고 있어 친구나 친척들로부터 피해를 당하는 일이 발생 할 수도 있다.

3) 지지(地支)의 합

전 세계 어디든 가서 하늘을 보라! 시작도 끝도 없이 무한하고 공허하여 그저 놀랍도록 광활할 뿐이다. 그 중심에는 태양이 있고 달과 지구와 무수히 많은 별들이 질서 있고 사이좋게 자(自)·공전(公轉)을 하고 있을 때 양지와 음지가 서로 만나는 것을 지합이라 한다.

◎ 지지의 합도표

巳 + 申	午 + 未	未 + 午	申 + 巳
辰 + 酉	태양(하늘)		酉 + 辰
卯 + 戌			戌 + 卯
寅 + 亥	丑 + 子	子 + 丑	亥 + 寅

◎ 지지 합의 작용

지지의 합은 子 + 丑은 土, 寅 + 亥는 목, 卯 + 戌은 화, 辰 + 酉는 금, 巳 + 申은 수, 午 + 未는 변화지 않는다고 하였지만 사주풀이에서는 적용도가 그리 높지 않으니 별 의미가 없다. 다만 서로 다투지 않는 다는 점만 고려 할 필요가 있다. 그러나 다음과 같은 작용은 참고 할만하다.

(1) 월지와 일지에서 지지 합을 이루면 대부분 건강하여 장수 할 수 있다.

(2) 지지 합을 이루고 천간 합이 있는 사람은 사교술이 좋고 인기가 많다.

(3) 남녀공이 합이 많으면 특히 여자는 아무에게나 정이 헤플 수 있다.

(4) 길신이 합하면 더욱 좋아지나 흉신을 합하면 흉한 것이 가중된다.

(5) 일간을 중심으로 가까운 곳에 합이 있으면 합의 작용이 강하나 먼 곳에 있으면 합에 작용이 약하다. 가령, 일지와 월지·시지의 합이 작용이 강하고, 연지와 월지의 합은 작용이 약하다.

(6) 사주에서 바로 옆에 있는 것을 합이라 하며 멀리 있는 것은 합으로 보지 않는다. 가령, 연지와 일지의 합은 합이 아니다.

4) 지지의 삼합(三合)

하늘은 왼쪽으로 돌고 땅은 오른쪽으로 돌 때 어느 지점에서 서로 만나는 것을 지지삼합이라 하는데 子(북)·午(남)·卯(동)·酉(서)를 중심으로 3개의 지지가 서로 만나 다른 오행 물질을 만들어 내는 것을 국(局)이라 한다. '국' 은 판을 바꾼다는 뜻으로, 결국 子·午·

卯·酉의 오행물질로 국을 이루는 것이다.

◎ 삼합의 국도표

	중심점		국
申	子	辰	수
寅	午	戌	화
亥	卯	未	목
巳	酉	丑	금

◎ 반합(半合)의 국

子·午·卯·酉를 포함하여 합하는 것을 반합이라 한다. 가령 申·子·辰의 경우, 申·子와 子·辰은 반합이 되어 수국을 이루지만 申·辰은 반합으로 보지 않는다. 만약 대운이나 세운에서 子를 만나면 수국을 이루게 된다. 나머지도 이 예와 같다.

◎ 지지의 삼합의 작용

(1) 반합도 삼합의 효과로 보긴 하지만 삼합의 효과보다 작용력이 약하다.

(2) 삼합을 이루고 태어나 삼합을 이룬 오행이 용(用)·희신(喜神)이면 남녀공이 인물이 좋으며 평생 길복이 많다.

(3) 삼합을 이루고 태어나 삼합을 이룬 오행이 흉신이면 천하고 못된 짓만 골라한다.

(4) 반국을 이루고 대운이나 세운에서 들어와 삼합을 이룬 오행이 용·희신이면 매사에 상당한 발전이 있다.

(5) 반국을 이루고 대운이나 세운에서 들어와 삼합을 이룬 오행이 흉신이면 매사에 말썽

꺼리가 많아진다.

5) 지지의 방합(方合)

태양과 지구의 자·공전으로 인해 지구의 봄·여름·가을·겨울의 사계절을 만들어 내고 있으므로 그 계절로 이어지는 방향을 지지의 방합이라 한다.

◎ 방합의 국도표

寅	卯	辰	목국	봄(春)
巳	午	未	화국	여름(夏)
申	酉	戌	금국	가을(秋)
亥	子	丑	수국	겨울(冬)

◎ 반합(半合)의 국

卯·午·酉·子를 포함하여 합하는 것을 반합이라 한다. 가령 寅·卯·辰의 경우, 寅·卯와 卯·辰은 반합하여 목국을 이루지만 寅·辰은 반합으로 보지 않는다. 만약 대운이나 세운에서 卯를 만나면 목국을 이루게 된다. 나머지도 이 예와 같다.

◎ 지지의 방합(方合)의 작용

(1) 반합도 방합의 효과로 보긴 하지만 방합의 효과보다 작용력이 약하다.

(2) 방합을 이루고 태어나 방합을 이룬 오행이 용·희신이면 남녀공이 인물이 수려하고 평생 복록이 많다.

(3) 방합을 이루고 태어나 방합을 이룬 오행이 흉신이면 다툼이 자주 생기고 천한 생활을 한다.

(4) 반국을 이루고 대운이나 세운에서 들어와 방합을 이룬 오행이 용·희신이면 매사에 상당한 발전이 있다.

(5) 반국을 이루고 대운이나 세운에서 들어와 방합을 이룬 오행이 흉신이면 매사에 시비가 많다.

6) 지지의 상충

子·午년에는 하늘에 소음이 보이고, 丑·未년에는 하늘에 태음이, 寅·申년에는 하늘에 소양이, 卯·酉년에는 하늘에 양명이, 辰·戌년에는 하늘에 태양이, 巳·亥년에는 하늘에 궐음이 보이니 이른바 소음은 시작이고, 궐음은 끝이며 궐음의 하늘은 풍기가 주관하고, 소음의 하늘은 열기가, 태음의 하늘은 습기가, 소양의 하늘은 상화가, 양명의 하늘은 조기가, 태양의 하늘은 한기가 주관한다. 이른바 본원이니 '육원' 이라 한다(子午之歲, 上見少陰; 丑未之歲, 上見太陰; 寅申之歲, 上見少陽; 卯酉之歲, 上見陽明; 辰戌之歲, 上見太陽; 巳亥之歲, 上見厥陰. 少陰所謂標也, 厥陰所謂終也. 厥陰之上, 風氣主之; 少陰之上, 熱氣主之; 太陰之上, 濕氣主之; 少陽之上, 相火主之; 陽明之上, 燥氣主之; 太陽之上, 寒氣主之. 所謂本也, 是謂六元).

이 문헌에서 '삼양·삼음' 이 지지에 상응하여 육원 즉, 육기(풍·한·서·습·조·화)를 만들어 낸다. 십이지의 60년 차례는 子·午에서 시작하여 巳·亥에서 끝나는데 그 삼음·삼양에 배합하여 이루어진 子·午년은 소음의 열기인 족소음신경과 수소음심경으로, 丑·未년은 태음의 습기인 수태음폐경과 족태음비경으로, 寅·申년은 소양의 상화인 족소양담경과 수소양삼초경으로, 卯·酉년은 양명의 조기인 족양명위경과 수양명대장경으로, 辰·戌년은 태양의 한기인 수태양소장경과 족태양방광경으로, 巳·亥년은 궐음의 풍기인 수궐음심포경과 족궐음간경으로 인간의 장부와 연결되는 12경락에 작용하는데 간지오행에서 감당할 수 있어 평기하면 삶이 안정되고 질병에도 걸리지 않는다.

그러므로 子수에서부터 시작하여 7번째가 되어 마주 보는 것을 칠충이라고 하는데 이 충이 질병과 삶에 어떤 작용을 하는지 알아보기로 하자.

◎ 지지의 상충도표

1	子	午	7
2	丑	未	8
3	寅	申	9
4	卯	酉	10
5	辰	戌	11
6	巳	亥	12

7) 지지상충의 작용

◎ 子·午 충

子수는 신, 午화는 심을 의미하고, 한해 오운은 족소음신경과 수소음심경의 소음의 열기가 인체에 작용하므로 사주에서 수·화의 기운을 감당 할 수 있는지를 살펴야 한다. 가령, 수 기운이 강하고 화 기운이 약하면 심장에, 반대로 화 기운이 강하고 수 기운이 약하면 신장에 문제가 발생한다. 전자의 경우는 협심증, 부정맥, 심근경색 등에 주의해야 하며, 후자의 경우는 신장 기능저하로 인한 고혈압, 신경과민 등을 조심해야 한다. 따라서 심신이 불안정하여 남녀 간의 심한 다툼으로 이별 할 수도 있다.

◎ 丑·未 충

丑토와 未토는 비와의 충이고 한해 오운은 태음의 습기인 수태음폐경과 족태음비경의 태음의 습기가 인체에 작용하므로 사주에서 토·금의 기운을 감당 할 수 있는지를 살펴야 한다. 비에 문제가 발생하므로 당뇨, 알레르기 피부병, 살의 문제가 발생 할 수 있으며, 하는 일마다 장애가 따르고 방해를 받으며, 특히 조직내부의 잡음이 많으므로 조직과 형제간의 재산 다툼이 발생 할 수도 있다.

◎ 寅·申 충

寅목은 담낭, 申금은 대장을 의미하고, 한해 운기는 족소양담경과 수소양삼초경으로 소양의 상화가 인체에 작용하므로 사주에서 목·금의 기운을 감당 할 수 있는지를 살펴야 한다. 담낭과 대장에 문제가 있는데 담의 질병으로는 옆구리 통증, 허리통증 등이 발생하고 대장은 삼초 중 중초에 해당하므로 대장에 문제가 발생하는데 대장의 질병으로는 설사, 변비 등 특히, 뇌 신경계통에 문제가 생긴다. 寅목의 성격인 정이 많아지고, 마음이 여려지며, 근심걱정이 많아진다. 특히 분주하게 살게 되고 남녀 간 다툼도 많고 상대와 싸우는 일이 자주 발생하게 된다.

◎ 卯·酉 충

卯목은 간, 酉금은 폐를 의미하고 한해 운기는 족양명위경과 수양명대장경으로 양명의 조기가 인체에 작용하므로 사주에서 목·금의 기운을 감당 할 수 있는지를 살펴야 한다. 양명의 조기는 폐·대장에 영향을 미치지만 만약 간의 목 기운이 불급하여 피상을 당하면 간의 문제가 발생하므로 혈액순환에 장애로 항상 피곤하고 금 기운이 불급하면 기관지나 폐종과 대장에 용종이 생길 수 있다. 또한 토 기운이 불급하면 위장장애가 발생한다. 형제간 싸움, 각종 재난, 남녀 간의 불화 등 운이 안 좋은 상황이 지속되어 심하게 스트레스를 받아 어혈이 생기게 되어 혈액순환 장애로 간염, 간경화, 간암으로 발전 할 수도 있다.

◎ 辰·戌 충

辰토와 戌토는 위와의 충이고 한해 운기는 수태양소장경과 족태양방광경으로 태양의 한기가 인체에 작용하므로 사주에서 토의 기운을 잘 살펴야 한다. 비위에 관계하므로 소화장애로 인하여 항상 가스가 차며 배가 더부룩한 증상이 나타난다. 형제, 친척 간에 다툼이 자주 발생되고, 하는 일마다 장애가 따르며, 특히 욕심이 많아 형제간의 재산 싸움을 하는 경우도 있다.

◎ 巳·亥 충

巳화는 소장, 亥수는 방광을 의미하고 한해 운기는 수궐음심포경과 족궐음간경으로 궐음의 풍기가 인체에 작용하므로 사주에서 화·수의 기운을 잘 살펴야 한다. 소장과 방광에 문제이니 신경이 예민해진다. 간은 노여움과 근을 주관하므로 스트레스로 인해 성질이 급해지고, 가벼운 일도 크게 벌이게 되어 언어장애가 오는 경우도 있고, 성질을 이기지 못하고 중풍으로 쓰러지는 경우도 있다.

8) 지지 충에 의한 한해에 작용

◎ 子·午·卯·酉가 충이 되는 한해가 되면 그 동안 진행되던 일들이 결정 난다.

◎ 寅·申·巳·亥가 충이 되는 한해가 되면 교통사고 등 몸의 부상당하는 일이 발생한다.

◎ 辰·戌·丑·未가 충이 되는 한해가 되면 생각지 않은 횡재가 있으나 그런 마음으로 인해 어떤 일이든 동요가 있게 된다.

◎ 사주에 辰·戌·丑·未가 모두 들어 있으면 재산이 많고 귀한 명조이다.

◎ 사주연지를 충 하는 한해가 되면 쓸데없는 일에 휘말리게 되고, 이사 등 변화가 많으며 조상과 관계되는 일이 생기게 된다.

◎ 사주월지를 충 하는 한해가 되면 이사, 직업변동, 불화, 출가, 가출 등 변화가 많아진다.

◎ 사주일지를 충 하는 한해가 되면 배우자와의 싸움이 잦고 이별하는 경우도 있으며 어느 오행의 충이냐에 따라 그 오행의 장부에 건강이 악화된다.

◎ 사주시지를 충 하는 한해가 되면 이사 등 변화가 많고, 속 썩이는 자식이 있으며 자식 문제로 고민을 하게 된다. 가족과 잠시 떨어져 생활함이 좋다.

9) 인간대운(人間大運)

태어난 년·월·일·시 4기둥에 천간·지지를 합쳐 팔자가 된다. 이것을 사주팔자라 하고, 간지의 태어난 해를 연주라 하며, 태어난 달을 월주라 하고 태어난 시를 시주라 하는데 이것을 명조·사주원국·간지오행이라 한다. 사람은 누구나 태양계 영향을 받으며 운명이라는 진로를 향해 매진하게 된다. '운명'이란 대운에 '운'자와 간지오행의 '명'자를 합쳐 운명이라 한다. 이것은 사람이 태어날 때 자신의 의지와는 상관없이 간지오행을 타고나므로 운명이라 한 것이다. 사주의 구성보다 대운의 흐름을 잘 타고 나야좋다는 학설도 있고, 사주의 구성을 잘 타고나야 좋다는 학설도 있지만 전자와 후자 모두 잘 타고나면 좋겠지만 그런 사람은 별로 많지 않다. 또한 대운의 흐름이란 자신이 기뻐하는 오행을 용신이라 하는데 누구라도 평생에 한번은 대운이 들어오게 되어있다. 다만 빨리 오는지, 늦게 오는지가 다를 뿐이다. 그러므로 자신이 기뻐하는 용신이 언제 대운에서 들어오는지를 알고 그 때를 대비하고자 사주를 공부하고 있는 것이다. 대운을 정하려면 태어난 달을 중요시 하므로 사계절의 태어난 달을 기준으로 삼는다. 대운의 기간을 10년으로 잡고 길게는 30년을 잡는다. 달은 지구를 돌고 지구는 태양을 즉, 세무리가 북극성을 축으로 우주 운동을 하고 있는데, 우주의 1회 공전이 지구의 120년이므로, 우주의 1년이 지구의 120년 된다. 1년을 12달로 하여 인간대운기간을 10년으로 정하는 것이며 봄·여름·가을·겨울 4계절을 1년으로 나누면 한 계절은 3개월이고, 우주의 3개월은 30년이며, 인간대운 기간을 길게는 30년으로 잡게 되는 것이다. 이것이 우주대자연의 법칙이다.

(1) 대운 정하는 방법

태어난 월을 기준으로 삼는다. 남자는 양이고 여자는 음이므로 양남음녀는 시계방향으로 순행하고, 음남양녀는 시계반대방향으로 역행한다.

◎ 태어난 년의 천간을 보아 남자가 양의 천간에, 여자가 음의 천간에 태어나면 운의 진로는 시계방향으로 순행하는 것이고,

◎ 태어난 년의 천간을 보아 남자가 음의 천간에, 여자가 양의 천간에 태어나면 운의 진로는 시계반대방향으로 역행하는 것이다.

양	甲	丙	戊	庚	壬
음	乙	丁	己	辛	癸

◎ 남녀공이 출생 년의 음양을 구분하고 출생 월을 기준으로 순행과 역행을 판단한다.

순행 운 : 남자가 양 년생이고 여자가 음년 생 일 때, 巳월에 태어났으면 대운의 행로는 巳로부터 시작하여 午·未·申·酉·戌·亥·子·丑·寅·卯·辰으로 방향합의 국을 이루고 지지의 순서대로 순행하는 것이다.

역행 운 : 남자가 음년 생이고, 여자가 양년생일 때, 巳월에 태어났으면 대운의 행로는 巳로부터 반대로 辰·卯·寅·丑·子·亥·戌·酉·申·未·午로 방향합의 국을 이루고 지지의 반대순서로 역행하는 것이다.

이와 같이 순행과 역행의 대운이 만들어 지는데 남자는 양이고, 여자는 음이라 하여 순행이 좋고 역행이 나쁨이 있는 것이 아니며, 이것은 우주대자연에 음양의 법칙에 따라 그 사람의 운행의 흐름을 순행과 역행이라 정해진 것 뿐이다.

(2) 대운 뽑는 방법

사주의 달은 양력도 아니고 음력도 아니다. 12절기를 달로 본다. 내가 태어난 날로부터 앞으로 올 절기를 쓰는 것을 순행이라 하고, 지나간 전 달의 절기로 쓰는 것을 역행이라 한다.

◎ 순행하는 사람 (양남음녀)
태어난 날, 다음날로부터 다음 달 절기, 그날까지 날짜를 전부 세어보면 며칠이라는 숫자가 나온다.

◎ 역행하는 사람 (음남양녀)
태어난 날, 다음날로부터 지난달의 절기, 그날까지 날짜를 전부 세어보면 며칠이라는 숫자가 나온다.

◎ 계산하는 방법
날짜를 전부 세어 나온 수가 17이라면 3으로 나누면 17 ÷ 3 = 5가 되고 2가 남는다. 2가 남으면 1을 더하여 대운 수는 6이 된다. 그러므로 나누어서 1이 남으면 계산하지 않는다.

(3) 대운 기록하는 방법

◎ 예1) 2014년 1월 28일(음) 남자 : 건명(乾命)

년	월	일	시
甲	丙	己	辛
午	寅	巳	未

★ 순행 운

출생 년에 甲목이 양이고 남자이므로 순행한다.
己巳일 다음날로부터 다음 달 절기, 경칩(驚蟄)까지 세어보니 7이 나오는데 3으로 나누니 7 ÷ 3 = 2 하고 1이 남으므로 1은 계산하지 않으니 대 운수는 2이다.

월주	2	12	22	32	42	52	62	72	82	92
丙	丁	戊	己	庚	辛	壬	癸	甲	乙	丙
寅	卯	辰	巳	午	未	申	酉	戌	亥	子

◎ 예2) 2015년 3월 17일(음) 여자 : 곤명(坤命)

년	월	일	시
乙	庚	辛	乙
未	辰	巳	未

★ 순행 운

출생 년에 乙목이 음이고 여자이므로 순행한다.
신사일 다음날부터 다음 달 절기, 입하(立夏)까지 세어보니 1이 나오는데 3으로 나눌 수가 없으니 대 운수는 0이다.

월주	0	10	20	30	40	50	60	70	80	90
庚	辛	壬	癸	甲	乙	丙	丁	戊	己	庚
辰	巳	午	未	申	酉	戌	亥	子	丑	寅

◎ 예3) 2014년 7월 8일(음) 여자 : 곤명(坤命)

년 월 일 시
甲 辛 丙 乙
午 未 午 未

★ 역행 운

갑 목이 양이고 여자이므로 역행한다. 丙午일 전날부터 전달 절기, 소서(小暑)까지 세어보니 27이 나오는데 3으로 나누면 9이므로 대 운수는 9이다. 항간에는 9수가 나쁘다는 말을 당연시하고 있지만 9수에서 운행에 흐름이 바뀌므로 그 오행이 흉신이면 나쁜 일을 당할 수도 있으나 길신이면 9수에 상당히 발전한다. 이런 말은 대운수가 뭔지를 모르고 하는 말이다.

월주	9	19	29	39	49	59	69	79	89	99
辛	庚	己	戊	丁	丙	乙	甲	癸	壬	辛
未	午	巳	辰	卯	寅	丑	子	亥	戌	酉

◎ 예4) 2015년 11월 8일(음) 남자 : 건명(乾命)

년 월 일 시
乙 戊 戊 己
未 子 辰 未

★ 역행 운

乙목이 음이고 남자이므로 역행한다. 戊辰일 전날부터 전달 절기, 대설(大雪)까지 세어보니 11이 나오는데 3으로 나누면 3과 2가 남으므로 1을 더하여 대 운수는 4가 된다.

월주	4	14	24	34	44	54	64	74	84	94
戊	丁	丙	乙	甲	癸	壬	辛	庚	己	戊
子	亥	戌	酉	申	未	午	巳	辰	卯	寅

◎ 10년 대운 중 학자에 따라서 10년을 통으로 보는 경우도 있고, 천간 5년 지지 5년으로 보는 경우도 있으며, 천간 4년 지지를 6년으로 보는 경우도 있고, 천간 3년 지지를 7년 운으로 보는 경우도 있으나 필자는 천간 5년 지지 5년으로 보는데 다만 간지 10년이 같은 오행으로 구성되고 합에 의해 다른 오행으로 바뀌지 않으면 10년 통으로 보고, 10년 대운의 간지가 개두(蓋頭)나 절각(截脚)이 되어 간지가 다른 오행이면 천간 5년, 지지 5년으로 보며 지지에 의한 계절을 참고함이 좋다('개두' 란 지지가 길신인 경우이고 절각이란 천간이 길신인 경우를 말한다).

10) 인간과 대자연 식물과의 비유

간지(干支)는 고대동방사회의 생년월일시를 계산하던 일종의 수사이다. 이 수사인 '간지오행' 은 천의 육기와 지의 육기 및 사람의 장부의 내용을 담고 있으며, 천지인이 오운육기로 인해 변화하는 과정에서 사시·방위·육음·칠정·장부 등이 인체의 건강과 질병 및 인간의 길흉화복에 긴밀하게 연결되어 왔다. 인간은 이러한 대우주 음양오행의 자연현상과 기후변화에 적응하며 저마다 간지오행을 가지고 삶을 살아간다. 또한 모든 만물이 음양오행에 의해 생·장(長)·수·장(藏)·멸하는 이치와 인간이 태어나서 생·노·병·사하는 이치가 같다. 그러므로 사계절에 의해 봄에 싹이 트고 여름에 울창한 숲을 이루다가 가을에 열매를 맺고 겨울에 씨앗을 저장하는 식물들과 인간의 생활을 비유하여 설명하고자한다.

(1) 연주와 식물의 뿌리(根)와의 비유

어떤 식물이 꽃을 피우고 열매를 맺기까지는 반듯이 그 식물에 뿌리가 있다. 사람 또한 반듯이 조상이 있으므로 내가 있는 것이다. 이곳은 나의 초년 운으로도 본다. 그러므로 사주명리에서 연주의 간을 할아버지로 보고, 지를 할머니로 본다. 이곳은 조상의 부귀빈궁과 흥망성쇠 등 환경으로 보는 것이다. 가령, 연주에 용신이나 희신인 길신이면, 조상 때에는 부유한 집안 이였다고 보고, 기신이나 구신인 흉신이면 가난한 집안 이였거나 패가였다고 본다. 그리고 년·월간과 년·월지가 상충하고 있으면 조부모와 나의 부모는 사이가 좋지 않거나 별거했다고 보고, 년·월간과 년·월지가 합을 이루거나 상생하고 있으면 사이가 좋고 형통하며 행복한 가정이였다고 보는 것이다.

(2) 월주와 식물의 가지(苗)와의 비유

월주는 식물의 가지로 보며 부모형제와 내가 같이 살고 있는 가족이며 가정과 같다고 본다. 이곳은 나의 중년 운으로도 본다. 그러므로 사주명리에서는 월주의 간을 아버지로 보고, 지를 어머니로 본다. 이곳은 부모형제의 가정환경으로 보는 것이다. 가령, 월주에 길신이면, 부모형제가 화목하고 부모덕이 있다고 보고, 흉신이면 불화하고 부모덕이 없다고 본다. 그리고 월·일간과 월·일지가 상충하고 있으면 부모님과 내가 사이가 좋지 않아 따로 떨어져 살거나 가출했다고 보고, 월·일간과 월·일지가 합을 이루거나 상생하고 있으면 부모님과 사이가 좋아 화목하여 행복한 가족생활을 하고 있다고 보는 것이다.

(3) 일주와 식물의 꽃(花)과의 비유

일주는 나의 꽃과도 같아 나의 가정을 말한다. 사주에서 일주의 간이 나인 자신이고, 지는 나의 배우자궁으로 본다. 남명은 일지로 아내 덕이 있는지 없는지를 보고, 여명은 일지로 남편 덕이 있는지 없는지를 본다. 남자일지에 용신이나 희신이면, 아내 덕이 있다고 보고, 기신이나 구신이면 아내 덕이 없다고 본다. 여자일지에 용신이나 희신이면 남편 덕이 있다고 보고, 기신이나 구신이면 남편 덕이 없다고 본다. 이곳은 내 자신이 되는 곳으로 화려하고 아름다운 꽃을 피우게 하기위하여 이토록 열심히 땀을 흘리며 노력하고 있는 것이다. 특히 이곳은 사주구성에서 일주의 간을 중심으로 연월일시에 분포된 간지를 대조하여 육친을 표출하는 곳으로 이에 따라 나의 가정생활·부부의 애정관계·부귀빈궁·흥망성쇠의 여부를 알아 볼 수 있는 곳이기도 하다. 가령, 나인 일주가 왕성하거나 길성이 있으면 자신의 발전과 윤택한 가정·부부의 애정관계 등이 좋다고 보며 흉성이 있으면, 곤고한 가정생활과 부부의 애정관계가 원만하지 못하여 사회적 발전이 늦다고 보는 곳이다. 그리고 월·일간과 월·일지가 상충하고 있으면 부모님과 내가 사이가 좋지 않아 따로 떨어져 살거나 가출했다고 보고, 월·일간과 월·일지가 합을 이루거나 상생하고 있으면 부모님과 사이가 좋아 화목하여 행복한 가족생활을 하고 있다고 보는 것이다.

(4) 시주와 식물의 열매(實)와의 비유

시주는 식물이 열매를 맺는 것과 같이 나의 자식 궁에 해당하므로 자식 복이 있는지 없는지를 본다. 나의 말년 운으로도 보는 곳이다. 그러므로 내 사주에서 시주에 용신이나 희신이 있으면, 나와 자식과의 관계가 돈독하여 자식 복이 있다고 보고, 기신이나 구신이면 나와 자식과의 관계가 부실하고 자식 복이 없다고 본다. 일·시간과 일·시지가 상충하고 있거나 오행이 뿌리가 없으면 부부의 애정관계에 문제가 생겨 별거를 하거나 이혼하는 등의 원인으로 자손의 덕이 없어, 말년인생이 외롭거나 고독하다고 보는 것이다. 일·시간과 일·시지가 합을 이루거나 상생하고 있으면 수복의 기운이 시간지에 모여 있다고 하여 인생말년을 훌륭한 자손을 두어 부귀영화를 누리며 탐스러운 열매를 맺는다고 보는 것이다.

◎ 인간과 대자연 식물과의 비유도표

사주	식물	인간		
연주	근(根 : 뿌리)	조부모(조상)	1년	전생(초년)
월주	묘(苗: 싹, 가지)	부모형제·친 가·가족	1달	과거(청년)
일주	화(花 : 꽃)	나·아내·가정	1일	현재(장년)
시주	실(實 : 열매)	자녀·자손	1시간	미래(노년)

제3장
음양오행과 사주 명리

천지의 모든 만물은 어둠이 내리면 보금자리로 돌아가 휴식을 취하고 다음 날 동이 트면 빛이 있어 생명활동을 시작한다. 이것은 당연한 현상이 아니라 대우주의 법칙에서 온 자연현상이며 천지대우주의 질서운동이다.

이에 소우주라고 하는 인간은 대우주의 법칙에 따른 자연현상에 근거하여 질서운동을 하고 있으며 이에 반하면 질병은 물론 길흉화복과 수요장단에 적응하지 못하고, 힘들고 고통스러운 삶을 살게 된다. 그러므로 인간은 대우주의 질서운동을 배우고 삶의 적용하여 쾌적한 삶을 영위하고자 하는 것이다.

1. 음양학설(陰陽學說)

1) 음양의 개념

『소문·음양응상대론』에서 음양이라는 것은 자연계의 규율이고 만물의 망기이며 변화의 부모이고 생살의 본시이며 만물이 변화하는 역량의 모여 있는 곳이다. 병을 치유할 때는 반드시 음양에서 찾아야 한다. 그러므로 양이 쌓여 하늘이 되고 음이 쌓여 땅이 된다.

◎ '도' 란 음양의 이치이다. '음양' 이란 하나인 태극이 둘로 나뉜 것이다. 태극이 동하면 양을 낳고 정은 음을 낳았으며, 천은 동하여 생겨나고 지는 정하여 생겨난 것이므로 음양은 천지의 도가 된다. 큰 것을 '망(網)'이라 하고 작은 것을 '기(紀)'라 하며 총괄하는 것이 '망' 이고 두루(周)는 것이 '기' 이다. 물(物)은 크고 작은 것이 없고 이로 말미암지 않은 것이 없

으므로 만물의 망기가 된다. 「천원기대론」에서 이르길 '물' 이 생하는 것을 '화(化)' 라 하고 물이 극에 이른 것을 '변(變)' 이라 한다. 《주역》에 이르길 천에 있어 상을 이룬 것이고 지에 있어 형을 이룬 것이며 변화를 보이는 것이다. 《주자》에 이르길 '변' 이란 점진적으로 화하는 것이고 '화' 란 변이 이루어짐이다. 음은 변하여 양이 되고 양은 화하여 음이 된다. 그러나 변·화가 비록 많다 하더라도 음양이 아니면 낳아줄 수 없으므로 '부모' 라 한 것이다. '생살' 은 도이고 음양이 그치면 양이 오면서 물을 낳고 양이 떠나면 물이 죽는다. '본(本)' 은 근본이고 '시(始)' 는 종시이다(道者, 陰陽之理也, 陰陽者, 一分爲二也. 太极動而生陽, 靜而生陰, 天生于動, 地生于靜, 故陰陽爲天地之道, 大曰綱, 小曰紀, 總之爲綱, 周之爲紀, 物无巨細, 莫不由之, 故爲萬物之綱紀. 天元紀大論曰: 物生謂之化, 物极謂之变. 易曰: 在天成象, 在地成形, 變化見矣. 朱子曰: 變者化之漸, 化者變之成. 陰可變爲陽, 陽可化爲陰. 然而變化雖多, 无非陰陽之所生, 故爲之父母. 生殺之道, 陰陽而已, 陽來則物生, 陽去則物死. 本, 根本也. 始, 終始也).

◎《주역·계사상전》에 "사람은 우주의 근본인 음양의 원리를 체득함에 천지와 나란히 하는 지위를 얻는다." 고 하였다. 천지와 나란히 하는 직위를 얻음이란 그 음양에 법칙을 내 것으로 응하면 끊임없는 변화 속에서도 스스로 운명을 개척해 갈 수 있다는 것이다.

◎ '신(神)' 은 변화를 헤아리지 못하는 것이고 '명(明)' 은 세 가지 빛이 상으로 드러나는 것이며 '부(府)' 는 물을 저장하는 곳이다. 신명은 음양이 나가는 것이므로 음양을 '신명의 부' 라 하는데 이것이 스스로 수절하는 음양의 두 글자이고 이것이 일관되게 이르면 바르게 사귐이다.

'본' 은 병을 치유하는 근원이다. 사람에 질병은 겉에 있고 혹은 깊은 곳에 있으며 혹은 찬 것에 있고 혹은 열에 있으며 혹은 오운육기가 감소하고 혹은 장부경락이 상했다면 이는 모두 음양 두 기가 밖에 있는 것이다. 반드시 그 병은 '본' 에 있으므로 혹은 음의 본이나 혹은 양의 본이 병의 변화를 비록 많이 일으킨다 할지라도 그 근원은 하나(음양)이다. 음양의 상에 본체는 크거나 작거나 같지 않으나 형기는 생성되고 쌓이지 않거나 두텁지 않으므로 반드시 양이 쌓이면 이에 천에 크게 이르고 쌓인 음은 두텁게 지에 이른다(神, 變化不

測也. 明, 三光著象也. 府, 所以藏物也. 神明出于陰陽, 故陰陽爲神明之府, 此自首節陰陽二字, 一貫至此, 義当連玩. 本, 治病之原也. 人之疾病, 或在表, 或在裏, 或爲寒, 或爲熱, 或感于五運六氣, 或傷于藏府經絡, 皆不外陰陽二气, 必有所本. 故或本于陰, 或本于陽, 病變雖多, 其本則一. 陰陽体象, 大小不同, 形气生成, 不積不厚, 故必積陽至大而爲天, 積陰至厚而爲地).

◎ 천지 만물이 변화하고 생살함에 있어서 신명을 부리는 것은 모두 음양은 병의 근본 한다. 즉 음양은 병에 근본이 됨을 알 수 있다. 그러므로 병을 치유함에는 반드시 그 근본을 찾아야 하니 혹은 음에 근본하고 혹은 양에 근본하기도 하나 반드시 그 연고를 살펴서 치유해야 한다. 양기는 경청하므로 상승하여 쌓인 양이 천이 되고 음기는 중탁하므로 하강하여 쌓인 음이 지가 된다.

음양은 자연계에 구체적인 어떤 사물이 아니라 상호 대립하는 개괄적인 개념이다. 천지 만물은 음양으로 구분되며, 낮은 양이고 밤은 음이다. 남자는 양이고, 여자는 음이다. 하늘은 양이고 음은 땅이다. 이러한 자연계의 현상에서는 따뜻한 것과 찬 것, 활동적인 것과 안정적인 것, 유·무형과 상·하적 및 외·내적인 것 등 일체의 사물은 상호 대립하는 관계를 분별하여 음양으로 구분할 수 있다. 가령, 낮은 양이고, 밤은 음이지만 사(巳)·오(午)·미(未)시는 양중의 양이고, 신(申)·유(酉)·술(戌)시는 양중의 음이다. 또한, 밤으로 접어드는 초저녁(申·酉·戌시)에는 음중의 양이고 한밤중(亥·子·丑時)에는 음중의 음이다. 그러므로 음양은 상대적인 것이지 절대적인 것이 아니다.

창조주가 우주를 창조하실 때 태양(빛)과 달(어둠)을 만드시고, 남자와 여자 즉 음양의 배합으로 인해 내가 태어났고, 자라서 가정을 꾸미고 국가와 사회라는 조직에 일원으로 생활하고 있다. 한편 음과 양의 배합이 아니고 음과 음, 양과 양만 존재한다면 나 또한 존재할 수 없으며 가정, 사회, 국가 및 전 인류는 존재할 수 없다.

음양의 이론은 태양(日)과 달(月)의 현상으로 본다. 이때 자연 과학적인 천체관측법이 발달하면서 지구에서 볼 때 태양과 달에 의해 음양의 논리가 성립되고, 지구와 가장 먼 목성·화성은 따뜻한 별, 금성·수성은 차가운 별을 관측하며 지구를 중앙으로 하여 목성·화성·토성·금성·수성의 오행과 음양의 변화를 자연현상에 비유하여 연구 발전시키면서 음양 속에는 반드시 오행이 존재하고, 오행 속에는 반드시 음양이 존재한다는 우주대순환운동에 근거하여 방향, 계절은 물론, 음양오행학설이 연구 발전되면서 천간 지지의 60갑자 배열로 사주가 세워지게 되고 일정한 규칙에 의해 인간의 운명과 길흉화복 및 수요장단을 판단하는 기초가 된 것이다. 따라서 자연계의 음양은 일정한 조건에서 서로 대립하면서 계속해서 변화하는 것이다.

2) 음양의 기본변화

(1) 음양의 상호대립(相互對立)

모든 만물은 대립적인 음양의 양면성을 가지고 있다. 가령, 육장육부에서 육장은 음이고, 육부는 양이다. 기혈에서 기는 양이고, 혈은 음에 속한다. 남자는 양이고, 여자는 음이지만 부부 사이에서는 남자가 양중의 음이 되는 경우도 있고, 여자가 음중의 양이 되는 경우도 있다. 낮은 양이고, 밤은 음이지만 사(巳)·오(午)·미(未)시는 양중의 양이고, 신(申)·유(酉)·술(戌)시는 양중의 음이다. 또한, 밤에서의 초저녁(申·酉·戌시)에는 음중의 양이고 한밤중(亥·子·丑시)에는 음중의 음이다. 이같이 음양은 모순된 양면성을 가지고 있지만, 음양의 상호대립은 천지 만물의 음양 속성을 대표한다. 가령, 사주 십이지에서 子·午, 丑·未, 寅·申, 卯·酉, 辰·戌, 巳·亥는 충을 하면서 서로 대립하고 있다. 이것은 음양의 대립이 아니라 양과 양, 음과 음의 대립이므로 충을 하고 있다.

(2) 음양의 상호의존(相互依存)

음양은 상호대립관계에 있지만 서로 의존하면서 조화롭게 하기 때문에 음과 양 중에서 한가지만이 존재할 수 없다. 가령, 활동적인 것은 양에 속하고, 안정적인 것은 음에 속하지만, 활동적인 것이 없으면 안정적인 것을 말할 수 없고, 남자는 양이고, 여자는 음이지만 부부 사이에서 남자나 여자가 없으면 부부라 말할 수 없다. 오장은 음이고, 육부는 양이지만 어느 오장의 기능이 좋지 못하면 그에 육부의 기능도 좋지 못하다(五臟不和, 六腑不和). 또 인체의 기능은 양이고, 음식은 음에 속하지만, 음식이 없으면 기능이 상실되고, 인체가 생명활동을 할 수가 없게 되므로 음양은 서로 대립하며 의존하면서 조화롭게 한다. 예컨대 사주 천간에서 갑(甲)의 양목과 기(己)의 음토가 만나면 합이 되면서 양목은 음토를 강하게 해주는데, 甲 일간에 己를 만날 때, 남자 사주라면 아내가 되고, 己 일간에 甲을 만날 때, 여자 사주라면 남편이 된다. 이렇듯 사주에서도 음양은 서로 의존하면서 조화롭게 하는 것이다.

(3) 음양의 상호소장(相互消長)

음양이 서로 대립하고 의존하면서 조화롭게 한다는 것은 끊임없이 없어지고 길러지는 운동변화를 한다는 것이다. 가령, 사계절의 변화에서 겨울(亥·子·丑)에서 봄(寅·卯·辰)과 여름(巳·午·未)으로 계절이 바뀌는 것은 추위가 점차로 더위로 변화하는 과정에서 음이 사라지고 양이 성장(成長)하기 때문이며, 여름(巳·午·未)에서 가을(申·酉·戌)과 겨울(亥·子·丑)로 계절이 바뀌는 것은 더위가 점차로 추위로 변화하는 과정에서 양이 소멸(消滅)되고, 음이 성장하기 때문이다. 장부의 각종 기능은 양에 속하므로, 그 기능이 활동하려면 음에 속하는 음식을 소화해야 하는데, 이 과정에서 양이 장(長)하고 음이 소멸하기 때문이다. 이러한 신진대사도 일정한 에너지가 소모되는데 이것은 음이 장하고 양이 소멸하는 과정이다. 음양의 상호소장활동이 정상적인 상태라면 장부의 음양을 조화롭게 하여 건강하지만, 상호소장활동이 비정상적인 상태라면 음양의 부조화로 질병이 생기게 된다. 가령, 사주 천간에서 계수(癸)는 음 중의 음이면서 신장에 속하고, 을(乙)목은 음 중의 양이면서 간장에 속하는데 신장은 자신의 수가 부족해도 목의 간장을 도와준다. 사주 십이지에서 음 중의 음인 해(亥)수가 음 중의 양인 묘(卯)목을 만나면 해(亥)수는 자신을 버리고 목을 도와준다. 이것이 수생목(水生木) 즉, 음양이 상생하는 소장운동의 원리이다.

(4) 음양의 상호전화(相互轉化)

천지 만물의 음양은 일정한 어느 단계에 이르면 상반된 물질로 바뀔 수 있다. 가령, 아이스 팩도 일정한 단계에 이르면 뜨거움을 느끼게 되는데 이런 현상은 음이 양으로 전화됨을 말한다. 일반적인 사주에서 여름(巳·午·未)에 태어나면 대체로 장부는 열증으로 타고나는데 질병의 진행과정에서는 한증으로 전화될 수 있고, 양증과 음증 사이에 음양의 상호전화는 언제든 일어날 수 있다. 가령, 사기가 인체에 침입하면 손발에 열이 나고, 얼굴이 붉어지는데 그러다가 병세가 심해지면 얼굴이 창백해지고 손발이 차가워진다. 이런 증상은 양에서 음으로 전화된 것이다. 사주 천간에서 양의 무(戊)토와 음의 계(癸)수가 만나면 화(火)로 전화된다. 이것이 음양의 상호전화운동이다.

2. 오행학설(五行學說)

1) 오행의 개념

오행에서 오(五)는 목(木)·화(火)·토(土)·금(金)·수(水)의 물질을 말하고, 행(行)이란 움직인다는 뜻으로 운(運)을 말한다. 고대의 선현들은 오행속성을 근거로 인체의 병리와 생리, 기후환경과의 상호관계를 밝히고 음양·한열·허실·표리 등을 변별하여 질병에 대처하였다. 오행설은 고대인의 자연과학에 의해 즉, 천지 만물은 목·화·토·금·수의 오행의 원소로 구성되었다는 생각에서 나온 것인데, 이 원리를 이용하여 고대 제나라의 상극오행이라는 학설을 필두로 목은 토를 극한다. 화는 금을, 토는 수를, 금은 목을, 수는 화를 극한다는 이론을 추연이란 사람이 주장하였고, 그 이후 목은 화를 생한다, 화는 토를, 토는 금을, 금은 수를, 수는 목을 생한다는 이론을 유향부자가 상생오행을 주장하였다.

이때 천체관측법이 발달하면서 지구를 중앙으로 하여 목성, 화성, 토성, 금성, 수성의 오행을 자연현상에 비유하여 연구 발전시켰다. 그리하여 오행학설은 음양오행학설과 사주명리학의 연구 발전되기까지 중요한 기초적인 연구 자료가 된 것이다.

2) 오행의 기본변화

(1) 오행의 상생(相生)

① 상생의 자연현상

생은 자생과 성장의 뜻을 가지고 있으며 서로 공생관계를 유지함을 말한다. 우주 천체의 자율운동과도 같다. 가령, 목성은 화성을, 화성은 토성을, 토성은 금성을, 금성은 수성을, 수성은 목성을, 태양을 중심으로 당겨주는 자율운동을 말하는 것이다. 이것을 자연현상에 비유하면 다음과 같다.

◎ 목 생 화: 나무는 자신을 태워 불을 만들고
◎ 화 생 토: 태워서 재가 되어 흙을 도우며
◎ 토 생 금: 흙이 다져져서 쇠를 보호하고
◎ 금 생 수: 쇠는 흙에 묻혀 물을 만들어 바위틈으로 물을 흘려보내고
◎ 수 생 목: 물은 나무가 자라도록 영양을 공급한다.

② 간지오행과 장부와의 상생관계

◎ 목(甲·乙·寅·卯)은 간·담에 속하고, 화(丙·丁·巳·午)는 심·소장에 속하므로 간·담은 심·소장의 어미(母)가 되고, 심·소장은 간·담의 자식(子)이 되어 모자 관계가 된다.

◎ 화(丙·丁·巳·午)는 심·소장에 속하고, 土(戊·己·辰·戌·丑·未)는 비·위장에 속하므로 심·소장은 비·위장의 어미가 되고, 비·위장은 심·소장의 자식이 되어 모자 관계가 된다.

◎ 土(戊·己·辰·戌·丑·未)는 비·위장에 속하고, 금(庚·辛·申·酉)은 폐·대장에 속하므로 비·위장은 폐·대장의 어미가 되고, 폐·대장은 비·위장의 자식이 되어 모자 관계가 된다.

◎ 금(庚·辛·申·酉)은 폐·대장에 속하고, 수(壬·癸·亥·子)는 신·방광에 속하므로 폐·대장은 신·방광의 어미가 되고, 신·방광은 폐·대장의 자식이 되어 모자 관계가 된다.

◎ 수(水: 壬·癸·亥·子)는 신·방광에 속하고, 목(甲·乙·寅·卯)은 간·담에 속하므로 신·방광은 간·담의 어미가 되고, 간·담은 신·방광의 자식이 되어 모자 관계가 되는 것이다.

(2) 오행의 상극

'극(剋)' 은 '능히 이긴다.' 의 뜻이므로 억제와 제약한다는 뜻이다. 이 말은 단순히 억압하는 것이 아니라 제어함으로써 균형을 도모한다는 의미가 있다. 목(木)은 토(土)를, 화(火)는 금(金)을, 토(土)는 수(水)를, 금(金)은 목(木)을, 수(水)는 화(火)를 극한다.

◎ 목 극 토: 토는 목에 극을 받으면서 금을 도와주며
◎ 토 극 수: 수는 토에 극을 받으면서 목을 도와주고
◎ 수 극 화: 화는 수에 극을 받으면서 토를 도와주고
◎ 화 극 금: 금은 화에 극을 받으면서 수를 도와주며
◎ 금 극 목: 목은 금에 극을 받으면서 화를 도와준다.

① 천간의 상·충·극

◎ 갑(甲)의 양목은 무(戊)의 양토와 극을 하나 갑(甲)의 양목은 기(己)의 음토와 천간 합이 되어 토의 기운이 강해진다.

◎ 을(乙)의 음목은 무(戊)의 양토와 목 극토에 관계이긴 하지만 을(乙)의 음목이 무(戊)의 양토를 극하기는 어렵다. 을(乙)의 음목과 경(庚)의 양금은 천간 합이 되어 금의 기운이 강해진다. 을(乙)의 음목은 기(己)의 음토를 극하고 있다.

◎ 병(丙)의 양화는 경(庚)의 양금을 극하나 병(丙)의 양화는 신(辛)의 음금과 천간 합이 되어 수의 기운이 강해진다.

◎ 정(丁)의 음화는 경(庚)의 양금과 화극금에 관계이긴 하지만 정(丁)의 음화가 경(庚)의 양금을 극하기는 힘들어 보인다. 정(丁)의 음화는 신(辛)의 음금을 극하고 있다.

◎ 무(戊)의 양토는 임(壬)의 양수와 극을 하나 무(戊)의 양토는 계(癸)의 음수와 천간 합이 되어 화의 기운이 강해진다.

◎ 기(己)의 음토는 임(壬)의 양수와 토극수에 관계이긴 하지만 기(己)의 음토가 임(壬)의 양수를 극하기는 힘들다. 기(己)의 음토는 계(癸)의 음수와 극하고 있다.

◎ 경(庚)의 양금은 갑(甲)의 양목을 극하나 경(庚)의 양금은 을(乙)의 음목과 천간 합이 되어 금의 기운이 강해진다.

◎ 신(辛)의 음금은 갑(甲)의 양목을 금극목에 관계이긴 하지만 신(辛)의 음금이 갑(甲)의 양목을 극하기는 힘들어 보인다. 신(辛)의 음금은 을(乙)의 음목과 극하고 있다.

◎ 임(壬)의 양수는 병(丙)의 양화와 극하나 임(壬)의 양수는 정(丁)의 음화와 천간 합이 되어 목의 기운이 강해진다.

◎ 계(癸)의 음수는 병(丙)의 양화와 극하나 계(癸)의 음수가 병(丙)의 양화를 극하기는 힘들다. 계(癸)의 음수는 정(丁)의 음화와 극하고 있다.

◎ 천간의 상충·극도표

	상충극	
천간	甲	戊
	乙	己
	丙	庚
	丁	辛
	戊	壬
	己	癸
	庚	甲
	辛	乙
	壬	丙
	癸	丁

②십이지의 상충·극

지지의 충을 칠충(七沖)이라고 한다. '충' 이란 부딪쳐서 깨진다는 뜻도 내포하고 있지만 부딪쳐서 비워진다는 뜻도 있다. 자(子)의 양수·오(午)의 양화, 축(丑)의 음토·미(未)의 음토, 인(寅)의 양목·신(申)의 양금, 묘(卯)의 음목·유(酉)의 음금, 진(辰)의 양토·술(戌)의 양토, 사(巳)의 음화·해(亥)의 음수는 서로 대립하면서 충하고 있다.

◎ 십이지 상충·극도표

	상충극	
십이지	子	午
	丑	未
	寅	申
	卯	酉
	辰	戌
	巳	亥

◎ 천간의 충·극은 사주를 풀이할 때, 작용력이 떨어지기는 하나 참고자료로 반드시 알아둘 필요가 있다. 천간 합과 지지 충은 매우 중요하다.

(3) 오행의 상승(相乘)

승(乘)이란 자신이 극하는 상대가 약해짐을 틈타서 지나치게 억제한다는 뜻이다. 목은 토를, 화는 금을, 토는 수를, 금은 목을, 수는 화를 승한다.

◎ 목 승 토: 목은 토를 승하면서 토를 극하고,
◎ 토 승 수: 토는 수를 승하면서 수를 극하며,
◎ 수 승 화: 수는 화를 승하면서 화를 극하고,
◎ 화 승 금: 화는 금을 승하면서 금을 극하며,
◎ 금 승 목: 금은 목을 승하면서 목을 극한다.

정상적인 상태에서 심화는 폐 금을 억제하는 작용을 하지만 심화가 태과하여 지나치게 폐 금을 억제하면 폐 금이 영향을 받게 된다.
또한, 폐 금이 지나치게 불급하면 태과하지 않은 심화라도 폐 금이 영향을 받게 된다. 가령, '을(乙)년 금기가 불급한 한해에 운기의 경우, 여섯 '乙' 년(乙丑·乙卯·乙巳·乙未·乙酉·乙亥)을 말하는데 금기가 불급함에 화가 승(乘)하고, 염화가 이에 행하므로 가슴이 답답하고 괴로우며 코가 막히고 재채기를 하는 것이다. 금이 화의 사기를 받으므로 이런 병이 된다. 또한, 목기가 성하고 금기가 부족하므로 생기가 작용하여 만물이 무성해 지고 화기가 홀로 왕 함에 건조하고 더운 기가 이에 행한다. 이것이 오행의 상승작용이다.

(4) 오행의 상모(相侮)

'모(侮)' 란 '업신여기다' 의 뜻으로 힘을 믿고 약한 것을 업신여기고 괴롭혀온 것을 오히려 극한다는 뜻이다. 즉, 자신을 극하던 상대가 약해짐을 틈타서 보복한다는 뜻이다. 토는 목을, 수는 토를, 화는 수를, 금은 화를, 목은 금을 상모한다.

◎ 토 모 목: 토는 목을 상모하면서 금을 생하여 목을 극하고,
◎ 수 모 토: 수는 토를 상모하면서 목을 생하여 토를 극하며,
◎ 화 모 수: 화는 수를 상모하면서 토를 생하여 수를 극하고,
◎ 금 모 화: 금은 화를 상모하면서 수를 생하여 화를 극하며,
◎ 목 모 금: 목은 금을 상모하면서 화를 생하여 금을 극한다.

폐 금은 간목을 억제하는 정상적인 관계에서 폐 금이 지나치게 불급하거나, 간목이 지나치게 태과하면 폐 금이 영향을 받게 된다. 물론 금기가 부족하면 화극금과 화승금은 정상적인 관계에서 영향을 받지만, 상모는 간목이 평소 자신이 이기지 못하던 금기의 불급한 틈을 타서 기습적으로 침습하므로 폐금의 영향을 주는 것이다.
장개빈은 "목기가 성하고 금기가 부족하므로 생기가 작용하여 만물이 무성해 지고 화기가 홀로 왕 함에 건조하고 더운 기가 이에 행한다." 고 하여 화기가 왕성하다는 것은 목기의 도움을 받기 때문이며 그러면서 목기는 평소 자신이 이기지 못하던 금기를 보복하는 것이다. 이것이 오행의 상모작용이다.

(5) 오행의 생극제화(生尅制化)

① 오행의 생극제화

오행의 상생과 상극으로 인해 너무 태과하거나 불급하면 제화작용을 통해 균형을 맞춘다는 뜻이다. 가령, 목이 너무 많으면 화로서 목 생화하여 설기시켜 균형을 맞춰야 하고, 화가 너

무 부족하여 설기하지 못하면 금으로 제어해야 한다는 뜻을 내포하고 있다. 그러므로 생극 관계에 오행이라 하더라도 한쪽으로 치우쳐 너무 많으면 오히려 감당하지 못해 피해를 당하는 자연현상은 다음과 같다.

◎ 나무(木)가 너무 많으면 불이 꺼지고 도끼가 상한다.
◎ 불(火)이 너무 많으면 흙이 타버리고 물이 졸여진다.
◎ 흙(土)이 너무 많으면 쇠가 묻히고 나무도 묻힌다.
◎ 쇠붙이(金)가 너무 많으면 깨끗한 물을 얻지 못하고 불이 꺼진다.
◎ 물(水)이 너무 많으면 나무가 썩고 흙이 쓸려 내려간다.

② 오행의 상생제화

상생의 관계에서는 나를 낳아준 오행이 부모가 되는데 부모가 자식을 많이 낳아 뒷바라지 하느라 쇠약해져 피해를 보는 자연현상은 다음과 같다.

◎ 나무(木)가 너무 많으면 물이 마른다.
◎ 불(火)이 너무 많으면 나무가 시들해진다.
◎ 흙(土)이 너무 많으면 불이 약해진다.
◎ 쇠붙이(金)가 너무 많으면 땅(土)이 갈라진다.
◎ 물(水)이 너무 많으면 쇠붙이(金)가 녹이 슨다.

③ 오행의 상생강약제화

◎ 나무(木)가 잘 자라고 있는데 강한 불을 만나면 잘 자라지 못한다.
◎ 불(火)이 잘 타고 있는데 강한 흙을 만나면 불빛이 흐려진다.
◎ 흙(土)이 단단한데 강한 금을 만나면 단단함을 잃는다.
◎ 쇠붙이(金)가 강한 물을 만나면 쇠붙이가 약해진다.

◎ 물(水)이 잘 흐르고 있는데 큰 나무를 만나면 물의 기세가 떨어진다.

◎ 나무(木)가 약한데 쇠붙이를 만나면 나무가 꺾인다.

◎ 불(火)이 약한데 물을 만나면 불이 꺼진다.

◎ 흙(土)이 약한데 나무를 만나면 땅이 갈라진다.

◎ 쇠붙이(金)가 약한데 불을 만나면 쇠붙이가 녹아 버린다.

◎ 물(水)이 약한데 흙(土)을 만나면 물이 힘을 잃는다.

이상과 같이 오행의 상생·상극·상승·상모·생극제화작용 등은 천지 만물의 다양한 변화작용을 설명한 것이다. 이들 오행의 변화는 간지오행에 조직적으로 분포하여 인간에게 질병은 물론 길흉화복과 수요장단이 모두 들어 있다.

인간은 한해와 하루하루, 한 달, 두 달, 그리하여 계절이 바뀌면서 삶을 살아가는 동안에 찾아오는 인생의 변화 속에서 때론 즐겁기도 하고 고통스럽기도 하고, 때론 당황스럽기도 한, 많은 일을 겪어가며 살아가고 있다. 이것을 일러 인간은 한 치 앞을 내다볼 수 없는 것이므로 숙명과 운명이라 말한다. 그러나 이런 일들은 알고 보면 음양오행에 작용이다. 그러므로 오행의 성질과 음양의 기질을 충분히 이해해야 하며 또한 음양오행을 합친 성질과 기질에 의한 생성, 변화 등을 관찰하고 숙지해야 사주풀이가 쉽다.

우주 만물의 변화 작용에 따라 인간에게 길흉화복의 변화가 생기게 되며 용신을 잡을 때도 음양오행의 작용을 잘 이해하여야 정확히 용신을 잡을 수 있게 된다. 용신을 정확히 잡아야 미래를 예측할 수 있다. 아울러 간지오행에 의한 사주명리학은 바로 음양오행의 진리에 근거하여 인생의 현상과 미래의 예측까지도 추론할 수 있는 것은 대우주의 순환운동변화에 따라 결정된다는 사실을 밝힌 것이다.

3. 음양오행학설(陰陽五行學說)

음양학설은 고대 동양철학의 이론으로 고대인들이 자연계에 사물의 성질, 특징 및 변화 규율을 이해하고 인식하는 방법으로 생활에 활용되었다.

「소문 · 음양응상대론」에서 명대(明代)의 명의인 장개빈(張介賓)은 음양오행을 다음과 같이 설명하였다. " '도' 란 음양의 이치이다. '음양' 이란 하나인 태극이 둘로 나뉜 것이다. 태극이 동하면 양을 낳고, 정하면 음을 낳으며 천은 동하여 생겨나고, 지는 정하여 생겨난 것이므로 음양은 천지의 도가 된다. 물(物)은 크고 작은 것이 없고 이로 말미암지 않은 것이 없으므로 만물의 망기가 된다.《천원기대론》에서 이르길 '물' 이 생하는 것을 '화' 라 하고 물이 극(極)에 이른 것을 '변(變)' 이라 한다. 《주역》에 이르길 천에 있어 상을 이룬 것이고, 지에 있어 형을 이룬 것이며 변화를 보이는 것이다. 《주자》에 이르길 '변' 이란 점진적으로 화하는 것이고 '화(化)' 란 변이 이루어짐이다. 음은 변하여 양이 되고 양은 화하여 음이 된다. 그러나 변·화가 비록 많다 하더라도 음양이 아니면 낳아 줄 수 없으므로 '부모' 라 한 것이다. '생살' 은 도이고 음양이 그치면 양이 오면서 물을 낳고 양이 떠나면 물이 죽는다." 고 하였다.

'사시(四時)' 란 춘 · 하 · 추 · 동이다. '오행' 이란 목 · 화 · 토 · 금 · 수이다. 이를 합쳐서 말하길 봄은 목에 속하면서 생을 주관하고 그 풍으로 화하며 여름은 화에 속하면서 길러줌을 주관하고, 그 더운 것으로 화(化)하며, 장마철(장하)은 토에 속하면서 화(火)를 주관하고, 습한 것으로 화하며, 가을은 금에 속하면서 거둠을 주관하고, 건조함으로 화하며, 겨울은 수에 속하면서 저장하는 것을 주관하고, 추운 것으로 화한다. 오행은 각기 하나씩인데 오직 화(火)만이 '군화(君火) · 상화(相火)' 의 구분이 있다. 이 말은 '한(寒) · 서(暑) · 조(燥) · 습(濕) · 풍(風)' 이란 바로 오행이 화함이고 이것이 육기를 낳는다.

「소문 · 오운행대론」에서 황제가 " '한 · 서 · 조 · 습 · 풍 · 화' 의 육기가 인체에 배합되면 어찌 되고 만물에 대해서는 어떻게 생화하는가?(帝曰: 寒暑燥濕風火, 在人合之奈何? 其於萬物何以生化?)" 기백이 대답하기를 "육기는 하늘에 있어서는 오묘하고 심오한 변화의 원동력이고 인간에게 있어서는 삶의 이치이며 땅에 있어서는 만물을 화생합니다. 화생이란 오미를 생하고 삶의 이치란 지혜를 생하며 오묘하고 심오한 변화의 원동력은 예측할 수 없는 음양오행의 변화를 생합니다(其在天爲玄, 在人爲道, 在地爲化. 化生五味, 道生智, 玄生神, 化生氣)." 고 하여 다음과 같이 설명하였다.

◎ 봄(동방)은 풍기를 생하고 풍기는 목을 생하며 목은 신맛을 생성하고 신맛은 간을 생하

고 간은 근을 생하며 근은 심을 생한다(목생화: 東方生風, 風生木, 木生酸, 酸生肝, 肝生筋, 筋生心). 간의 정지는 노여움이다. 노여움이 지나치면 간을 손상시키는데 슬픔으로 노여움을 억누르고, 지나친 풍기는 간을 손상시키는데 가을에 조기가 풍기를 억누르며 지나친 신맛은 근을 손상시키는데 매운맛은 신맛을 억제한다(금극목: 其志爲怒. 怒傷肝, 悲勝怒; 風傷肝, 燥勝風; 酸傷筋, 辛勝酸).

◎ 여름(남방)은 열기를 생하고 열기는 화를 생하며 화는 쓴맛을 생성하고 쓴맛은 혈을 생하고 혈은 비를 생한다(화생토: 南方生熱, 熱生火, 火生苦, 苦生心, 心生血, 血生脾). 심의 정지는 기쁨이다. 기쁨이 지나치면 심을 손상시키는데 두려움으로 기쁨을 억누르고, 열기는 기를 손상시키는데 찬 한기로 열기를 억누르며 지나친 쓴맛도 기를 손상시키는데 짠맛은 쓴맛을 억제한다(수극화: 其志爲喜. 喜傷心, 恐勝喜; 熱傷氣, 寒勝熱; 苦傷氣, 鹹勝苦).

◎ 장마철(중앙)은 습기를 생하고 습기는 토를 생하며 토는 단맛을 생성하고 단맛은 비를 생하고 비는 기육을 생하며 기육은 폐를 생한다(토생금: 中央生濕, 濕生土, 土生甘, 甘生脾, 脾生肉, 肉生肺).

비의 정지는 생각함이다. 생각함이 지나치면 비를 손상시키는데 노여움으로 생각함을 억누르고, 습기는 기육을 손상시키는데 풍기로 습기를 제거하고 지나친 단맛은 비를 손상시키는데 신맛이 단맛을 억제한다(목극토: 其志爲思. 思傷脾, 怒勝思; 濕傷肉, 風勝濕; 甘傷脾, 酸勝甘).

◎ 가을(서방)은 조기를 생하고 조기는 금을 생하며 금은 매운맛을 생성하고 매운맛은 폐를 생하고 폐는 피모를 생하며 피모는 신을 생한다(금생수: 西方生燥, 燥生金, 金生辛, 辛生肺, 肺生皮毛, 皮毛生腎). 폐의 정지는 근심함이다. 지나친 근심은 폐를 손상시키는데 기쁨으로 근심을 억누르고, 열기는 피모를 손상시키는데 한기로 열기를 억누르며 매운맛은 피모를 손상시키는데 쓴맛이 매운맛을 억제한다(화극금: 其志爲憂. 憂傷肺, 喜勝憂; 熱傷皮毛, 寒勝熱; 辛傷皮毛, 苦勝辛).

◎ 겨울(북방)은 한기를 생하고 한기는 수를 생하며 수는 짠맛을 생성하고 짠맛은 신을 생하고 신은 골수를 생성하며 골수는 간을 생한다(수생목: 北方生寒, 寒生水, 水生鹹, 鹹生腎, 腎生骨髓, 髓生肝). 신의 정지는 두려움이다. 지나친 두려움은 신을 손상시키는데 생각함은 두려움을 억누르고 조기는 한기를 억누르며 단맛이 짠맛을 억제한다(토극수: 其志爲恐. 恐傷腎, 思勝恐; 寒傷血, 燥勝寒; 鹹傷血, 甘勝鹹).

이처럼 기후의 오기는 번갈아가며 먼저 이르는 바가 있는데 이것이 간지오행의 바르게 작용하면 정기가 되고 바르게 작용하지 않으면 사기가 된다. 간지오행이 기후와 부합되면 질병이 경미하고 부합되지 않으면 질병이 심해지는 것이다. 가령, 오운육기가 주관하는 한해에 어느 오행의 기가 너무 많으면 평소 자신이 이기는 기(상극)와 평소 자신이 이기지 못하는 기(상모)도 억제하게 되고 너무 부족하면 평소 자신이 이기지 못하는 기에 의해 사기가 침입하고 평소 자신이 이기던 기도 업신여기다가 도리어 사기의 침입을 받게 되는데 이것은 간지오행에서 그 오행이 부족하여 정상적인 억제가 이루어지지 않아 질병이 발생하는 것이다. 모든 천지 만물은 음양오행으로 이루어지지 않는 것이 없으며 천·지·인은 음양오행의 의해 존재한다. 천이 사시오행을 두어 '생·장·수·장' 하여 '한·서·조·습·풍·화' 를 만들고 사람이 장부를 두어 천의 육기와 오지로 인해 '희·노·우·사·비·공·경' 의 칠정을 만드는 것은 모두 음중에는 반드시 양이 있고(重陰必陽), 양중에는 반드시 음이 있다(重陽必陰).고 하여 음양오행의 변화에 의해 일어나는 현상을 말한 것이다. 그러므로 사람의 생사 즉, 질병을 예방하고 치유함에 '음양' 이 근본(生殺之本始, 治病必求於本)임을 천명한 것이다.

《주역·계사상전》에 "사람은 우주의 근본인 음양의 원리를 체득함에 천지와 나란히 하는 지위를 얻는다." 고 하였는데 천지와 나란히 하는 직위를 얻음이란 그 음양에 법칙을 내 것으로 응하면 끊임없는 변화 속에서도 스스로의 운명을 개척해 갈 수 있다는 것이다.

음양오행학설은 지금으로부터 2,500여 년 전 춘추전국시대에 이르러 자연계의 현상을 이해하고 해석하는 데 널리 이용되었으며 고대 동양의학의 영역과 철학 사상에 깊은 영향을 미쳤다. 음양오행학설은 음양학설과 오행학설로 나누어진다.

음양학설은 고대인들이 생업에 종사하면서 천지 만물의 성질을 음양으로 나누어지고, 음양의 관계에서는 상호대립·상호의존·상호소장·상호전화하는 관계임을 밝혔다.

오행학설은 자연계의 원자론이다. 천지 만물은 오행(목·화·토·금·수)의 운동변화로 구성되어 있고, 상생·상극·상승·상모·생극제화의 관계를 맺고 있다. 그리하여 음양과 오행학설이 합쳐지면서 연구 발전되어 음양오행학설은 드디어 철학과 의학적 체계를 갖추게 되고 이것이 사람의 질병은 물론 길흉화복과 수요장단의 운명을 예측하는 사주와 한의학의 기본 이론으로 연구 발전하게 된다.

제4장
사주명리의 기본이론

1. 간지의 음양오행

1) 천간(天干)과 지지(地支)

(1) 천간

'간(干)' 이란 '한개, 방패' 라는 뜻이 있는데 고대인들은 태양이 뜨고 지는 것을 하루, 즉 일천이라 하여 천간이라 부르게 된 것이다. 천간은 하늘의 음양오행물질로서 공기 중에 떠 있는 음양오행의 기를 말하는데, 음기는 한·수·습토·조금이고, 양기는 풍목·서화·상화이다. 이를 통틀어 양기라 하며 '천간의 기' 라 한다.

◎ 천간은 십간이라고 한다.

천간	甲	乙	丙	丁	戊	己	庚	辛	壬	癸
음양	양	음	양	음	양	음	양	음	양	음
오행	목		화		토		금		수	
계절	봄		여름		환절기		가을		겨울	

(2) 지지

'지(支)' 란 '가지, 지탱' 의 뜻이 있는데 땅(地)이 되니 고대인들은 달이 차고지는 것을 지(支)를 사용하여 한 달, 즉 지지라 하였다. 지지는 땅의 음양오행물질로서 물질화된 것을 말하는데 땅의 음양오행의 형체의 기는 목(木)·화(火)·토(土)·금(金)·수(水)이다. 이것은 하늘의 육기인 풍(風)·한(寒)·서(暑)·습(濕)·조(燥)·화(火)에 양기를 받아 생육된 현상을 말한다.

◎ 지지는 12지라고도 한다.

지지	子	丑	寅	卯	辰	巳	午	未	申	酉	戌	亥
음양	양	음	양	음	양	음	양	음	양	음	양	음
오행	수	토	목		토	화		토	금		토	수
계절	겨울		봄			여름			가을			겨울

(3) 간지(干支)

간지는 천간과 지지의 약칭으로 고대인들이 연월일시와 사계절을 계산하던 부호이다. 간지를 사용하여 하루에서 열흘까지를 기록하였다. 간지는 만물이 생(生)·장(長)·수(收)·장(藏)·멸(滅)한다는 것과 다시 시작한다는 뜻을 내포하고 있다.

◎ 음양오행의 특성

음양오행	양(天干)	음(地支)
목	기가 발생하는 풍기	나무(식물)
화	가시광선, 화기	불, 불덩이
토	흙먼지, 황사	땅
금	산화현상, 건조한 기	철광석
수	수증기, 구름, 습한 기	물, 어름

2) 간지오행의 형상과 자연의 비유

(1) 천간의 형상

천간의 음양오행을 태양계를 중심으로 우주의 법칙을 자연과학에 접목시켜 비유적으로 말한 것이다.

◎ 甲양목: 큰 나무, 두꺼운 껍질에서 나온 새싹.
◎ 乙음목: 큰 나무 밑에 자생하는 음지 식물, 연약한 새싹.
◎ 丙양화: 뜨겁고, 강렬한 태양과 같은 불을 상징.
◎ 丁음화: 모닥불, 은은한 불.
◎ 戊양토: 딱딱한 땅, 벌판, 만물의 성장.
◎ 己음토: 밭, 논, 만물의 성숙.
◎ 庚양금: 큰 바위, 철광석, 열매 맺음.
◎ 辛음금: 보석, 모체에서 떨어짐.
◎ 壬양수: 강, 바다, 생의 마감.
◎ 癸음수: 이슬비, 봄비, 봄을 기다림

(2) 천간 글자의 의미

황제내경을 비롯하여 고문헌에 기록된 고대인의 농경 생활을 통해서 얻은 자연현상과 간지 글자의 의미를 살펴보기로 하자.

◎ 甲(莢): '협(莢)'은 '콩깍지, 콩꼬투리'란 뜻으로 콩깍지에서 생기가 발동하여 甲시에 딱딱한 나무껍질(出甲於甲)을 뚫고 나온 새싹을 의미한다.

◎ 乙(奮): '분(奮)' 은 '성내다' 의 뜻으로 봄의 기운이 가까워 추위를 무릅 쓰고 분발하여 乙시에 땅에서 삐걱거리며 올라오다가(奮軋於乙) 추위에 움츠리는 모습을 본떠서 만든 상형문자로 생장하려는 몸부림을 의미한다.

◎ 丙(炳): 병(炳)은 '밝게 빛난다.' 의 뜻으로 丙시에 태양과 같이 이글거리며 타오르는 불과 같이 밝게 빛남(明炳於丙)이니 양기가 왕성하여 만물이 빛나고 형체가 드러내는 모습을 의미한다.

◎ 丁(壯): 장(壯)은 '씩씩하다' 는 뜻으로 만물이 씩씩하고 굳세며 丁시에 왕성(大盛於丁)함이니, 어린싹이 은은한 불과 같이 부단히 노력하여 굳세게 성장하려는 모습을 의미한다.

◎ 戊(茂): 무(茂: 楙)는 '풍성(豊盛)하다, 무성(茂盛)하다' 의 뜻으로, 본래는 무(戊)자를 무(茂)라 읽었다. 만물이 무성함이니 戊시에 풍성하고 무성(豊楙於戊)하여 사물이 날로 번창하는 형태를 의미한다.

◎ 己(紀): 기(紀)는 '벼리, 기강' 의 뜻으로, 기(己)는 일어남(起)이고 중앙인 기(己)에서 다스림에 기강을 바로 잡음(理紀於己)이며 꽃을 머금어 이삭을 토해 내는 것과 같이 억눌려 구부러진 상태에서 일어남과 같으니 만물을 성숙하게 함을 의미한다.

◎ 庚(更): 갱(更)은 '바뀐다.' 의 뜻으로, 만물이 무성해 짐으로부터 바뀜을 뜻하니 庚시에는 견고하고 단단한 열매가 성장을 멈추고 양기가 시들어져서 거두어들이는 것으로 바뀜(斂更於庚)을 뜻하며 만물이 무성함으로부터 바뀌어 잎이 시들어 떨어짐으로 만물이 모두 숙연해지는 것을 의미한다.

◎ 辛(新): 신(新)은 '새롭다' 의 뜻으로 『이아(爾雅)』에서 "辛은 새로움이다(辛, 新也)."

라 했고 만물이 모두 숙연히 무성해 짐으로부터 바뀌고 辛시에 모두 새로워진다(悉新於辛)고 했으니 모체와 분리되어 고통스러움을 지나 새롭게 성숙해짐을 의미한다.

◎ 壬(姙): 임(姙)은 '잉태(孕胎)하다' 의 뜻으로 壬시에 임신함(懷姙於壬)이니 그 시기에 이미 음양이 교합하여 만물이 아래로 잉태(懷姙於下)되어 길러지기 시작됨을 의미한다.

◎ 癸(揆): 규(揆)는 '헤아림' 의 뜻으로 만물을 헤아릴 수 있음을 의미하며 癸시에 만물을 펼쳐 헤아림(陳揆於癸)이라 하였으니 만물이 음중지음의 시들어 있는 상태에서 점차로 양기가 동하여 그 아래에서 임신하여 싹을 내림으로 새로운 생명이 시작되어 봄을 기다림을 의미한다.

(3) 지지의 형상

◎ 子수: 양기의 태동, 정액, 맑은 물.
◎ 丑토: 얼어있는 땅, 수분을 많이 품고 있는 땅.
◎ 寅목: 질기고 튼튼한 나무, 큰 나무.
◎ 卯목: 묘목, 화초와 같은 식물.
◎ 辰토: 식물을 재배할 수 있는 좋은 토양, 습기가 많은 흙.
◎ 巳화: 불덩어리, 뜨겁게 타오르는 불.
◎ 午화: 뜨겁고 은은한 열기.
◎ 未토: 뜨거운 흙, 마른 흙.
◎ 申금: 큰 바위, 철광석.
◎ 酉금: 금은보석.
◎ 戌토: 농사가 끝남, 건조한 땅.
◎ 亥수: 깨끗한 물, 투명하고 맑은 물.

(4) 지지글자의 의미

◎ 子(滋) : 자(滋)는 '번식하다' 의 뜻으로 자(子)에서 낳아 풀이나 나무에서 싹튼다(滋萌于子)의 뜻이니 아기가 잉태됨을 의미한다.

◎ 丑(紐) : 유(紐)는 '끈, 맺는다.' 의 뜻으로 자(子)에서 낳아 싹이 튼 것을 축(丑)에서 도와주어 싹을 키운다(紐牙于丑)의 뜻이니 귀중한 생명체를 끈으로 감싸 안음을 의미한다.

◎ 寅(螾) : 인(螾)은 '지렁이' 의 뜻으로 만물이 생겨나는 것이 마치 지렁이가 꿈틀거리며 기어오르는 것과 같다(萬物始生, 螾然也)의 뜻이니 양기가 땅에서 올라오는 것이 같으니 동쪽에서 해가 떠오름을 의미한다.

◎ 卯(茂) : 무(茂)는 '무성(茂盛)하다' 의 뜻으로 만물이 무성해 짐을 말한다(言萬物茂也)의 뜻이니 만물이 땅 위로 올라와 퍼지면서 생기가 넘침을 의미한다.

◎ 辰(蜄) : 진(蜄)은 '진동함' 의 뜻으로 만물이 진동한다(萬物之蜄也)의 뜻이니 만물이 기지개를 펴고 활동을 시작하니 성장함을 의미한다.

◎ 巳(已) : 이(已)는 '이미, 그치다' 의 뜻으로 양기가 이미 극에 달한 것이다.
(陽氣之已盡)의 뜻이니 지상의 열기가 끓어오르므로 양기가 소진됨을 의미한다.

◎ 午(交) : 교(交)는 '주고받음' 의 뜻으로 음기가 왕성해지고 양기가 쇠약해지면서 음과 양이 서로 교대하는 것을 오(午)라 한다(陰陽交日午)의 뜻이니 본래 오(午)화는 양화이나 양화의 기운이 쇠해지고 음화가 왕성해 짐을 의미한다.

◎ 未(味) : 미(味)는 '맛보다' 의 뜻으로 만물이 모두 열매를 맺고 익어 자양해 줌이 맛이 있음이다(萬物皆成有滋味也)의 뜻이니 열매를 맺게 해 준 양기가 쇠진해지므로 서서히 단풍잎이 물들기 시작했음을 의미한다.

◎ 申(賊) : 적(賊)은 '해치다, 상하게 한다.' 의 뜻으로 음기가 강하여 일을 일으켜 만물을 해침이다(陰用事, 申賊萬物)의 뜻이니 만물의 성장을 억제하여 영양분을 축적하기 위한 것임을 의미한다.

◎ 酉(老) : 노(老)는 '늙다, 쇠하다, 쉬다' 의 뜻으로 만물이 노쇠함이다(萬物之老也)의 뜻이니 만물이 열매 맺음을 완료하고 쉼을 의미한다.

◎ 戌(滅) : 멸(滅)은 '멸하다, 없어지다' 의 뜻으로 만물이 소멸되어 없어짐이다(萬物盡滅)의 뜻이니 만물의 생성일대가 끝났음을 의미한다.

◎ 亥(藏) : 장(藏)은 '저장하다, 숨기다' 의 뜻으로 만물의 양기가 땅속으로 숨음이다(陽氣藏于下)의 뜻이니 만물이 태동하도록 씨앗을 준비하고 있음을 의미한다.

(5) 간지의 기질

① 천간의 기질

◎ 갑(甲)목이란?

甲(莢)은 콩깍지의 뜻으로 딱딱한 나무껍질을 뚫고 나온 새싹을 의미하므로 위로 오르기만 하려는 기질이 있다. 양목성이며 어질고, 청색이며, 동쪽과 신맛, 담낭에 속한다. 인정이 많고, 온순하며, 자존심이 강하다.

갑(甲)목 일간에 인(寅)목이 많거나 없으면 담의 이상이 생기며 담석증·관절염·빈혈·골반통·좌골신경통·두통·황달 등의 질병이 생길 수 있다.

◎ 乙목 : 乙(奮)은 성내다의 뜻으로 봄의 기운이 가까워 추위를 무릎 쓰고, 생장하려는 몸부림을 의미하므로 은근히 강한 기질이 있다. 음목성이며 어질고, 청색이며, 동쪽과 신맛, 간장을 의미한다. 성실한 면과 잔정이 많으며 사람을 잘 사귀고 잘 헤어진다. 작은 일에 다툼이 많다. 차분한 하고, 깔끔하다.

◎ 丙화 : 丙(炳)은 밝게 빛난다는 뜻으로 양기가 왕성하여 만물이 빛나고 형체가 드러내는 모습을 의미하므로 두려움이 없다. '화(火)' 는 불길이 있는 것은 진화이니 태우려는 기질이 있다. 양화성이고 예의를 중시하며, 적색이고, 남쪽과 쓴맛, 소장을 의미한다. 정열적이고 감정의 기복이 심하다. 말을 함부로 하여 후회하기도 하지만 뒤끝은 없다.

◎ 丁화 : 丁(壯)은 씩씩하다는 뜻으로 은은한 불과 같이 부단히 노력하여 굳세게 성장하려는 모습을 의미하고, '화(火)' 는 불길이 있는 것은 진화이니 태우려는 기질이 있지만 애써 드러내지 않으려는 기질도 있다. 음화성이고 예의를 중시하며, 적색이고, 남쪽과 쓴맛, 심장을 의미한다. 마음속에 은근한 불을 가지고 있으므로 야망이 있고, 차분하고 신중한 면이 있다.

◎ 戊토 : 戊(茂)는 풍성하다는 뜻으로, 사물이 날로 번창하는 형태를 의미한다. '土' 는 오행성 중에서 중앙에 위치한 토이고, 金·水·木·火가 이를 의지하므로 거리낌이 있다. 양토성이고 믿음, 황색이고, 중앙과 단맛, 위장을 의미한다. 완벽주의자이며 욕심이 많다.

◎ 己토 : 己(紀)는 기강의 뜻으로, 억눌려 구부러진 상태에서 일어남과 같으니 만물을 성숙하게 하므로 원리원칙을 강조하는 면이 있다. '토' 는 오행성 중에서 중앙에 위치한 토이고, 금·수·목·화가 이를 의지하므로 거리낌이 있다. 음 토성이고 믿음, 황색이고, 중앙과

단맛, 비장을 의미한다. 의심증이 있으며 성실하고 정직한 면이 있다. 감정 기복이 심하다.

◎ 庚금 : 庚(更)은 바뀐다는 뜻으로, 만물이 무성함으로부터 바뀌어 잎이 시들어 떨어짐으로 모두 숙연해짐을 의미한다. '금(金)' 이란 본래 음으로 형성된 물질이지만 그 안에는 양의 정(精)도 가지고 있어 강직한 면이 있다. 양금성이며 의로움, 백색이고 서쪽과 매운맛, 대장을 의미한다. 혁명적인 기질이 강하다. 어떤 일에 있어 아니라고 생각되면 포기가 빠르다.

◎ 辛금 : 辛(新)은 새롭다는 뜻으로 모체와 분리되어 고통스러움을 지나 새롭게 성숙해짐을 의미하므로 날카롭고 예리한 면이 있다. '金' 이란 본래 음으로 형성된 물질이지만 그 안에는 양의 정도 가지고 있지만, 겉으로 드러내지 않는 기질이 있다. 음금성이며 의로움, 백색이고 서쪽과 매운맛, 폐장을 의미한다. 매사에 신중하고 섬세한 면이 있다. 신경이 예민하다.

◎ 壬수 : 壬(姙)은 '잉태하다' 의 뜻으로 음양이 교합하여 만물이 아래로 잉태되어 길러지기 시작됨을 의미한다. '수' 는 아래로 흐르려는 기질이 있으므로 멀리 흐르려면 금의 도움이 필요하지만 흐름에 순종하는 기질도 있다. 양수성이며 지혜로움, 검정색이고, 북쪽과 짠맛, 방광을 의미한다. 새로운 구상과 계획을 세운다.

◎ 癸수 : 癸(揆)는 헤아림의 뜻으로 임신하여 싹을 내림으로 새로운 생명이 시작되어 봄을 기다림을 의미한다. '수' 는 아래로 흐르려는 기질이 있고, 진수이므로 머리 회전이 빠르다. 음수성이며 지혜로움, 검정색이고, 북쪽과 짠맛, 신장을 의미한다. 머리가 상당히 좋으며 남을 이용하려는 심리도 있다.

② 지지의 기질

◎ 子수 : 11월 종자를 의미하며, 겨울 양수이고, 육십갑자 음양도 양수이다. 그러나 子수를 통변 할 때는 음수로 쓴다. 이것은 子(滋)는 '번식하다' 의 뜻이고, 아기가 잉태됨과 정

액을 의미하며 인체에 신장에 속하므로 음수로 쓰는 것이다. 북방, 검정색, 천간은 음수인 癸수에 해당한다.

◎ 丑토 : 12월 丑(紐)토는 맺어짐의 뜻으로 자(子)에서 낳아 귀중한 생명체를 보관하며 봄을 기다리는 겨울철 음토이다. 중앙, 천간은 음토인 己토에 해당되며 황색, 신체로는 비장(췌장)에 속한다.

◎ 寅목 : 1월 寅(螾)은 지렁이의 뜻으로 양기가 땅에서 올라오는 것과 동쪽에서 해가 떠오름이 같으니 봄의 양목이고, 푸른색, 천간은 양목인 甲목에 해당되며 신체로는 담낭에 속한다.

◎ 卯목 : 2월 卯(茂)는 무성하다의 뜻으로 생기가 넘쳐 만물이 무성해 짐을 말하니 봄의 양목이고, 동쪽, 푸른색, 천간은 음목인 乙목에 해당되며 신체로는 간장에 속한다.

◎ 辰토 : 3월 辰(娠)은 진동함의 뜻으로 만물이 활동을 시작하니 성장함이니 봄 양토이고, 중앙, 황색, 천간은 양토인 戊토에 해당되며, 신체로는 위장에 속한다.

◎ 巳화 : 4월 여름의 음화이고, 육십갑자 음양도 음화이다. 巳화를 통변할 때는 양화로 쓴다. 이것은 巳(已)는 그치다의 뜻으로 봄의 양기가 이미 극에 달하여 여름철로 접어들어 여름의 양기로 바뀜을 의미하고 인체에는 소장에 속하므로 양화로 쓰는 것이다. 남쪽, 붉은색, 천간은 양화인 丙화에 속한다.

◎ 午화 : 5월 여름의 양화이고, 육십갑자 음양도 양화이다. 午화를 통변할 때는 음화로 쓴다. 이것은 午(交)는 주고받음의 뜻으로 음과 양이 서로 교대하는 것이니 양화의 기운이 쇠해지고 음화가 왕성해 짐을 의미하며, 인체에는 심장에 속하므로 음화로 쓰는 것이다. 남쪽, 붉은색, 천간은 음화인 丁화에 속한다.

◎ 未토 : 6월 未(味)는 맛보다의 뜻으로 만물이 모두 열매를 맺고 성숙해 짐을 의미하며, 여름철 음토이고, 중앙, 황색, 천간은 음토인 己토에 해당되며, 신체로는 비장(췌장)에 속한다.

◎ 申금 : 7월 申(賊)은 상하게 한다는 뜻으로 만물의 성장을 억제하여 영양분을 축적하기 위한 것임을 의미하며, 가을철 양금이고, 서쪽, 하얀색, 천간은 양금인 庚금에 해당하며 신체로는 대장, 삼초에 속한다.

◎ 酉금 : 8월 酉(老)는 쉼의 뜻으로 만물이 열매 맺음을 마치고, 쉼을 의미하며, 가을철 음금이고, 서쪽, 하얀색, 천간은 음금인 辛금에 해당하며, 신체로는 폐장에 속한다.

◎ 戌토 : 9월 戌(滅)은 없어진다는 뜻으로 만물의 생성일대가 끝났음을 의미하며 가을철 양토이고, 중앙, 황색, 천간은 양토인 戊토에 해당하며 신체로는 위장에 속한다.

◎ 亥수 : 10월 亥수는 겨울철 음수이고 육십갑자 음양도 음수이다. 그러나 亥수를 통변할 때는 양수로 쓴다. 이것은 亥(藏)는 숨긴다는 뜻으로 가을철에서 겨울철로 접어들면서 씨앗을 준비하므로 양기를 숨기고 있음을 의미하며 인체에 방광에 속하므로 양수로 쓰는 것이다. 북방, 검정색, 천간은 양수인 壬수에 해당한다.

제5장
사주명리학의 이해

☞ 입춘(立春)이란?

사주명리학에서의 년·월·일·시는 양력 1월 1일이나 음력 1월 1일이 아니고, 해가 바뀌는 입춘을 기준점으로 잡으며, 월의 기준도 12절기를 기준으로 삼는다. 태양을 중심으로 밤과 낮의 길이가 똑같은 절기는 춘분(春分)과 추분(秋分)이고, 밤의 길이가 가장 긴 절기는 동지(冬至)이고, 낮의 길이가 가장 긴 절기는 하지(夏至)이다. 입춘은 춘분과 동지 사이가 되는 것이다.

☞ 사주팔자(四柱八字)는 미신(迷信)이다?

건물이 지어지면 준공 일자가 있고, 상품이 만들어 지면 제조 일자가 있듯이 사람도 태어난 날이 있는데 그것이 어떻게 미신인가! 사주팔자란 달력과 같다. 사람은 태어나면서 태양계 즉, 우주(宇宙)의 구성원이 되어 우주의 공전은 사람의 일생과 같고, 지구(地球)의 자전은 사람이 생활하는 것과 같은 이치이다. 모든 만물은 각기 음양오행을 지니고 있으며 사람 또한 음양오행을 가지고 사주팔자라는 달력과 대운이라고 하는 운명의 궤도를 타고 살아간다. 사주팔자는 미신이 아니지만, 사주팔자를 잘못 풀이하고 나쁘게 이용하면 미신이라는 말이 나올 수 있다.

☞ 제왕절개를 하면 운을 좋게 타고난다?

자연분만을 하도록 노력해야 하며 아이의 장래를 위해서도, 산모의 건강을 위해서라도 제왕절개는 전혀 바람직하지 않다. 자연의 순리를 역행하는 일이다. 한날한시에 태어난 사람이라면 성격이나 취미 등은 비슷할 수 있다. 세월이 지나, 가령 나이가 50일 때 이미 죽은 사람도 있을 것이고 성공한 사람, 실패한 사람, 부자, 가난한 사람, 등 각기 삶이 달랐을 것이다. 이것은 타고난 사주팔자의 문제가 아니고, 그 사람의 환경, 가족, 대인관계 등의 영향과 본인의 노력 여하에 의해 즉, 인생의 운행을 어떻게 했느냐에 따라 삶이 달라지는 것이다. 제왕절개를 하여 시(時)를 달리 타고난다고 달라질 게 없는 것이며 오히려 산모의 건강만 나빠질 것이다. 이미 사람이 태어날 때 성격이나 재주 등을 타고나는 것이며 그것을 얼마만큼 학습하고 인내하며 노력했느냐에 따라 삶이 달라지기 때문이다.

☞ 이름을 바꾸면(개명) 운이 좋아진다?

이름이란 부르기 좋으면 되는 것이고 특별히 촌스럽지 않고 우스운 이름만 아니면 된다.

부모가 성명학에 대한 이해가 부족하여 타고난 간지오행과 상반되게 이름을 지었다고 하더라도 그렇게 큰 문제는 되지 않는다. 왜냐하면, 그 부모로서는 자식을 사랑하는 마음과 최선을 다한 것이기 때문이다. 그러므로 부모가 지어준 이름이니 고마운 마음으로 열심히 살면 되는 것이다.

이름을 바꾸려고 마음먹은 사람이면 운이 나쁘게 흘러 무척 힘들거나 힘들어지기 시작할 때 이름을 바꾸게 되는데, 어차피 운이 바닥까지 떨어진 상황이라면 이름을 바꾸지 않아도 운이 오를 것이고, 운이 나빠지고 있을 때 이름을 바꾸었다면, 이름을 바꾸어도 운은 나빠진다. 이것은 이미 태어날 때 대운이라고 하는 운에 흐름을 타고 낳기 때문이다.

사람들이 인생을 살다 보면 경제적으로 힘든 시기가 있다. 그래서 사람 나고 돈 낳지 돈 나고 사람 낳느냐는 말도 있다. 다시 말하면 사람 나고 이름을 지었지 이름 짓고 사람이 나온 것이 아니다.

어떤 물건을 만들 때 용도가 반드시 있다. 가령, 책상을 만들어 놓고 의자를 그 책상에 맞게 만들어야지 책상과 같게 만들었다면 책상이지 의자라고 부를 수가 없는 것처럼 사람 또한 책상으로 태어났는지 의자로 태어났는지를 알아서 이름을 지어야 한다는 말이다.

개명할 돈이 있으면 좋은 일에 쓰고, 운이 나쁘고 힘들 때 스스로 노력하는 자세와 마음가짐이 중요한 것임을 명심해야 한다. 사람이 태어났을 때 이름은 음양오행, 용신, 대운의 흐름 등을 고려하여 부르기 좋게 작명하는 것은 필요하다고 생각되지만 이미 불리고 있는 이름을 개명하는 것은 바람직하지 않다고 보는 것이다. 다만 이름에도 명품이 있다. 그것은 태어날 때의 성격이나 진로를 파악하여 그 직업이나 삶에 맞게 이름을 짓는 것이 명품이다.

☞ 사주명리학은 눈치만 보고 말장난만 잘하면 되는 학문이다?

어느 대학에서 연극을 하기 위해 역술인으로 나오는 배우가 점쟁이, 역술인 등을 찾아가서 하는 얘기를 참고로, 젊은 연인이 왔을 때와 중년층, 노년층 등 통계를 내어 실제로 노상에서 사주를 보아주는데 거의 90% 이상이 맞는다고 대답하는 것을 보고 한참을 웃은 일이 있다. 젊은 연인이 왔을 때 눈치로 판단하여 여성이 남성을 더 좋아하는 것 같으면 여성에게 "저 남자가 속 많이 썩이지요? 속도 좋네" 라고 말하니 잘 맞춘다고 좋아하고 70대 노부부가 왔을 때 눈치를 보고 "할아버지! 젊었을 때 여자들한테 인기가 무척 많았지요?" 라고 물어보니까 옆에서 할머니가 "어이구 저 인간 여자가 친구가 많았구 말구." 하신다.

이런 정도는 눈치만 봐도 알 수 있는 것이며 사주를 말장난으로 혹은 미신으로 치부해 버리기에는 너무나 아까운 학문이다. 지나간 과거가 맞고 안 맞는 것의 문제가 아니다. 지난 과거는 본인이 더 잘 아는데 지나간 과거가 맞는다고 무슨 의미가 있을까? 그것은 누구나 조금만 사주 공부하고 대운에 흐름을 보면 힘든 시기와 돈을 잘 버는 시기 정도는 알 수 있다. 다만 그 힘든 시기를 어떻게 극복했느냐에 따라 대운이 들어왔을 때 성패가 좌우된다.

사주명리란 대운에 흐름, 용신 등을 파악하여 미래를 예측하는 학문임을 알아야 할 것이다.

☞ 고혈압(高血壓)이 생기면 평생 혈압약을 먹으면 걱정하지 않아도 된다?

고혈압인 사람이 아무런 대책 없이 혈압을 떨어뜨리는 약을 먹지 않으면 문제가 발생하게 된다. 가까운 선배 한 분이 혈압이 높은데 그 작은 알약이 무슨 도움이 되겠느냐고 혈압약을 먹지 않고 지내다가 어느 날, 옥상에 개밥을 주러 올라갔다가 개를 끌어안고 쓰러져 식물인간이 된 안타까운 일도 있고, 평소 좋아하는 등산을 하다 와서 점심때 반주로 막걸리 한잔 하고 수저를 든 채로 쓰러져 병원으로 옮겨졌으나, 이미 뇌혈관이 터져 피가 굳어 수술도 못 하고 죽은 안타까운 사연도 있다. 혈압이 높을 때는 우선 약을 먹어서라도 혈압을 정상으로 돌려놓아야 한다. 그다음 사혈(瀉血)법으로 혈압을 잡으면 되는 것이다. 문제는 혈압약을 먹고 혈압이 정상으로 되었다고 착각하는데 문제의 심각성이 있다. 혈압이 높은 사람이 혈압약을 먹고 정상으로 돌아왔다고 고혈압이 아닐까? 보약을 먹듯 혈압약을 먹어서는 안 되며, 반듯이 사혈을 하면서 서서히 혈압약을 끊어야 하는 것이다.

☞ 운이 나빠서 힘들게 살면 조상의 묫자리가 잘못되었다?

사주구성이 나쁘든가 아니면 대운의 흐름이 나빠서 자손이 힘들게 살면 조상의 묫자리를 탓하는 경우가 많다. 필자가 어렸을 때 부친으로부터 할아버지 산소에 대한 얘기를 들은 적이 있었다. 할아버지 산소를 이장하려다가 가슴에 썩은 나무뿌리가 박혀있었는데 그로 인해 큰아들의 가슴이 이유 없이 아팠다는 것이다. 썩은 나무뿌리를 빼내고 나니 큰아들의 가슴 아픈 증상이 사라졌다는 이야기였다. 어릴 때 그 얘기가 참으로 신기하였다. 지금 생각해보면 우연히 맞아 떨어진 말을 꿰맞추는 그런 식의 얘기이다. 옛날 산소 주변에는 나무들이 많이 있었고, 관 자체도 질이 떨어진 물건이었을 테니 관에 뿌리가 박혔을 것이다. 그렇다고 그 자손들이 전부 가슴이 아프지는 않았을 것이다. 묫자리를 탓하는 것은 결국 노력하지 않고 잘 살겠다는 얘기다. 옛날 속담에 잘되면 자기 탓이고, 안되면 조상 탓으로 돌리고 묫자리가 잘못되었다고 하는 그런 관습에서 이젠 탈피해야 한다. 앞으로는 화장 문화도 긍정적으로 생각해 보아야 할 때이다.

☞ 사람은 사주팔자대로 살게 되어있다?

팔자의 타고난 사주처럼 살아가는 사람도 있을 것이다. 그것은 노력하지 않았기에 잘못된 삶이다. 어렵고 힘들게 살 때 마음 수행하면서 노력하고 살면 타고난 사주의 격이 좀 떨어지고 운의 흐름이 나빠도 마음가짐에 따라 행복하고 보람된 생을 살 수 있다. 만약 모든 사람이 사주팔자대로 살아간다면 공부는 무엇 때문에 하고, 교육이 무슨 소용이 있을까? 팔자대로 살게 되어 있다면 그냥 좋아하는 술, 담배, 마약 등 마음대로 먹고 흥청망청 살게 되지 않겠는가? 사람의 운명은 마음과 노력 여하에 따라 달라지는 것이며, 자신의 사주팔자의 운의 흐름과 질병이 오는 시기를 예측하여 대비하고 노력하면 행복한 삶을 살아갈 수 있는 것이다.

☞ 사주팔자는 바꿀 수 있다?

타고난 사주팔자는 바꿀 수 없다. 사주란 연월일시를 의미하는 것이고 달력이며 태어난 날이다. 사주구성이 조금 잘못되어 성격에 문제가 있다면 잘못된 성격을 고치도록 노력하고 모자라는 부분이 있다면 채우려고 노력하여야 하며 욕심이 너무 많다면 마음을 비우는 노력을 하면 된다.

사주팔자란 건물에 준공 일자와 같은 것이므로 바꿀 수는 없지만, 자신의 팔자를 바꾸는 방법은 자신의 마음을 바꾸는 일이다.

☞ 사람이 죽는 것은 태어날 때부터 정해진다?

언젠가 어느 TV프로에서 죽은 사람 사주를 가지고 역술인, 철학관, 등을 찾아가서 그 사주를 보고 무슨 얘기를 하는지, 얼마나 잘 맞추는지 사주란 무엇인지에 대해서 이해를 돕는 그런 프로가 있었다. 어느 역술인은 중병에 걸렸다는 사람도 있고, 가난하게 산다는 사람, 부적을 하라는 사람, 액땜하라는 사람 등등이 있는데 어느 역술인은 혹시 죽은 사람 사주가 아니냐고 반문하는 역술인이 있었는데 아마도 그 역술인은 대박이 났을 것이다. 잘 맞춘다고‥그것은 많은 사람이 사주명리학에 대한 이해가 부족하기 때문이다.

지금은 평균 수명이 80세 정도이나 앞으로는 100세 이상 120세까지 살 수 있다. 상고시대의 천왕은 평균수명이 120세였고 조선시대의 왕들은 평균수명이 약 40세였다고 한다. 옛날에는 전염병, 맹장 등으로도 죽는 사람이 많았으므로 61세에 환갑잔치를 하여 자손들의 축하를 받았다. 지금은 칠순이 되어도 쑥스럽게 무슨 칠순잔치를 하느냐는 시대가 되었다. 그러므로 사람이 죽고 사는 것은 정해진 것이 아니다. 다만 사주에서 죽을 가능성이 있는 시기는 반드시 있다. 그렇다고 사람이 그 시기에 다 죽는 것이 아니다. 또한, 사주에 충살이 강하게 들어온다거나 대운과 세운에 따라 용·희신과 반대의 흉신으로 흘러 오랫동안 지속될 때 나쁜 짓을 하고 몸을 혹사한다면 그 시기에 죽을 수도 있고 운이 나쁘게 흘러 힘들게 살아도 욕심을 버리고 긍정적인 삶을 산다면 그 시기에 생을 연장할 수도 있는 것이다.

☞ 암(癌)에 걸리면 죽는다?

암에 걸려 만약 6개월 시한부 선고를 받으면 사람의 성격에 따라 크게 달라진다. 어떤 사람은 6개월을 넘기지 못하는 경우도 있고, 어떤 사람은 6개월을 넘기고 10년이 넘고도 건강하게 사는 사람도 있을 수 있다. 결론부터 말하면 성격과 심성(心性)이 크게 좌우하지만 지난 과거에 어떤 삶을 살아왔는지가 매우 중요하다. 만약 매우 힘들게 살아온 삶이라면 암쯤이야! 하고 극복할 수 있다는 신념으로 노력하면 살 것이고 순탄한 삶을 살았다면 6개월 시한부 선고가 엄청난 충격으로 받아들여 6개월을 넘기지 못할 수도 있을 것이다.

☞ 사람이 자살하는 것도 팔자소관이다?

통계청에 따르면 하루에 자살하는 사람이 교통사고에 1.5배라고 하니 많은 사람이 불안해할 것이다.

병적인 요인으로는 우울증이나 조울증, 정신이상 증세 등을 들 수가 있으나 사주팔자 음양오행에 몸속에 있는 어혈의 관점에서 보면 사주구성에 화의 기운이 적고 금·수의 찬 기운이 많을 때 그동안 어혈의 요인이 많아 '욱' 하는 기질을 다스리지 못해 그 순간을 참지 못하고 자살이라는 비극을 맞는 경우도 있을 것으로 생각한다. 본래 억울하다고 할 때의 '울(鬱)' 자는 막혀서 통하지 않음을 뜻하는데 우울과 조울의 '울(鬱)' 자도 통하지 않는다는 뜻으로 울체되거나 울결되어 기혈순환이 안 되어 오는 질병을 말하는 것으로 모세혈관에 어혈이 막혀 세포들이 혈액을 먹지 못해 우울증과 조울증 등 각종 질병을 유발하기 때문에 극단적인 행동을 하게 되는 것이지, 자살하는 사주팔자란 없는 것이다.

☞ 아홉수를 조심하라?

아무리 힘들게 살아도 길게는 5-10년 짧게는 1년 주기로 운이 바뀌게 되므로 걱정할 필요가 없다. 대운의 주기가 4와 9인 사람 가령, 44세에 48세까지의 5년 동안 대운에 흐름이 좋았던 사람이 49세에서 대운의 흐름이 흉신으로 바뀌면 대운의 흐름이 나빠지는 사람에게 해당되는 말이다. 44세부터 5년간 힘들었다면 49세에는 운이 좋게 흘러 크게 발전할 것이고 또한 부자로 잘살았는데 충살이 들어와 잠시 좋지 않은 현상이 일어날 수도 있을 것이므로 아홉수를 조심하라는 말이 있는 것 같다. 그러나 사람마다 대운의 흐름이 각기 다르므로 아홉 나이를 걱정할 필요가 전혀 없는 것이다.

제6장
일간의 강약

신강과 신약이란 사주, 네 기둥에서 나인 일간을 중심으로 하여 출생한 달의 지를 살펴 월령(月令)을 얻었고, ('월령' 이란 가령, 甲·乙목 일간에 월지가 寅·卯·辰월에 태어난 경우, 丙·丁화 일간에 월지가 巳·午·未월에 태어난 경우를 말하는데 나머지도 이 예와 같다.) 다른 오행들이 극상하거나 극제하는 것이 적으면 신강이라 하고 월지에서 일간을 상생시키지 못하여 뿌리가 없고 다른 오행들이 극상하거나 극제하는 것이 많으면 신약이라 한다. 그러나 비록 월령은 못 얻었어도 일간을 상생하여 뿌리가 있고 극상과 극제하는 것이 적으면 일간이 적당하다고 본다.

사주를 볼 때 먼저 일간의 강약을 살펴야 하는데 이는 사람의 삶에 있어 대단히 중요하기 때문이다. 너무 신강 한 사주라면 욕심이 많고 고집이 세며 자기주관이 너무 강해짐으로 문제가 되고 너무 약한 사주라면 자기 주관이 부족하고 마음이 약하여 자기 것을 챙기지 못하는 것도 문제이므로 사주에서는 너무 강한 신강이나 너무 약한 신약을 좋지 않은 사주라고 본다. 그러므로 너무 신강하다면 욕심을 버리는 마음 자세가 필요하며 너무 약하면 욕심을 가지는 마음 자세가 필요하다. 차라리 한 종류의 오행으로 치우쳐 너무 강하여 종 한다면 길성으로 바뀌는 사주가 있긴 하나 대부분은 일간이 적당해야 좋다고 보는 것이다.

1. 월지의 중요성

사주에서 일간의 강약을 판단할 때나 격을 구할 때나 10년 대운을 정할 때나 용신을 구할 때 등 매우 중요한 역할을 하는 것이 월지이다.

이것은 사람이 사계절의 기후변화에 영향을 받고 살아가기 때문이며 가령 丙·丁 일간에 여름철에 태어난 사람이 년·일·시주에 수 기운이 강하다 할지라도 여름의 화기의 기운만 못하고, 壬·癸 일간에 겨울철에 태어난 사람이 년·일·시주에 화 기운이 강하다 할지라도 겨울의 수 기운만은 못하기 때문이다. 예를 들어 한 여름철에 亥·子·丑시인 한밤중이라 해도, 한겨울에 巳·午·未시인 한낮에 추위만 못하다는 말이다. 그러므로 일간의 강약은 계절인 월지에 영향을 가장 많이 받는 것이다.

◎ 甲·乙 일간에 봄철에 태어난 사람이 년·일·시주에 금 기운이 강하다 할지라도 봄의 목의 기운만 못하고, 庚·辛 일간에 가을철에 태어난 사람이 년·일·시주에 목화 기운이 강하다 할지라도 가을의 금 기운만 못하기 때문이다.

◎ 戊·己 일간인 경우에는 辰·戌·丑·未월이 강하지만 戊·己 일간인 경우 그중에서도 未토가 가장 강하고, 그다음이 戌토, 그다음이 辰토, 그다음이 丑토이다. 未토가 가장 강한 이유는 여름토이고 화생토하여 일간을 돕기 때문이고, 그다음이 戌토인 이유는 비록 토생금하여 일간의 기운을 빼는 가을 기운이긴 하나 서로 싸우지 않고 상생하고 있기 때문이며 그다음이 辰토인 이유는 봄철의 토이고 목극 토하여 일간을 극하기는 하나 목생화할 여지가 있기 때문이고 그다음이 축토인 이유는 일간이 토극수하고 겨울토이기 때문이다.

◎ 甲·乙 일간이 辰월에 태어나면 비록 목극토이긴 하나 봄토이므로 계절의 기운을 얻은 것이고, 丙·丁 일간에 未월에 태어나면 비록 화생토하여 일간의 기운을 빼기는 하나 오히려 계절의 기운을 강하게 얻은 것이며 庚·辛 일간이 戌월에 태어나면 토생금하여 일간을 도우므로 계절의 기운을 강하게 얻은 것이며 壬·癸 일간이 丑월에 태어나면 비록 토극수하여 일간을 극하긴 하나 역시 계절의 기운을 얻어 힘이 있어 강한 것이다. 그러므로 토는 계절을 살피지 않고 극상의 논리로만 판단해서는 일간의 강약을 구분하기가 어렵다는 것을 꼭 숙지해야 한다.

2. 일간의 강약을 구분하는 방법

1) 일간을 중심으로 월지를 살펴 일간과 월지가 같은 계절의 월령을 얻었으면 신강하다.
2) 일간을 중심으로 월지를 살펴 나인 일간을 생해주는 오행이면 적당히 신강하다.
3) 일간을 중심으로 월지를 살펴 나인 일간이 설기(洩氣: 빼는)되는 오행이면 적당히 신약하다.
4) 일간을 중심으로 월지를 살펴 나인 일간이 극하는 오행이면 신약하다.
5) 일간을 중심으로 월지를 살펴 나인 일간을 극하는 오행이면 가장 신약하다.

◎ 甲·乙 목의 강약

甲·乙 일간이 寅·卯·辰월에 태어나면 월령을 얻어 가장 신강하지만, 寅·卯보다는 辰은 조금 약하고, 일간의 목을 도와주는 오행이 수이므로 亥·子·丑이 그다음으로 강하지만, 亥·子보다는 丑이 조금 약하나 丑은 지 장간(癸·辛·己)에 癸수가 숨어있으므로 적당히 신강하다. 일간의 목을 설기하는 오행이 화이므로 巳·午·未가 그다음으로 신약하지만, 巳·午는 싸우지 않고 未는 지장간(丁·乙·己)에 乙목이 숨어있어 적당히 신약하다. 일간의 목을 극하는 오행이 금이므로 申·酉·戌이 가장 신약하다.

◎ 丙·丁 화의 강약

丙·丁 일간이 巳·午·未월에 태어나면 월령을 얻어 가장 신강하지만, 巳·午보다는 未는 조금 약하고, 일간의 화를 도와주는 오행이 목이므로 寅·卯·辰이 그다음으로 강하지만, 寅·卯보다는 辰은 조금 약하며 적당히 신강하다. 일간의 화를 설기하는 오행이 토이므로 戌이 그다음으로 신약하지만, 戌은 지장간(辛·丁·戊)에 丁화가 숨어있어 적당히 신약하다. 일간의 화가 극하는 오행이 금이므로 申·酉가 신약하고, 일간의 화를 극하는 오행이 수이므로 亥·子·丑이 가장 신약하다.

◎ 戊·己 토의 강약

戊·己 일간이 辰·戌·丑·未월에 태어나면 월령을 얻어 신강하지만, 그중에서도 未월이 가장 신강하다. 일간의 토를 도와주는 오행이 화이므로 巳·午가 그다음으로 적당히 신강하다. 일간의 토를 설기하는 오행이 금이고, 申·酉가 싸우지 않으므로 적당히 신약하며 일간의 토가 극하는 오행이 수이므로 亥·子가 신약하고, 일간의 토를 극하는 오행이 목이므로 寅·卯가 가장 신약하다.

◎ 庚·辛 금의 강약

庚·辛 일간이 申·酉·戌월에 태어나면 월령을 얻어 가장 신강하며 일간의 금을 도와주는 오행이 토이므로 辰·丑·未가 그다음으로 강하지만, 未토는 여름의 화세가 강한 토이므로 조금 약하며 적당히 신강하다. 일간의 금을 설기하는 오행이 수이므로 亥·子가 적당히 신약하고, 일간의 금이 극하는 오행이 목이므로 寅·卯가 신약하고, 일간의 금을 극하는 오행이 화이므로 巳·午가 가장 신약하다.

◎ 壬·癸 수의 강약

壬·癸 일간이 亥·子·丑월에 태어나면 월령을 얻어 가장 신강하며 일간의 수를 도와주는 오행이 금이므로 申·酉가 그다음으로 강하며 적당히 신강하다. 일간의 수를 설기하는 오행이 목이므로 寅·卯가 적당히 신약하고, 일간의 수가 극하는 오행이 화이므로 巳·午가 신약하고, 일간의 수를 극하는 오행이 토이므로 辰·戌·未가 가장 신약하지만, 辰은 지장간(乙·癸·戊)에 癸수가 숨어있어 봄 토지만 수 기운이 풍부하여 수의 뿌리가 되기도 한다.

3. 일간의 강약에 따른 성격과 건강

◎ 甲목 일간 : 甲목은 양목이라 나서려는 기질이 있으며 어질고(仁), 인자함을 주관하나 일간이 너무 강하면 고집불통에 속이 좁아 남을 무시하는 경향이 있으며 욕심이 많고 자존심도 강하여 위로 오르기만 하려는 기질과 마음을 다스리지 못하면 사람들에게 인정받지 못하고 몰인정한 사람으로 낙인되기도 하는데, 최고가 되려고 하니 결국 팔자 탓으로 돌리며 원망하기도 한다. 이는 甲목이 담을 주관하고 담의 기운이 너무 넘쳐 매사에 활동적이다가

마음과 뜻대로 이루지 못하므로 스트레스로 인해 담에 문제가 발생하여 세상을 원망하는 심리가 생기게 되는 것이다.

일간이 적당하면 인정이 많고, 책임감이 강하며 온순하여 대인관계가 원만하고 베풀어 주며 끌어 않으려는 마음이 강하여 사회적 강자에게는 더욱 강해지려는 기질이 있고 사회적 약자에게는 측은지심이 발휘되어 보살피려는 기질이 있다. 이것은 담의 기능이 적당하여 건강하기 때문이다.

일간이 너무 약하면 매사에 자신감이 떨어져 쉽게 시작하고 쉽게 포기하는 면이 강하다. 어진 마음이 약하여 남에게 의지하려는 심리가 있을 수 있으며 때론 몰인정한 사람으로 낙인되기도 한다. 이것은 담의 기능이 너무 약하여 담에 문제가 생기기 때문이다.

◎ 乙목 일간 : 乙목은 음목이며 위로 오르려는 기질은 있으나 어질고, 인자함을 주관하지만 甲목보다는 더욱 어질고 인자함이 있다. 차분하고 세심하며 남을 잘 챙기기도 한다. 일간이 너무 강하면 고집이 세고 남을 무시하는 경향이 있으며 욕심이 많고 자존심도 강하여 최고가 되려고 하지만 겉으로 드러내지 않는다. 대인관계에 참을성이 없어 다툼과 갈등이 심한 편이다. 이는 乙목이 간을 주관하고, 간은 성냄을 주관하니 간의 기운이 태과하여 화를 참지 못하고 다스리지 못하여 생기는 현상이다.

일간이 적당하면 인정이 많고, 책임감이 강하며 대인관계가 원만하고 이해심이 강하여 은근히 강한 면이 있어 사회적 강자에게는 더욱 강해지려는 기질이 있고 사회적 약자에게는 측은지심이 발휘되어 보살피려는 기질이 있는 것은 아마도 목의 인자함이 아닐까 한다. 이는 간의 기운이 적당하여 건강하기 때문이다.

일간이 너무 약하면 남녀공이 매사에 자신감이 떨어지고 지조가 없어 남의 말에 쉽게 흔들리는 경향이 있는 것은 간의 기운이 너무 약하여 쉬 피로하므로 매사에 능률이 없어 직업에도 안정감이 떨어져 문제가 생기게 된다.

◎ 丙화 일간 : 丙화는 양화라 자신을 드러내려는 기질이 있으며 예의를 중시한다. 일간이 너무 강하면 열기가 강하여 다혈질인 면도 있고, 예의가 없으며 무례한 사람이 되기도 한다. 정열적이고 추진력은 강하나 급한 성격과 자신을 드러내려는 성격 때문에 실수가 잦고 말을

함부로 하여 후회하기도 하지만 뒤끝은 없다. 이는 丙화가 소장을 주관하고 소장의 기운이 너무 넘쳐 매사에 정열적인 급한 성격과 그로 인한 실수가 많은 것은 소장에서의 영양흡수력이 너무 강하므로 심에 작용하기 때문이다.

일간이 적당하면 예의가 바르고, 책임감이 강하며 대인관계가 원만하고 이해심도 많아 무슨 일을 하든지 정열적이고 추진력이 강해 많은 사람으로부터 추앙을 받게 된다. 이것은 소장의 기능이 적당하여 건강하기 때문이다. 일간이 너무 약하면 화려함을 좋아하고 절약심이 부족하여 사치스러움을 추구하게 되니 때론 예의가 없고 정열적이긴 하나 감정의 기복이 심하여 처신의 문제가 생겨 곤고한 생활을 하게 된다. 이는 소장기능에 문제가 생겼기 때문이다

◎ 丁화 일간 : 丁화는 음화이며 은은한 불이므로 태우려는 기질은 있지만 애써 드러내지 않으려는 기질이 있고 예의를 중시함이 丙화보다 강하다. 일간이 너무 강하면 성질이 불같아 참을성이 부족하고 허례허식을 좋아하며 무례해질 수 있다. 이는 丁화가 심을 주관하고 심은 혈을 주관하므로 혈이 너무 강하기 때문이다.

일간이 적당하면 예의가 바르고, 마음속에 은근한 불을 가지고 있으므로 야망이 있고, 차분하며 신중한 면이 있다. 무슨 일을 하든지 서두르지 않고 끈기가 있으며 신중하게 일을 처리하므로 사람들로부터 인정을 받게 된다. 이는 심의 기능이 적당하여 건강하기 때문이다.

일간이 너무 약하면 남녀공이 예의가 없고 약한 사람에게는 군림하려고 하고 강한 사람에게는 아부하려는 교활한 성격일 수 있으며 소탐대실(小貪大失)하게 된다. 이는 심의 기능이 너무 약하여 일어나는 현상이다.

◎ 戊토 일간 : 戊토는 양토(陽土)이고 믿음을 중시하므로(信), 믿음직스럽고 우직한 면이 있으며 완벽주의자이다. 일간이 너무 강하면 자기주관대로만 행동하여 권위적이고, 신의가 없으며 고집이 세고 욕심이 많아 소유욕이 강하여 이기적인 사람이 되기도 한다. 이는 戊토가 위장을 주관하고 위장의 기운이 너무 넘쳐 식탐이 강하여 일어나는 현상이다.

일간이 적당하면 믿음이 있고 약속을 중시하니 책임감이 강하며 대인관계에서 신용이 있어 사람들로부터 추앙을 받게 된다. 이것은 위장의 기능이 적당하여 건강하기 때문이다.

일간이 너무 약하면 믿음을 져버리는 행동으로 비굴해질 수 있으며 때론 이중인격자가 되기도 한다. 이는 위장기능에 문제가 생겼기 때문이다.

◎ 己토 일간 : 己토는 음토이고 믿음을 중시하는 것은, 戊토와 같으나 己토는 자신보다 남을 챙기는 천성적인 기질이 있다. 일간이 너무 강하면 다정다감한 면이 강하여 남을 이용하려는 심리가 있지만, 겉으로 드러내지 않는다. 질투심도 많으며 특히 습관적으로 사람을 의심하므로 상대적으로 질리게 하는 면도 있다. 이는 己토가 비를 주관하고 비는 생각을 주관하므로 己토의 기운이 넘쳐 비의 기능이 떨어져 쓸되 없는 생각을 너무 깊게 하므로 의심증이 생기는 현상이다.

일간이 적당하면 믿음이 있고 약속을 중시하니 천성적으로 남을 챙기려는 기질 때문에 자신 보다 남을 위해 봉사하면서 진심으로 거짓 없이 상대를 대하고 조직에서 활동하면 자신을 버리고도 기강을 확고하게 하고 원리원칙주의자이나 성실하고 정직한 면이 있어 적당히 활용하는 기질로 인해 대성할 수 있다. 이는 비의 기능이 적당하여 건강하기 때문이다.
일간이 너무 약하면 감정 기복이 심하고, 믿음을 져버리는 행동으로 사람들의 말에도 자주 흔들리며 원리원칙을 무시하고 다른 오행이 자신에게 의지하려는 심리를 이용하려고 하며 특히 친한 친구와 친지를 배신하는 일을 서슴없이 할 수도 있다. 이는 비위가 너무 약해 생기는 현상으로 비위가 상하기 때문이다.

◎ 庚금 일간 : 庚금은 양금이고 '金' 이란 본래 음으로 형성된 물질이지만 그 안에는 양의 정도 가지고 있어 잘못된 점을 개선하려는 마음과 누구에게도 굽히지 않는 강직한 면이 있다. 너무 강하면 의로움이 자칫 폭력성과 난폭해지기도 하며 때론 잔인해지기도 한다. 이는 庚금이 대장을 주관하고 대장의 기운이 너무 넘쳐 일어나는 현상이다.

일간이 적당하면 의로움을 추구하므로 강자에게는 강하게 약자에게는 약하게 대하며 잘못된 것이라 판단되면 즉시 고치려는 면이 있어 혁명적인 기질이 강하며 어떤 일에 있어 아니라고 생각되면 포기가 빠르다. 이는 대장의 기능이 적당하여 건강하기 때문이다.

일간이 너무 약하면 의로움에 반하는 불의를 저지를 수 있으며 정신적으로나 육체적으로 안정적이지 못한 면이 많다. 이는 대장 기능에 문제가 있어 일어나는 현상인데 대장에 기운이 너무 약하고, 폐와 삼초의 영향을 받지 못하여 정상적인 대장기능을 할 수 없기 때문이다.

◎ 辛금 일간 : 신(辛)금은 음금이니 매사에 신중하고 섬세한 면이 있다. 신경이 예민하고 강직하지만, 겉으로 표현하지 않는다. 너무 강하면 의로움이 자칫 폭력성과 난폭해지기도 하며 만약 토 기운이 많아 토생 금하여 강해지고 그에 따른 수 기운이 약하면 아둔하여 때론 잔인해지기도 한다. 이는 辛금이 폐를 주관하고 폐의 선발(宣發; 코로 들어와서 피부와 모발에 상합하여 호흡을 주관하는 작용) 및 숙강(肅降; 폐의 생리기능으로 맑은 기를 아래로 내려 주는 기능)기능에 문제가 생겨 일어나는 현상이다. 일간이 적당하면 의로움을 추구하고 외유내강한 사람이므로 날카롭고 예리한 면이 있어 강자에게는 강하게 상대하려는 심리가 있고, 약자에게는 자신의 손해를 감수하면서도 도와주려는 심리가 있으며 새로운 세상을 만들려는 정의로움이 있다. 이는 폐의 선발작용과 숙강 기능이 적당하여 건강하기 때문이다.

일간이 너무 약하면 의로움에 반하는 불의를 저지를 수 있으며 목적을 달성하기 위해서는 수단과 방법을 가리지 않으므로 사람을 배신하기도 하고 위선적인 말과 행동을 하기도 한다. 이는 폐·대장 기능에 문제가 있어 일어나는 현상이다.

◎ 壬수 일간 : 壬수는 양수이고 지혜로움(智)을 의미하며 '수'란 본래 아래로 흐르려는 기질이 있으므로 멀리 흐르려면 금의 도움이 필요하지만, 흐름에 순종하는 기질도 있다. 머리가 좋아 두뇌 회전 또한 빠르며 매사에 적극적인 사람이다. 너무 강하면 시작은 화려하나 끝맺음이 부족하여 풍류에 빠지는 면도 있다. 만약 일간이 丁과 합을 이루어 목 기운까지 강하면 음란함으로 인해 수치심을 모르는 사람이 되기도 한다. 이는 壬수가 방광을 주관하므로 신·방광의 기운이 너무 넘쳐 일어나는 현상이다.

일간이 적당하면 머리가 좋아 두뇌 회전이 빠르고 매사에 적극적인 사람이며 자신이 하고자 하는 일에는 관심을 집중하는 기질이 있으며 새로운 구상과 계획을 세워 추진하므로 대성할 수 있다. 이는 방광의 기능이 적당하여 건강하기 때문이다.

일간이 너무 약하면 지혜로움에 반하여 잔머리를 잘 쓰므로 정신적으로 안정되지 못하여 변덕쟁이가 되기도 한다. 이는 방광기능에 문제가 있어 일어나는 현상인데 방광에 기운이 너무 약하면 신경이 극도로 예민함에서 오는 현상이다.

◎ 癸수 일간 : 癸수는 음수이고 지혜로움(智)을 의미하며 壬수가 강물이라 나타내려 한다면 癸수는 하늘에서 내리는 비를 비롯하여 시냇물, 호수 등 끊임없이 저장하고 흐르므로 수중에서도 진수라 하는데 겉으로 드러내지 않는 기질이 다르다. 자신의 비밀을 감추고 남의 비밀을 캐는 일을 상당히 좋아하는 면이 있다. 너무 강하면 머리가 상당히 좋은 데다가 욕심이 지나치면 사람들을 교묘히 이용하려는 심리가 강해질 수 있다. 이는 癸수가 신을 주관하므로 신(腎)의 기운이 너무 넘쳐 일어나는 현상이다.

일간이 적당하면 머리가 좋아 사람들을 교묘히 이용하려는 심리가 있지만 상생하는 지혜를 발휘하므로 이해심이 많아 추앙을 받게 된다. 이는 신의 기능이 적당하여 건강하기 때문이다.

일간이 너무 약하면 지혜로움에 반하여 잔꾀가 많으니 사람들을 지나치게 이용하려는 심리가 지나칠 수 있으며 비밀을 캐내 협박하는 경우도 있게 된다. 이는 신의 기운이 너무 부족하여 일어나는 현상이다.

제7장
우주(宇宙) 대자연의 순리(順理)

12운성이란 사람이 태어나, 자라서 활동하다 나이 들면 병들어 죽는다는 생·노·병·사의 과정과 불교에서 윤회 사상을 대입하여 12단계로 나누어 놓았으므로 12운성의 포태법을 불교에서는 12인연법이라고도 한다. 자연계에서는 생·장·멸(生·長·滅)의 3단계로 나뉘어 순환운동을 반복하고 있는데 사계의 기후에 변화를 분류한 것이 사맹(四孟)·사정(四正)·사계(四季)라고 한다.

1. 사맹(四孟) : 생(生)

'사맹(四孟)' 의 '맹(孟)' 은 첫, 처음의 뜻으로 사계절이 시작되는 첫 달인 인(寅)·신(申)·사(巳)·해(亥)를 말한다.

4계절 중 계절의 시작을 지지(地支)에서 딴 것으로 인(寅)은 1월인 봄의 시작이고, 사(巳)는 4월인 여름의 시작이며, 신(申)은 7월인 가을의 시작이고, 해(亥)는 10월인 겨울의 시작이다. 이것은 1년의 봄·여름·가을·겨울의 3개월씩 나뉘어 4계절이 된 것이다. 이러한 모든 만물의 시작은 낳아주는 것과 같으므로 12운성에서는 장생(長生)에 속한다.

사주에 사맹이 있으면 세상 풍파를 다 겪어가며 살아가야 하는 운명을 타고났으며, 직업으로는 경찰·군인·검사·판사·무도인 등에 종사하는 사람이 많다, 역마이므로 근무지가 자주 바뀌게 된다. 사맹을 타고난 사람이 모두가 위와 같은 직업에 종사할 수는 없다. 하지만 많은 고생을 하며 싸우고 다투며 투쟁 속에 파란만장한 생을 살아가게 된다.

고생만 하고 파란만장한 생을 사는 사람들만 있는 것이 아니고 고생한 것이 뿌리가 되고 운을 잘 타고 나면 높은 지위에 오르고 권세를 누리며 사는 사람도 많다.
힘들게 살 때 모든 것을 포기하고 노력하지 않으면 힘든 인생으로 마감할 것이고 노력하고 마음수행을 한다면 크게 성공한다는 말이다.

2. 사정(四正): 장(長)

'사정' 의 '정(正)' 은 바르다는 뜻으로 사계절의 중간 달인 자(子)·오(午)·묘(卯)·유(酉)를 말한다.
동서남북을 의미하고 춘하추동의 각 3개월로 나누어져 있고 그 중 가운데 달을 의미하고 있다. 묘(卯)목은 2월인 봄의 중간이고, 오(午)화는 5월인 여름의 중간이며, 유(酉)금은 8월인 가을의 중간이고, 자(子)수는 11월인 겨울의 중간이다.
사정은 각 계절의 정기가 바르게 모인다는 뜻으로 각 계절이 시작되어 만물의 새싹이 나왔으므로 성장하는 과정과 같고 사람에게는 성장하여 활발하게 활동하는 청·장년기와 같으며 모든 면에 정력적이고 자신감이 넘치는 시기이기도 하다. 이것이 12운성에서는 목욕에 해당한다. 목욕이란 사람이 성장하면 결혼하고 부부관계를 맺게 되어 있다. 이것은 음양으로 맺어진 바른 정기에 의해 새로운 씨앗을 만들어 내기 위하여 서로의 옷을 벗은 모습을 말하고 있는 것이다. 그러므로 여성 사주에 목욕이 있으면 정이 헤프고 사치와 낭비가 심하며 자(子)·오(午)·묘(卯)·유(酉)가 있으면 이것을 도화라 하여 복숭아꽃처럼 예쁜 것이 특징인데 탐스러운 꽃을 보고 벌과 나비들이 꽃에 앉으려고 하는 현상으로 사람에게 있어서는 청·장년기의 기가 충만하여 아름답고 건강하다는 것을 의미한다. 이렇게 사정은 바른 기운이 고르게 모여 있는 곳이다.

3. 사계(四季): 멸(滅)

'사계' 의 '계(季)' 는 끝, 말년의 뜻으로 사계절의 마지막 달인, 진(辰)·미(未)·술(戌)·축(丑)을 말한다. 4계절 중 계절의 마지막 멸(滅)하는 단계를 말하며, 이는 태어나서 성장하고 그다음 대를 이어줄 씨앗을 만들었고 또한 나이가 들어 늙었으니 죽어야 하는 우주 대자연의 이치를 말하는 것이다. 사계는 각 계절의 3개월에 다음 계절로 넘어가는 마지막 달로서 이를 사묘(四墓)라고도 한다. 사묘는 거둬들인 곡식들을 창고에 저장하는 것과 같고 사람에게 있어서는 죽어서 땅에 매장하는 것과 같은 이치이다.

12운성의 원리는 자연의 생·장·멸에 대한 과정과 사람의 생·노·병·사에 대한 과정을 말한 것으로 우주의 12개에 별이 운행하는 동안 사람에게는 살아있는 기(氣)의 별을 만날 때도 있고 기가 없는 별을 만날 때도 있는데 12운성에서 유기성은 7개의 별이 있고 무기성은 5개의 별이 있다. 이처럼 생·노·병·사의 과정에 순환경로는 우주의 순환경로가 되고 사람은 그에 따라 인생을 살아간다. 이것이 우주 대자연의 순리인 것이다.

◎ 환절기 질환(辰·未·戌·丑)

환절기란 바뀌는 계절을 말하는데 추운 겨울을 지나 봄으로 들어가는 과정에서 추운 겨울 날씨를 덥지 않은 봄의 기운으로 녹여주고 봄철 날씨를 거쳐 더운 여름철을 맞이하게 된다. 무더운 여름을 지나 바로 겨울로 접어들면 더운 기운과 추운 기운이 충돌하게 되므로 가을이라는 덥지 않은 선선한 날씨를 통해 사람에게 적응하게 하고 겨울에 접어들게 된다. 지상에 날씨는 추워도 입춘이 지나면서 땅속에는 서서히 따뜻해 지고 있는 것이다. 봄토인 진(辰)토의 시기가 오면 날씨는 춥고 덥고를 반복하는데 이를 환절기라고 하는 것이다. 추운 것과 더운 것에 적당히 적응하기 위해 환절기를 맞이하는데 몸이 약한 사람은 이때를 적응하지 못해 각종 질병에 걸리게 된다. 봄철 환절기에 적응하고 나면 무더운 여름을 맞이한다. 지루한 장마가 끝나고 작열하는 태양의 계절 여름철을 맞아 여름이 즐겁다는 사람과 여름이 괴롭다는 사람으로 나누어지는데 간지오행에 화가 없는 사람은 여름이 즐거울 것이고, 화가 많은 사람은 여름철이 괴로울 것이다.

아무리 더워도 입추가 지나면 땅속은 서서히 찬 기운이 더운 기운을 몰아내고 더운 기운과 찬 기운의 충돌을 피하기 위해 가을이라는 선선한 날씨를 거치게 되는 것이다. 더운 것과 추운 것에 적응하기 위해 가을 환절기를 맞이한다.

위와 같은 현상들은 환절기에 우리 몸을 적응시키기 위함이다. 이러한 환절기는 땅속에서부터 시작된다. 그래도 환절기가 있기에 건강에 큰 지장 없이 어느 정도 완충시키는 것이다.

제8장
십이 운성(十二運星)과 신살(神殺)

12운성이란 사람이 태어나, 자라서 활동하다 나이 들면 병들어 죽는다는 생·노·병·사의 과정과 불교에서 윤회 사상을 대입하여 12단계로 나누어 놓았으므로 12운성의 포태법을 불교에서는 12인연법이라고도 한다.

사람은 누구나 천·지·인의 삼기를 받으며 태어난다. 12운성의 '절(絕)' 이란 사후세계의 유계에서 완전히 저승으로 가는 시기이고 다시 어머니 뱃속에서 임신되는 것을 '포(胞)' 라 하는데 포와 절을 같은 뜻이다.

'태' 는 전생의 업에 따라 다시 내세와 인연을 맺는 단계를 말하므로 어머니 뱃속에 잉태됨을 말하고, '양' 은 어머니의 뱃속에서 양육되는 것을 말한다. 장생(長生)이란 건강하고 튼튼하게 자라서 사회활동을 하는 것을 말한다. '목욕(沐浴)' 은 건강하고 튼튼하니 남녀가 결혼하기 위해 벌거벗은 채로 목욕하는 것을 말하며 결혼을 했으니 혼자 옷을 입고 독립하는 것을 '관대(冠帶)' 라 하고 아내와 자식을 먹여 살려야 하니 직장에 나가 일을 하여 봉급을 받는 것을 '건록(建祿)' 이라 한다.

자기가 하는 각종 분야에서 최고가 되었으므로 사회 공익을 위해 헌신하는 것을 '제왕(帝旺)' 이라 하고, 최고가 되어 왕성함을 다하고 나니 노쇠한 것을 '쇠(衰)' 라 하며, '병(病)' 은 사람이 노쇠하면 병에 걸리는 이치와 같다. 병에 걸려 수명을 다했으니 죽는 것을 '사(死)' 라 하고, '묘(墓)' 는 사람이 죽어서 장사를 치르고 무덤으로 들어가는 인생의 순환

과정을 자연계의 생·장·수·장·멸에 따른 자연의 법칙을 말한 것이다. 따라서 12운성이란 절(絕)·태(胎)·양(養)·장생(長生)·목욕(沐浴)·관대(冠帶)·건록(建祿)·제왕(帝旺)·쇠(衰)·병(病)·사(死)·묘(墓)의 명칭 순으로 이루어져 있다.

자연의 법칙인 우주를 크게 나누면 태양(太陽)을 양(陽)이라 하고 지구를 음(陰)이라 하는데 이것을 항성(恒星)을 포함하여 말하면 태양과 지구를 양이라 하고 달과 항성은 음이 된다. 그러므로 태양(太陽)은 양 중의 양이니 태양이고, 지구는 양 중의 음이니 소양이며 항성은 음 중의 음이니 태음이 되고 달은 음 중의 양이니 소음이 되어 이들의 천체의 무리들은 자신이 가지고 있는 위치에서 음양을 이루면서 우주운동을 하게 되는데 이것을 자·공전이라 한다. 이에 태양과 지구 그리고 타 항성의 무리들이 자·공전을 하는 과정에서 발생하는 자기(磁氣)와 인간의 음양오행에 의한 태양·소양·태음·소음 즉, 천·지·인의 삼기가 인간의 생로병사에 대한 인생행로에 어떠한 영향을 미치는지를 연구하는 학문이 12운성이다.

이와 같은 우주의 음양에 원리로 인간사에서 할아버지나 할머니 등 어른들은 손자나 어린이를 귀여워하고 사랑하는 것이고 남자는 여자를 보호하며 지극정성으로 보살피고 사랑하는 것이며, 남녀가 정상 체위로 성행위를 할 때 남자는 위에서 여자는 아래에서 성행위를 하는 것이고, 사람이 물에 빠져 죽을 때의 모습 또한 남자는 양인 하늘을 보고 물에 뜨며 여자는 음인 땅을 보고 엎드려 죽는 이치의 모두는 천·지·인의 삼기가 서로 배합되는 자연음양에서 비롯된 것이므로 인간을 소우주라 하는 것이다.

위와 같이 사람이 태어나서 살아가는 과정을 자연의 이치로 설명한 것이 12운성이므로 우주계의 이러한 12운성은 간지오행의 운기에 의한 강약을 표출시키는 것이 목적이지만 그보다 더욱 중요한 것은 12운성을 통해서 올바른 삶을 살아갈 수 있도록 지침을 주는 데 있다. 12운성이 순환의 연결고리를 만들어 반복되듯이 인간의 운명도 윤회를 통해서 다음 생으로 연결되고 끊임없이 반복되는 것이다. 따라서 현생에서 주어진 운명이 박복하고 참담하다고 하여 자신을 스스로 책망하거나 남의 탓으로 돌리지 말고 자연의 순응하고 착한 마음으로 덕을 많이 쌓으면 후생이나 그의 자손들이 행복해 질 수 있다는 권선징악의 교훈도 담고 있는 것이다.

◎ **12운성조견표**

	甲	乙	丙戊	丁己	庚	辛	壬	癸
장생長生	亥	午	**寅**	酉	巳	子	申	卯
목욕沐浴	子	巳	卯	申	午	亥	酉	**寅**
관대冠帶	丑	辰	辰	未	未	戌	戌	丑
건록建祿	**寅**	卯	巳	午	申	酉	亥	子
제왕帝旺	卯	**寅**	午	巳	酉	申	子	亥
쇠(衰)	辰	丑	未	辰	戌	未	丑	戌
병(病)	巳	子	申	卯	亥	午	**寅**	酉
사(死)	午	亥	酉	**寅**	子	巳	卯	申
묘(墓)	未	戌	戌	丑	丑	辰	辰	未
절(絕)	申	酉	亥	子	**寅**	卯	巳	午
태(胎)	酉	申	子	亥	卯	**寅**	午	巳
양(養)	戌	未	丑	戌	辰	丑	未	辰

위의 12운성의 도표를 보고 일간을 중심으로 지지를 확인하는데 쉽게 기억하는 방법을 설명하고자 한다. 12운성의 장생에서부터 그 뜻을 생각하면서 양까지 머릿속에 정리해두고 십간의 순서대로 갑(甲) 일간의 인(寅)은 건록에서부터 아래로, 지지의 순서를 따르고, 을(乙) 일간의 인(寅)은 제왕에서부터 위로, 지지의 순서를 따르며 병(丙)·무(戊) 일간의 인(寅)은 장생에서부터 아래로, 지지의 순서를 따르고 정(丁)·기(己) 일간의 인(寅)은 사로부터 위로, 지지의 순서를 따르며 경(庚) 일간의 인(寅)은 절로부터 아래로, 지지의 순서를 따르고 신(辛) 일간의 인(寅)은 태로부터 위로, 지지의 순서를 따르며 임(壬) 일간의 인(寅)은 병에서부터 아래로, 지지의 순서를 따르고 계(癸) 일간의 인(寅)은 목욕에서부터 위로, 지지의 순서를 따른다. 또한, 12운성의 연주는 초년기의 운세, 월주는 청년기와 중년기의 운세, 일주는 장년기의 운세, 시주는 말년 운세로 본다.

예)	**년**	**월**	**일**	**시**
	庚	**丙**	**戊**	**甲**
	辰	**戌**	**午**	**寅**

일간이 무(戊)이므로 연지 진(辰)은 관대가 되고 월지 술(戌)은 묘가 되며 일지 오(午)는 제왕이 되고 시지 인(寅)은 장생이다. 이렇게 사주에서 12운성이 구성된다. 이것은 변하지 않는 나의 12운성이다.

1. 연월일시의 따른 12운성에 작용

1) 절(絕 : 포(胞)

'절' 은 유계에 남아 있던 영혼이 완전히 저승으로 돌아가는 시기로 전생에서 가져왔던 모든 삼라만상의 기억과 번뇌를 깨끗이 씻어 내는 단계이고 영혼은 가장 순수한 것을 말하며 아직은 땅속에 묻혀 형체가 없는 것과 같은 정적인 상태이고 전생의 업으로 인해 내세가 불안하며 어떠한 외부의 충동에 의해서 동요됨으로 흉성으로 본다. 성격은 마음이 착하고 여리며 남의 말에 쉽게 동요하는 일이 많고 분위기에 약하며 남녀 모두 유혹에 약하다. 특히 여성은 고독감을 자주 느끼는 편이고 남성의 유혹에 약하여 정조를 잃기 쉬우며 마지못해 인정에 끌려 결혼하기도 한다.
새로움을 추구하고 남녀 간에 이벤트를 좋아하며 깜짝 파티를 좋아하는 기질도 있다. 남녀 간에 서로 사랑하면 살아보다가 결혼식을 올리겠다는 사람들이 '절(絕)' 에 속한다. 결혼 후에도 쉽게 이혼할 수 있으니 서로를 이해하고 용서하는 마음가짐이 필요하다.

(1) 연월일시의 작용

년 : 부모와 인연이 박하여 일찍 이별하거나 고향을 떠나 살게 되고, 선대에는 양자나 서자가 되기 쉬우며 장자라도 타지에서 고생하는 경우도 많다.

월 : 대인관계가 원만하지 못하여 사회생활을 하는 데 어려움이 많다.
권모술책을 전혀 쓸 줄 모르는 호인 형이므로 한 가지 일을 꾸준하게 추진하기가 어려우며 침착성이 부족하고 끈기가 없어 항상 불안하고 초조하다. 인생이 파란만장하지만, 일시적으

로 성공도 해본다. 부모 형제의 인연이 박하여 항상 고독감을 느낀다. 그러므로 사람과 만나는 것을 좋아하고 의심할 줄 모르므로 감언이설이나 유혹에 넘어가기 쉬우며 여성은 일찍 성관계를 경험하기도 하고 마지못해 결혼하기도 한다.

일 : 어릴 때 일찍 고향을 떠나 살게 되지만 타향살이에 고생이 많고 항상 마음의 변화를 좋아하고 남의 말에 쉽게 동요되어 계획 없는 호색으로 즐기기를 좋아하니 이로 인해 신세를 망치는 경우도 있다.

결혼 후에도 부부가 불화하고 가정에 불만이 많아 가정 운이 불길하여 이혼하는 수가 많다. 초년 운이 좋으면 말년 운이 불길하고 초년 운이 나쁘게 흘렀으면 말년 운은 좋은 경우가 많다.

갑신(甲申) 일주와 신묘(辛卯) 일주의 절은 남녀 모두 가무를 즐기는 기질이 있으며 특히, 갑신(甲申) 일주의 여성은 남편 궁에 편관이 자리하고 있어 불리하니 늦게 결혼하는 것이 좋다.

시 : 자식 때문에 근심 걱정이 많고, 자식과 인연이 박하다.

(2) 육친과의 작용관계

◎ 비겁이 절이면 부모 형제의 덕이 없다.

◎ 식상이 절이면 의식주에 문제가 많다. 여자는 자식 덕이 없고 자식과 인연이 박하다.

◎ 재성이 절이면 재복이 적고 남성은 아내로 인해 고민이 많다.

◎ 관성이 절이면 남성은 직업 운이 약하고 여성은 남편 덕이 없다.

◎ 인성이 절이면 어머니와의 인연이 박하고 학업 운이 없어 공부하기를 싫어한다.

2) 태(胎)

'태'는 영혼이 순환하는 우주의 법칙에 따라 인연과 업의 끈에 매여 다시 이승으로 돌아오는 시기이고 남녀의 결합으로 자궁 속에 안착하여 잉태됨을 말한다. 이에 자신을 잃어버렸던 육체와 시간과 공간을 되찾기 때문에 길성으로 본다. 성격은 어머니 뱃속에서 잉태하는 것을 말하는 것이니, 세상이 너무도 생소하다. 무엇을 해야 하는지 모르겠으니 주관과 주체성이 없고, 남에게 의지하려는 심리가 강하지만 마음이 넓고 의리를 중시하는 면도 나타난다. 특히, 노력하는 사람에게 행운이 오기 마련인데 노력하지 않고 돈을 버는 방법이 없을까 라는 생각이 가득하니 사기를 당할 확률이 높다.

남녀 모두 남에게 의지하려는 심리가 강하므로 음양에 이치로 보면 남자는 여자에게, 여자는 남자에게 의지하려는 심리가 있으므로 이성 관계가 다소 복잡하고 색정 문제로 번거로운 일이 많이 생긴다.

어렸을 때는 죽을 고비를 넘길 만큼 약하지만, 나이가 들어 중년이 되면서 건강에 관심을 갖게 되어 차츰 건강은 회복된다.

(1) 연월일시의 작용

년 : 선대의 조상에 집안은 발달한 집안이었고, 초년에는 고생을 많이 하나, 말년에는 친지나 친척 및 주변의 도움으로 경사가 있다.

월 : 성격이 차분하고 따뜻하여 여성적인 면은 있으나 부지런하지 못해 끈기와 노력이 부족하다. 이성 교제에서는 화술이 좋아 인기는 많으나 실행력이 없어 항상 고독해 한다.
사람들에게 신뢰를 얻었어도 오래가지 못하며 결단력이 부족하여 시작은 거창하나 끝은 흐린 경우가 많으므로 직업의 변동이 심하다.
극단적인 폭력은 아주 싫어하고 매사를 품위 있게 처신하려는 경향은 있으나 신념이 강하지 못하고 베풀려는 관용이 모자라 일을 그릇 치는 경우가 많다.

일 : 부모 형제의 덕이 없고 어릴 때 병약하여 죽을 고비를 넘기지만 나이가 들어 중년기에는 서서히 건강도 회복된다.
온화한 성품이지만 반발심과 반항심 등 심적 변화가 많으므로 일정한 직업이 없이 자주 직업을 바꾼다.
병자(丙子) 일주와 기해(己亥) 일주의 태에 여성은 남편 하는 일에 막힘이 많으며 때론 부부가 불화하여 별거하거나 두세 번 재혼할 수도 있다.

시 : 유산을 자식에게 물려주지 못하지만, 만약 물려준다고 하더라도 물려받은 그 자식이 재산과 가업을 계승하기 어려운 경향이 있다.

(2) 육친과의 작용관계

◎ 비겁이 태이면 부모 형제·친지·친척·친구 등 주변으로부터 많은 도움이 있다.
◎ 식상이 태이면 여자는 임신과 자녀의 경사가 있고 의식주가 풍족하게 된다.
◎ 재성이 태이면 재산이 늘고 남성은 아내에게 경사가 생긴다.
◎ 관성이 태이면 남녀 모두 직업 운이 좋다.
◎ 인성이 태이면 학업 운이 좋아지고 공부하기를 좋아하여 학문의 발전이 있다.

3) 양(養)

'양' 은 천·지·인의 기운이 어우러져 새 생명이 잉태되어 포근한 어머니 뱃속에서 전생의 묵은 기억을 털어내고 새로운 세상을 준비하는 태아의 모습이다. 따라서 양은 앞으로 맞이할 세상에 대한 기대감과 두려움이 교차하기 때문에 반은 길하고 반은 흉한 특성이 있고 성격이 신중하면서도 감상적인 면과 낙천적인 면도 있다. 또한, 어머니 품에서 양육되고 있으므로 투쟁을 모르고 나서기를 싫어하며 안정을 요구하는 조용한 성품이나 겁이 많아 남을 지도하고 이끌어 주는 과감성이 다소 부족하다. 그러나 대인 관계가 원만하고 사교에 능하며 무슨 일이든 쉽게 해결하려는 기질도 있다.

(1) 연월일시의 작용

년 : 부친이나 본인이 양자가 되기 쉬우며 아니면 다른 부모도 모셔본다. 일찍 독립하거나 분가를 하는 경우도 있다.

월 : 차분하고 침착하여 아무리 분주해도 서두르지 않는 편이므로 게으르다는 평을 듣기도 한다. 대인관계는 누구와도 잘 사귀고 차분한 성품 때문에 원만하다. 매사에 무리하게 나

서지 않으므로 크게 발전을 이루기는 어려우나 대체로 순조로운 편이다. 타지에서 재물 운이 양호하여 자수성가는 하지만 나이가 들어 중년이 되면 주색잡기로 망신이나 가산을 탕진하기도 한다.

일 : 부모와의 인연이 박하여 어릴 때 다른 부모에게 양육도 되어 본다.
사교에 능하고 팔방미인과 같은 재주가 있으며 특히 호색에 주색을 좋아하므로 남자나 여자로 인해 힘든 일도 당해본다.

시 : 인생 말년에 자식으로부터 봉양과 효양을 받게 된다.

(2) 육친과의 작용관계

◎ 비겁이 양이면 형제자매들이 온순하여 집안이 화목하다.
◎ 식상이 양이면 할머니 손에서 양육되어 보지만 의식주가 풍족하게 된다.
◎ 재성이 양이면 재물 운이 좋아져 재산이 늘어난다.
◎ 관성이 양이면 남녀 모두 직업 운이 좋다.
◎ 인성이 양이면 계모와 이복형제가 있다.

4) 장생(長生)

'장생' 은 생명의 기운이 어머니 뱃속의 어둠 속에서 밝은 빛의 세상으로 빠져나오는 시기이고 그동안 의존하고 있던 탯줄을 끊고 모체로부터 나와 독립됨과 같으며 새로운 세상을 맞이하여 완벽하지 못했던 자아가 완전해지면서 건강하고 튼튼하게 자라는 것을 말하며 어두웠던 세계가 밝아지는 것이니 길성으로 본다. 성격은 독립심과 개척 정신이 강하여 매사에 희망과 의욕이 왕성한 면으로 나타난다. 그러므로 무슨 일이든 의욕적이고 진취적인 기상이 있다. 매우 부지런한 성품이고 부부 금실이 아주 좋으며 여자는 남편 복이 있으며 남자는 처복이 많다. 성격이 온화하고 인정이 많으므로 많은 사람의 총애를 받는다.

(1) 연월일시의 작용

년 : 선대의 조상이 발달한 가문이고 중흥을 이루었다.

월 : 선조가 부귀하고 부모 대에 형제가 발달하며 인덕이 많고 윗사람을 잘 모시는 특징이 있다. 대기만성이라 중년 이후 대성한다.

용모나 태도가 여성적으로 청아한 인상을 주고 내성적인 성격으로 자기 자신의 의견을 말할 시는 신중하다. 항상 남의 입장을 먼저 생각하므로 대담성과 결단성이 부족하여 호기를 놓칠 때도 있다. 그러나 주위 사람들로부터 호평이 있어 사회적으로 어느 정도의 지위를 얻어 비교적 안정적인 생활을 한다. 취미도 고상하고 예술적인 것을 좋아하며 복장이나 장식 등에 관심이 많다.

일 : 부부 운이 좋아 부부가 화합하고 처 덕이 있으며 부모 형제 사이가 화목하다. 만약 차자로 태어났다 하더라도 부모의 은혜로움과 혜택이 크다.

성품이 총명하고 언행이 온화하며 형제와 친척 간에 신의가 있어 언행이 일치하는 사람이다. 또한, 여성은 현명한 자식으로 인해 일생을 편안하게 보낸다.

남녀 모두 무인(戊寅) 일주나 정유(丁酉) 일주의 장생은 복록이 적으며 여자 사주가 병인(丙寅) 일주의 장생은 박학수재가 분명하나 지나치게 강하여 남편 덕이 없어 신세 한탄을 한다.

시 : 자녀가 영달하고 그의 가문을 빛내며 인생 말년은 영화로움에 살게 된다.

(2) 육친과의 작용관계

◎ 식상이 장생이면 의식주가 윤택하게 된다.
◎ 재성이 장생이면 거부가 된다.
◎ 관성이 장생이면 남녀 모두 직업 운이 좋고 직위도 높아진다.
◎ 인성이 장생이면 예술가나 문필가로 명성이 높아진다.

5) 목욕(沐浴)

목욕은 옛날에는 아기가 태어나서 3일이 되어야 목욕을 시켰는데 이것은 모태에서의 환경 및 체온의 변화가 세상밖에 추위와 자리의 불편함으로 인해 고통받는 시기로 고통을 이겨내야 하는 시련의 시간이 3일이다. 이 시련의 시기가 지나 죽지 않고 살아남으면 건강하다 하여 비로소 목욕을 시키는 것이다. 현대에는 아기가 태어나면 바로 목욕을 시키지만 3일 동안은 고통받으면서 세상과 적응하는 기간이 3일인 셈이다. 즉, 태아가 모체로부터 완전히 독립하여 처음으로 세상에 발을 딛기 전에 깨끗하게 몸단장을 하는 과정을 의미한다. 따라서 청결한 이미지와 그동안 보호하던 성스러운 양수와 피를 닦아내는 의미이므로 거친 세파와 부딪친다는 점에서 흉성으로 본다. 성격은 나체로 목욕하는 아기의 이미지로 인해 음란하고 자유분방한 면으로 나타낸다. 또한, 남녀가 성교하기 전, 목욕하는 것을 의미하는 것이니 이성 문제로 번민함이 있다. 남녀 모두 색을 즐기며 그로 인해 가정 풍파가 심하다. 형제, 자매, 집안 간에도 사이가 좋지 않으며 부부간 서로를 의심하며 이혼하는 경우도 있다. 사치와 낭비가 심하고 유행에 따라 아름다움을 선호한다.

(1) 연월일시의 작용

년 : 선대의 집안이 좋았으나 주색으로 패가하였다. 인성이 목욕이면 모친이 풍류인이다. 여자 사주에 관성이 목욕이면 기생이나 첩이 되어 바람둥이 남편을 둔다.

월 : 가정환경이 불우하며 심신이 불안정하다. 심신이 불안한 만큼 거취도 일정하지 못하다. 성적으로 조숙하거나 이성 교제가 많아 색정으로 인해 과실이 발생하기 쉬운 편이다. 남녀 모두 결혼 후에도 이런 일로 문제가 야기되는 수가 많으므로 부부 연이 바뀌게 된다. 특히 여성의 목욕은 남편에 대해 불평불만이 많아 이혼하기도 한다.

일 : 부모와의 인연이 박하여 재산을 계승하기 어렵고 일찍이 어머니를 잃거나 형제자매 간에 원만하지 못하며 사치와 낭비 그리고 색난으로 풍파가 많고 사업도 성패가 빈번하여 부모님의 자산을 계승하지도 못하며 문란한 이성 관계로 허무한 삶을 산다. 다만 을사(乙巳)

일주의 목욕은 상관으로 군자의 덕으로 세인의 존경은 받지만, 돈을 많이 벌 경우 반신불수가 되기도 한다.

갑자(甲子) 일주나 신해(辛亥) 일주의 목욕은 남녀 모두 고집이 있으며 부부 이별수가 있다. 특히 여성의 목욕은 남편에 대해 불평불만이 많아 이혼하기도 한다.

시 : 자손과의 이별이 있거나 아내와의 변화가 있어 인생 말년이 쇠퇴하여 불우하고 재혼하기도 한다.

(2) 육친과의 작용관계

◎ 비겁이 목욕이면 형제 중에 주색에 빠진 사람이 있다.

◎ 식상이 목욕이면 예능 방면에 뛰어난 재주가 있어 명성을 떨친다. 여성은 대 사업가가 아니면 화류계 명조이다.

◎ 재성이 목욕이면 쓸데없는 지출이 많다.

◎ 관성이 목욕이면 직업 운이 좋지 않으며 명예도 크게 얻지 못한다. 남자는 자식 중에 바람둥이가 있고 여자는 남편이 바람둥일 경우가 많다.

◎ 인성이 목욕이면 어머니가 방탕한 생활을 한다.

6) 관대(冠帶)

'관대' 는 어릴 때는 부끄러움을 몰라 옷을 벗고 자라다가 성장하면서 부끄러움을 알고 옷을 입는 과정을 말한다.

어머니의 젖으로부터 떠나 왕성한 식욕을 키워가는 시기이니 한 사람의 사회인으로서의 인격을 갖추어 가는 청년기를 의미한다. 따라서 미래에 대한 희망과 꿈을 키우고 몸과 마음을 다잡아가므로 길성으로 본다. 성격은 발랄하고 쾌활하며 진취적 기상이 강하다. 혼자 옷을 입고 외관을 차려입는 것과 같으니 독립심도 강하다. 매사에 진취적이고 의욕적이지만 불의를 보면 참지 못하고 나서기를 잘하는 기질로 인해 손해를 보는 경우도 있다. 두뇌 회전이 빨라 일찍 성공하여 사회적 기반은 탄탄하지만, 가정을 소홀히 하는 까닭에 부부간 문제가 발생할 수도 있다. 특히 직장생활에 불만이 많아 이리저리 옮겨 다니므로 주거변동이 심하다.

(1) 연월일시의 작용

년 : 선대에 명문대갓집 출신으로 유복한 가정에서 자라고 일찍 유산을 받아 출세하지만, 나이가 들어 재혼하는 경우도 있다.

월 : 부모 형제가 발전하고 사회적 기반이 튼튼하며 확고하다. 패기와 개성이 강하고 고집이 세며 출세와 명예를 위해 수단과 방법을 가리지 않는 기질이 있다. 만약 청년기에 힘들고 고생을 하였다면 중년 이후 대성한다.

자존심이 강하여 매사에 자신의 입장을 유리하게 하고 타인의 대해서는 비판적이며 남의 결점만을 신랄하게 헐뜯는 기질이 있다. 그러나 어떠한 어렵고 힘든 일도 남의 도움 없이 혼자 힘으로 해내는 기질도 있고 아무리 힘들어도 약한 태도는 보이지 않는 면도 있다.

일 : 용모가 단정하고 대인관계에서 머리 회전이 빠르며 조숙 성장하여 사회적 발전이 빠르다. 그러나 용기는 있으나 지략이 부족하고 모사를 모른다.

직업변동이 많으며 부부 인연은 박하나 만년은 다복하고 자녀가 총명하며 중년 이후에 발복한다.

임술(壬戌) 일주나 계축(癸丑) 일주의 관대에 여성은 임술(壬戌)은 괴강살이고 계축(癸丑)은 백호대살로서 남편에게 흉사가 있을 수 있으니 나이 많은 남자와 결혼하면 관계없다.

시 : 자손이 현명하고 크게 발달한다.

(2) 육친과의 작용관계

◎ 비겁이 관대이면 형제 중에 성공한 사람이 있다.

◎ 식상이 관대이면 총명하고 직업 운도 좋다. 그러나 남성이 상관이 강한 관대이면 직업운이 나쁠 수도 있다. 여성이 식신의 관대는 자녀가 현출하나 상관의 관대는 남편 하는 일

에 애로가 있다.
◎ 재성이 관대이면 재물 운이 좋으며 남성은 아내에게 가권을 주는 경우가 많다.
◎ 관성이 관대이면 직업 운이 좋다.
◎ 인성이 관대이면 남녀공이 예술방면에 크게 발달하나 여성은 자식 걱정이 있고 사기도 당해본다.

7) 건록(建祿)

'건록' 은 성숙한 육체와 정신으로 가장 활발하게 사회활동을 하는 시기이고 식물은 열매를 맺는 것과 같으며 성장하여 직장을 갖고 봉급 받는 것과 같다. 매사에 의욕과 정열이 식을 줄 모르는 장년기를 의미하고 계획했던 인생설계를 추진해 간다는 점에서 길성으로 본다. 성격은 자존심과 책임감이 강하고 공사가 분명하며 상하질서를 중요시한다. 부정과 불의를 보면 타협할 줄 모르고 용서하지 않는 강한 기질이 있다. 또한, 지나친 간섭에는 아예 배제하는 기질도 있어 호기를 놓칠 수도 있다. 두뇌 회전이 빠르고 부지런하여 많은 돈을 벌지만, 부부관계는 원만치 못하다.

(1) 연월일시의 작용

년 : 선대가 번창하였거나 부친이 자수성가하였고, 본인은 말년에 발달한다.

월 : 연지의 록은 세록이라 하고, 월지의 록은 건록, 일지의 록은 전록이라 하고, 시지의 록은 귀록이라 한다. 이것이 학자형으로 선비와 같아 사고방식이 치밀하다. 신경질적이기 하지만 건전하고 착실하여 위험성이 있는 일에는 절대로 가담하지 않는다.
자존심과 고집이 세고 강하며 타향살이로 자수성가한다. 다만 여자는 맞벌이하거나 사회생활을 활발하게 하는 맹렬파의 여걸이다.

일 : 의리가 있고 성실하며 두뇌가 좋아 자신을 과신하여 호기를 놓치는 경우도 있고 타인의 간섭이나 간섭하는 것을 좋아하지 않으므로 의식주 걱정은 모르고 살지만, 항상 고독하

고 내성적이다.
직업과 주거의 변동은 많으나 독립심과 사상이 건전하여 성공은 하지만 남녀공이 부부 운은 원만하지 못하고 박하며 재물이 많으면 아내에 흉함이 있고 재물이 없으면 아내가 장수한다. 또한, 초년에 불운하여 고생한 사람은 중년 이후 발복하고 초년에 유복했다면 중년이후에 불우하여 고생하는 경우가 많다.
갑인(甲寅) 일주·경신(庚申) 일주와 을묘(乙卯) 일주의 건록에 여성은 재혼이나 독수공방하는 명조이다.

시 : 자손이 성공하여 부귀영화가 있고, 인생 말년에 영화를 누린다.

(2) 육친과의 작용관계

◎ 비겁이 건록이면 형제들이 발달한다.
◎ 식상이 건록이면 의식주가 윤택하고 직업 운도 좋다.
◎ 재성이 건록이면 재물 운이 좋으며 남성은 아내로 인해 재물을 얻는다.
◎ 관성이 건록이면 직업 운이 좋고 승진으로 높은 자리에 오른다.

8) 제왕(帝旺)

'제왕' 은 인간의 육체와 정신이 성숙하여 완숙의 경지에 이르는 시기로 만물이 성숙함을 말하므로 갈망하는 꿈이 실현되는 중년기를 의미한다. 따라서 인생 최고의 정점에서 과거의 노력 여하에 대한 답례라는 점에서 길성으로 본다. 성격은 근엄하면서도 불굴의 정신과 강건한 의지로 강한 자에 대한 반항심이 있고 사회 공익과 정의로운 일이라면 매사에 물불을 가리지 않고 자신이 어떻게 되든 사회에 봉사하고 헌신하는 기질이 있다. 특히 독단적이고 독선적인 성격으로 인해 불화가 생기기 쉽고 상대를 우습게 보는 경향도 있다. 남에게 지기 싫어하며, 자존심이 강하므로 자존심을 건드리면 큰일을 저지를 수 있는 단점이 있다. 사주 구성에 따라 많은 사람으로부터 사랑을 받으며 명성도 얻는다.

(1) 연월일시의 작용

년 : 선대집안은 명문가로서 가세가 흥왕할 때에 출생하였고, 본인은 자비심이 많다.

월 : 장남 출신이 거의 없지만, 장남이라 하더라도 일찍 생가를 떠나 독립하며 모친과의 인연이 박하다. 신체가 건강하고 독립심이 강하며 수완이 좋고 자존심도 강하여 남의 밑에 있기를 싫어하고 부리기를 좋아하므로 매사에 우두머리가 되려는 기질이 있다.

일 : 자존심이 강하여 남에게 신세 지는 일은 절대로 하지 않으며 아무리 괴롭고 힘들어도 누구한테든 의지하려 하지 않는다. 또한, 누구한테든 구속되는 것을 싫어하니 자유분방한 생활을 즐기며 외부에 간섭은 철저히 배제하는 지나치게 강한 성격 때문에 흉함이 따를 수 있다. 하지만 인정이 많고 동정심도 많아 자신의 수양 됨됨이에 따라 오히려 존경과 사랑을 받으며 남녀공이 타향에서 성공은 하지만 항상 고독하고 부부궁이 바뀌기 쉽다.
특히, 병오(丙午) 일주·정사(丁巳) 일주·무오(戊午) 일주·임자(壬子) 일주·계해(癸亥) 일주 여성의 제왕은 부부궁이 불리하여 한번 결혼에 실패하면 다시는 재혼하지 않고 혼자 사는 과부의 명조이다. 또한, 사주에 제왕이 또 있으면 배우자에게 반드시 해롭고 큰 피해를 당한다.

시 : 자손이 부귀하고 가문을 빛내며 인생 말년에는 사회적으로 명성을 얻는다.

(2) 육친과의 작용관계

◎ 비겁이 제왕이면 형제나 남을 상해하고 괴롭힌다.
◎ 식상이 제왕이면 의식주가 풍부하고 의료계통에서 대성하지만, 상관이 강한 제왕은 자해도 할 수 있으며 남을 상해도 하여 본다.
◎ 재성이 제왕이면 재물 운이 좋아 재산을 원하는 대로 모아도 보지만 그 이후부터 계속해서 지출된다.
◎ 관성이 제왕이면 권력에 대한 관심이 많아 권세도 부려본다.

9) 쇠(衰)

'쇠' 는 만물이 왕성하면 쇠하는 것과 같으니 인생도 최고의 경지에 다다르면 반드시 하강의 길을 걷게 됨을 말한다. '쇠' 는 이러한 인생의 내리막길의 과정으로 기운이 쇠해지고 심신이 허약해진다는 점에서 흉성으로 본다.

성격도 적극적이지 못하고 모험을 싫어하며 소심하여 보수적인 기질이 강하다. 최고가 되고 왕성함을 다하여 극에 달하니 노쇠하였고 건강에도 자신이 없으니 세상만사가 귀찮다. 고집도 없고, 매사에 의욕도 없으니 사기나 유혹에 약하다.

(1) 연월일시의 작용

년 : 선대에 가세가 몰락하고 가세가 기울 때 출생하였고, 가정에는 충실하나 사회적 발전과 두각을 나타내기는 어렵다. 본인의 말년은 부진하다.

월 : 부모 대에 재산 손실이 컸고 중년 이후 운세가 쇠퇴하며, 보증관계로 파산할 수 있으니 조심하여야 한다.

일 : 성품은 온순하나 주체의식이 약하고 박력이 없어 큰일은 하기 힘들고 남의 유혹에 잘 빠져 불의의 손실을 당하기 쉽다. 남의 보증문제로 손재를 당하는가 하면 처와도 이별하기 쉽다. 특히 갑진(甲辰) 일주 을축(乙丑) 일주 경술(庚戌) 일주 신미(辛未) 일주의 쇠는 남녀 공이 부부 해로가 어렵다.

시 : 자손이 병약하거나 자식으로 인해 근심이 많고, 인생 말년이 고독하거나 고생이 많다.

(2) 육친과의 작용관계

◎ 비겁이 쇠이면 형제의 도움이 적고 형제의 힘이 약하다.
◎ 식상이 쇠이면 지능이 낮지만, 의식주는 풍부하다.

◎ 재성이 쇠이면 재물이 흩어진다.
◎ 관성이 쇠이면 직업 운이 좋지 못해 직업도 변변치 못하다. 특히 남성은 자식이 영민하지 못하고 어리석어 가문을 빛내지 못한다.

10) 병(病)

'병'은 사람이 노쇠하여 질병에 약한 것과 같으니 매사에 끈기가 없고 인내심도 없으며 활동적이지 못하다. 그러므로 인생의 내리막길에 경사가 심해지는 시기로 몸도 마음도 지쳐 병마가 침범하게 되는 황혼기를 말한다. 따라서 고통스러운 삶을 이끈다는 점에서 흉성으로 본다. 성격은 인정에 약하고 마음이 여려 쉽게 상처받는 면이 있다. 어렸을 때는 허약체질로 타고났으니 경쟁과 투쟁을 피하는 특징이 있다. 무슨 일이든 조금이라도 힘들다 싶으면 쉽게 포기하는 기질이 있고 조용한 성품의 소유자이다.

(1) 연월일시의 작용

년 : 선대의 집안은 빈곤하였고 나는 유년기에 병약하였다.

월 : 부모 대에 가난하고 몹시 빈곤할 때 내가 태어났다. 사람이 병약해지면 상상하는 것도 많고 쓸데없는 일에 걱정근심이 많아진다. 청·장년기에도 병약하고 건강하지 못하지만 외면은 명랑하고 농담도 잘하며 내심에는 지나치게 걱정과 근심이 많아 때로는 비관도 잘하며 의타심이 강하고 결단력이 부족하다.

일 : 어릴 때 병약한 체질로 태어났고 중병으로 고생하였으며 부부 운도 불길하다. 심신도 건강하지 못하고 부모와의 인연도 박하여 일찍 헤어져야 하며 부모의 상속도 없다. 만약 부모의 재산을 상속받게 된다면 부부가 인연이 없고 상속을 받지 못하면 무난하다. 무신(戊申) 일주·병신(丙申) 일주·임인(壬寅) 일주·계유(癸酉) 일주의 '병'은 남녀공이 진취성은 있으나 끈기가 없어 지속성은 떨어진다. 여성은 온순하나 중년에 남편과 이별을 하거나 버림을 받아 불행해지거나 혹은 가운이 쇠퇴하여 빈곤해진다.

시 : 자손의 병으로 근심 걱정이 많다.

(2) 육친과의 작용관계

◎ 비겁이 병이면 형제 중에 중병이나 병약한 사람이 있다.
◎ 식상이 병이면 식도나 소화기계통에 질병이 있다.
◎ 재성이 병이면 아내에게 질병이 있고 재산을 지키기 어렵다.
◎ 관성이 병이면 자식에게 질병이 있고 여성이면 남편에게 질병이 있다.
◎ 인성이 병이면 어머니가 병약하거나 부모 중 한 분에게 질병이 있으며 학업 운도 좋지 않다.

11) 사(死)

'사' 는 만물이 시들어 죽는 것을 의미하니 육체의 에너지가 모두 소모되고 수명도 다하여 죽는 것과 같으며 모든 희·노·애·락을 정리하고 순리대로 죽음을 맞이하는 시기로서 돈도 명예도 건강도 모두 다 부질없다 하여 흉성으로 본다. 성격은 조용하고 온순하기는 하나 매사에 체념이 너무 빠르다는 것이 흠이다. 인생이 무상하고 부모가 그리워 효자효부가 많은 것이 특징이다.

(1) 연월일시의 작용

년 : 선대 조상이 빈천하거나 가세가 기울 때 출생하였다.

월 : 부모 형제와 인연이 박하고 항상 고독하다. 결단력과 끈기가 약하고 쉽게 좌절하며 근심과 걱정이 많고 생각 또한 많은 사람이다. 종교에 관심이 많다.

일 : 어릴 때 잔병치레가 많고 큰 병으로 고생하거나 부모와의 인연이 없어 조실부모하거나 부부 운이 불리하여 장성한 뒤에 아내가 병약하여 생사 이별하기 쉽다. 일찍 고향을 떠나 살

게 되고 만약 부모가 살아 있어도 유산을 물려받기 어렵다. 을해(乙亥) 일주와 경자(庚子) 일주의 '사' 에 여성은 남편과 이별하게 되고 좋은 자식을 얻지 못한다.

시 : 자식과의 인연이 드물고 자식으로 인해 근심 걱정이 많다.

(2) 육친과의 작용관계

◎ 비겁이 사면 형제의 발전이 느리다.
◎ 식상이 사면 의식주가 빈곤하다.
◎ 재성이 사면 재산을 지키기 어렵다.
◎ 관성이 사면 자신의 사회적 발전이 늦고 여성은 이혼이나 사별한다.
◎ 인성이 사면 어머니와의 인연이 없다.

12) 묘(墓)

'묘' 는 만물이 열매를 맺고 창고에 저장되는 것과 같고 사람이 죽으면 묘로 들어가는 것과 같으며 인간이 왔던 가장 근본적인 곳으로 다시 하나가 되는 것을 의미하니 영혼이 잠시 안식을 취하는 시기로서 능력 없는 유령으로 남아 있는 것 때문에 흉성으로 본다. 성격은 매사에 실리적인 면이 강하고 침착하며 세상과의 인연이 없으니 세상도, 돈도, 명예도 쓸데 없다 하여 산속에 들어가 고독을 즐기며 혼자 조용히 살려는 소탈한 성격의 사람이고 스스로 도인이 되고 싶은 사람이다.

(1) 연월일시의 작용

년 : 비록 장남이 아니라도 봉묘를 관리하고 선조의 묘를 돌본다.

월 : 부모 형제와의 인연이 박하고 남으로 인해 지출이 많다. 만약 사주에 묘가 충살을 맞으면 부잣집에서 태어나고 장남이든 차남이든 봉묘를 맡게 된다. 성격이 적극적이지 못한 여

성적인 성격으로 견실한 인생을 살아감으로 학자나 연구가 종교가 등이 적합하지만, 운은 늦게 열리는 명조이다.

일 : 매사에 계획성도 있고 탐구심도 강하며, 낭비벽이 없는 절약가이고 고정된 수입의 생활을 선호하는 소탈한 사람이다.
남녀 모두 물질적인 것 보다는 정신적인 것을 즐기며 흥미를 느끼고 만족하며 화려한 생활을 좋아하지 않고 소박하다. 그러므로 종교에 심취함이 많다. 만약 신강사주에 묘가 충을 맞으면 사업가로 경제적인 관념도 강해서 매우 적극적으로 추진하여 성공하기도 한다. 부모형제와의 인연이 약하고 일찍 생가를 떠나 빈곤한 생활을 하며 주거변동도 심하고 잔병으로 인해 고생이 많은 편이다. 만약 부잣집에서 태어나면 중년 이후 쇠퇴하여 잔병치레를 많이 하고 가난한 집에서 태어나면 중년 이후 발복하여 건강해진다.
기축(己丑) 일주의 여성의 묘는 말주변이 없어 곤욕을 치를 수 있고 정축(丁丑)일주나 임진(壬辰) 일주 여성의 묘는 남편 때문에 근심 걱정이 많다.

시 : 자손이 병약하여 근심 걱정이 많다.

(2) 육친과의 작용관계

◎ 비겁이 묘이면 형제와 일찍 사별하거나 형제 중 송사로 곤욕을 치르는 형제가 있고, 한 건물에서 형제들이 모여 사는 경우도 종종 있다.
◎ 식신이 묘이면 재산은 많은데 써보지도 못하고 생을 마감하는 경우도 있다. 상관이 묘이면 학문이나 예술로 크게 명성을 얻으나 비명횡사하는 경우도 있으니 항상 건강을 조심하고 마음수행을 게을리해서는 안 된다.
◎ 재성이 묘이면 재산을 어디에다 숨겨 놓았는지 모르고 죽는 경우도 있다.
◎ 관성이 묘이면 늦게 관직을 얻는다.
◎ 인성이 묘이면 웃어른들의 도움으로 크게 성공한다. (김봉준, 1989, 정의록, 2013).

위와 같이 12운성의 작용에 대하여 설명했지만, 사주구성과 대운, 세운의 흐름 및 용신에 흐름과 성격이나 살아온 환경에 따라 많은 차이가 있을 수 있으니 12운성을 보고 나쁜 것은 마음수행을 하여 고치고, 좋은 것은 더욱 좋게 발전, 승화시켜야 할 것이다.
일간을 중심으로 일지만을 보고 12운성의 작용과 비교하여 판단하되, 연주는 조상, 월주는 부모, 일주는 자신이며, 시지는 자식으로 판단한다. 또한, 사주 육친과도 반드시 비교하여야 한다. 너무 잘 맞는다고 신기하게 생각하지 말고 또한 나쁘다고 참담해 할 필요도 없다. 인생에 참고사항으로만 생각하기 바란다.

2. 귀성(귀인)

귀성(貴星)·귀신(貴神)·귀인(貴人)·기운(氣運)이라는 말은 현상과 다르긴 하지만 나에게 좋은 기운이면 귀한 신(神)이고 귀한 성(星)이요, 나를 돕는 좋은 사람은 귀인이 된다. 반대로 나에게 나쁘게 작용하는 기운이 살(殺)인 것이며, 이것을 흉성(凶星)·신살(神殺)이라 하는 것인데 흉성이나 신살이 반드시 나쁜 것만이 아니다. 그리고 나 자신에 삶에 있어 어떤 신이 나를 도와 편안하게 하고 어떤 신이 나를 괴롭히는 있는지를 알아서 자아를 발견하고 대비하고자 하는 것이다.

1) 천을귀인(天乙貴人)

(1) 천을귀인의 발생

천을(天乙)이 발생한 동기는 우주에서 일어나고 있는 위성·태양·지구와의 관계에서 발생된 것이다. 달은 지구를, 지구는 태양을 중심으로 자공전(自公轉) 운동을 하고 있는데, 달·지구·태양은 한 덩어리가 되어 북극성(北極星)을 중심의 축(軸)으로 우주운동을 하는 동안 태양계는 북두칠성(北斗七星)의 보좌를 받고 운행하고 있으며 북두칠성의 7개 별 중에서도 다섯 번째 집옥성(執玉星)이라는 별이 태양계가 우주를 여행할 때 우주 항로를 이탈하지 못하도록 질서를 잡아주고 있는 고마운 역할을 하는 별이다. 또한, 인간 개개인의 운명에도 최고의 기쁨을 선사하고 있는 별이기도 하다. 그러므로 '천을' 이란 북두칠성과 북극성의 길성에 빛이 대각을 이루면서 서로의 빛을 상호교환하고 있을 때, 인간이 태어나는 것을 '천을귀인' 이라 하는 것으로 이것이 악살과 흉함을 멸살시키고 평생토록 길한 것으로 작용한다고 한다. (김봉준, 1989).

천을은 비견·겁재와 같이 붙여진 이름에 불과하지만, 그 작용력은 가히 기적이라 할 수 있다. 예를 들어 여행을 가다가 버스가 굴러서 여러 명이 죽고 다치고 해도 멀쩡하게 걸어 나오는 사람, 어느 대교 일부가 강물로 떨어졌는데 몇 초 사이로 그 대교를 통과하여 살았다는 등의 기적이 있어 나게 된다. 그뿐 아니라 사주구성이 나빠도 재앙을 피해갈 수 있으며 사주구성이 좋으면 높은 자리에 오를 수도 있고 많은 사람으로부터 추앙을 받게 되며 생각지도 않은 투자에도 크게 돈을 버는 행운도 맞이한다.

우주에서 천을귀인이 발생하는 때는 두 가지가 있다. 지구가 태양과 가까운 거리에서는 양전자가 발생하는데 이것을 양귀라 하고 지구가 태양과 먼 거리에서는 음전자가 발생하는데 이것을 음귀라 한다. 천을귀인이 성립되는 요건은 천간이 합을 이룰 때, 지지는 천간의 뒤편에서 나타난다 하여 작용력이 큰 양귀라 하고, 음귀의 천을귀인의 작용력은 약한 것으로 본다.

◎ **천을귀인 도표**

	甲	乙	丙	丁	戊	己	庚	辛	壬	癸
양귀	未	申	酉	亥	丑	子	丑	寅	卯	巳
음귀	丑	子	亥	酉	未	申	未	午	巳	卯

(2) 천을귀인의 작용

◎ 양귀인은 1월에서 6월 사이인 상반기에 태어난 사람이면 작용력이 크고 음귀인은 7월에서 12월에 사이인 하반기에 태어난 사람이면 작용력이 크다. 또한, 반대로 태어나면 작용력이 감소된다.

◎ 천을귀인은 양귀이든 음귀이든 일주에 있는 것을 최상의 길성으로 보고 그다음으로 월·시주이며 그다음으로 연주 순으로 작용한다.

◎ 사주에 천을 귀인이 있고 대운과 세운에서 합이 들어오면 승승장구한다.

◎ 사주에 천을 귀인이 정관·정인·장생·제왕·건록·역마에 해당하고 합을 이루면 평생이 화평하다. 그러나 형·충·파·해를 맞거나 사·묘·절·공망이 되면 그 효능이 약하다.
◎ 천을귀인이 괴강과 같이 있으면 남녀공이 사리가 분명하고 세인들로부터 존경을 받는다.
◎ 천을귀인이 건록이면 문장력이 좋고 학자의 기풍이 있다.
◎ 천을귀인이 대운이나 세운에서 만나도 크게 발전한다.

2) 태극귀인(太極貴人)

태극(太極)은 처음이란 뜻으로 태초의 처음처럼 순수함을 요구하므로 사주에 형·충·파·해가 없이 깨끗하고 길신이 들어올 때 최고의 자리에 오른다. 주변 사람들로부터 도움을 받아 평생 고생을 모르고 살게 되는 귀성이다. 일간을 중심으로 연지에 태극귀인이 있으면 작용력이 크다.

◎ 태극귀인 도표

천간	甲·乙	丙·丁	戊·己	庚·辛	壬·癸
지지	子午	卯酉	辰戌丑未	寅	巳申

3) 복성귀인(福星貴人)

복과 수명을 내려준다는 귀성이다. 일생을 안정적으로 복을 누리고 존경받으며 산다. 일지나 시지에 복성귀인이 있으면 가장 좋으나 형·충·파·해가 있으면 복이 감소된다. 일간을 중심으로 지지를 본다.

◎ 복성귀인 도표

	甲	乙	丙	丁	戊	己	庚	辛	壬	癸
지지	寅	丑	子	酉	申	未	午	巳	辰	卯

4) 천주귀인(天廚貴人)

'천주' 의 '주(廚)' 는 부엌, 요리의 뜻으로 하늘이 내려준 요리 솜씨가 뛰어난 사람이다. 사주에 천주귀인이 있는 사람이라면 요리사의 직업을 택함이 무난하고, 관직으로도 출세한다는 귀성이다. 사주구성이 좋으면 음식 솜씨로 명성도 얻고 크게 성공한다.

◎ 천주귀인 도표

	甲	乙	丙	丁	戊	己	庚	辛	壬	癸
지지	巳	午	巳	午	申	酉	亥	子	寅	卯

5) 천관귀인(天官貴人)

관성의 자리에 지지가 천을 귀인이 있는 것을 말하고, 관성의 천을 귀인이 있고 재성·관성·인성의 생조를 받거나 사주구성이 좋으면 고위직에 오르고 많은 사람에 추앙을 받는다. 일간을 중심으로 지지를 본다.

◎ 천관귀인 도표

	甲	乙	丙	丁	戊	己	庚	辛	壬	癸
지지	未	辰	巳	酉	戌	卯	亥	申	寅	午

6) 천록귀인(天祿貴人)

연월일시의 건록(建祿)이 있으면 천록귀인이다. 평생 고난을 모르며 복록을 주관하는 귀성이다.

◎ 천복귀인 도표

	甲	乙	丙	丁	戊	己	庚	辛	壬	癸
지지	寅	卯	巳	午	巳	午	申	酉	亥	子

7) 문창귀인(文昌貴人)

예술성이나 문장력, 학술방면에 재능이 뛰어나다. 연구, 창조, 발명 등의 특별한 재주가 있으며 용신의 때를 만나면 크게 성공한다.

문창귀인은 양 일간은 12운성의 병에 해당하고 음 일간은 12운성에 장생에 해당한다. 다만 문창귀인의 합은 그런대로 무난하나 충을 만나면 가난한 선비와 같다. 초, 중학교 때 공부하기를 싫어하고 놀기만 좋아하던 아이가 고등학교에 들어가서 갑자기 공부해야 한다고 밤잠을 설치며 공부를 하는 경우, 보통은 늦공부가 트였다고 옛 어른들이 말씀하셨는데, 이때가 문창귀인(文昌貴人)이 온 것이다.

◎ 문창귀인 도표

	甲	乙	丙	丁	戊	己	庚	辛	壬	癸
지지	巳	午	申	酉	申	酉	亥	子	寅	卯

8) 금여(金與)

금여의 금(金)은 금으로 만든 수레란 뜻으로 왕이나 고관대작이 타는 것을 말하는데 현대에는 고급승용차나 값비싼 자가용 등을 말한다.

이것을 금여 살이라고도 하는데 남녀 모두 용모가 단정하며, 서로 좋은 배우자를 만나 행복하게 산다는 살로서 특히 시지에 있으면 평생을 주위 사람들의 도움을 받고 덕이 많아 편안한 생활을 한다는 귀성인 동시에 귀한 살이다. 남녀공이 인물이 좋고 복록이 있으며 평생 힘든 일없이 안정된 생활을 하게 되며 주위 사람들로부터 신망을 받는다.

◎ **금여도표**

	甲	乙	丙	丁	戊	己	庚	辛	壬	癸
지지	辰	巳	未	申	未	申	戌	亥	丑	寅

9) 천덕(天德), 월덕귀인(月德貴人)

천덕(天德)은 좋은 심성을 지니고 있고 너무도 착하여 하늘이 노력하는 사람에게 내리는 복 중의 복이며, 월덕(月德)은 조상이 좋은 일을 하였으나 사회적으로 공로를 인정받지 못한 사람에게 조상의 공덕을 인정하여 하늘이 그 후손에게 내려주는 길성이다. 천덕과 월덕을 가진 사람은 관운이 좋고 재능이 많아 사회적으로 특별한 혜택을 누리며 산다. 특히 시지에 월덕은 자손이 크게 번창한다.

◎ **천월덕귀인 도표**

	子	丑	寅	卯	辰	巳	午	未	申	酉	戌	亥
천덕	巳	庚	丁	申	壬	辛	亥	甲	癸	寅	丙	乙
월덕	壬	庚	丙	甲	壬	庚	丙	甲	壬	庚	丙	甲

◎ 월지에서 천간과 지지를 본다.

◎ 亥·卯·未 월지에 甲이 월덕이다.
◎ 寅·午·戌 월지에 丙이 월덕이다.
◎ 巳·酉·丑 월지에 庚이 월덕이다.
◎ 申·子·辰 월지에 壬이 월덕이다.

3. 신살(神殺)

'살(殺)' 은 무수히 많다. '살(殺)' 이란 죽인다는 뜻이므로 불안하고 무섭다고 생각하여 살을 풀겠다고 전국을 누비며 찾아다니는 데 다 헛수고이며, 자신도 모르게 지날 수 있도록 마음수행을 해야 한다. 대부분은 맞지 않지만 나쁜 것은 믿지 말아야 한다. 나쁜 것은 마음수행으로 충분히 넘길 수 있다. 예를 들어 살이 있는 사주팔자에 부부궁이 좋지 않다고 하면 조금씩 이해하고 양보하면서 사랑하고, 함께 했던 즐거운 추억을 생각하면 위기를 넘길 수도 있다. 살(殺)에 대하여 풀어보고 인생에 좋은 방향으로 마음을 전환했으면 하는 바람이다.

사주를 자평이전에는 태어난 해 즉, 년을 중심으로 사주를 풀이하였지만, 그 이후 자평의 일간법이 등장하면서 일간을 중심으로 풀이하는 사주명리학의 체계가 정립되어 지금에 이르렀다. 그리하여 '신살' 도 출생일의 지지나 출생년의 지지로 본다. 가령, 출생일이 해(亥)이고, 출생년이 진(辰)이면 해(亥)에서 진(辰)을 찾는다.

1) 홍염(紅艷)

홍염의 '홍(紅)' 은 붉다, 연지의 뜻이고 '염(艶)' 은 곱다, 부러워한다는 뜻으로 남들이 부러워할 정도로 가정환경이 좋으며 남녀공이 미남미녀가 많다.

◎ 홍염 도표

년일	子	丑	寅	卯	辰	巳	午	未	申	酉	戌	亥	비고
홍염	卯	寅	丑	子	亥	戌	酉	申	未	午	巳	辰	일지

2) 도화(桃花)

도화의 '도(桃)' 는 복숭아의 뜻이고 '화(花)' 란 꽃이란 뜻으로 복숭아가 열매를 맺기 위해서는 많은 벌이 몰려든다. 이것은 자연현상이지만 사람에게 있어서는 자신이 자제할 수 없는 본능적인 색에 대한 욕망을 의미하는 것이다. 그러므로 어찌 보면 도화란 사람을 괴롭게 하는 것 중에 가장 참기 힘든 기운이라 할 수 있지만 따라서 불행의 씨앗을 잉태할 수도 있음을 경계하여야 할 것이다.

◎ **도화 도표**

년일	申	子	辰	寅	午	戌	亥	卯	未	巳	酉	丑
도화	酉			卯			子			午		

☞ 연지와 일지로 본다.

3) 고신(孤身)

고신의 '고(孤)'는 고독하다, 외롭다는 뜻으로 홀로되어 외롭다는 뜻이니 남자가 홀로되어 외로운 홀아비와 같다.

◎ **고신도표**

년일	寅	卯	辰	巳	午	未	申	酉	戌	亥	子	丑
고신	巳			申			亥			寅		

4) 과숙(寡宿)

과숙의 '과(寡)'는 적다, 나의 뜻이고 '숙(宿)'은 머문다는 뜻으로 나에게 적게 머문다는 뜻이니 여자가 홀로되어 외로운 과부와 같다.

◎ **과숙도표**

년일	寅	卯	辰	巳	午	未	申	酉	戌	亥	子	丑
과숙	丑			辰			未			戌		

5) 괴강살(魁罡殺)

임진(壬辰)·경진(庚辰)·경술(庚戌)·무술(戊戌)을 괴강살이라 한다.
무슨 일이든 열성적이고 활동적이며 머리가 매우 총명하고 상대의 마음을 꿰뚫어 보는 지혜로움도 있다. 용신과 맞게 흐르면 강렬하게 작용하여 크게 돈을 벌고 성공할 수 있다.
운이 나쁘게 흐르면 흉한 작용이 더욱 강해지므로 각종 재앙이나 힘든 일이 발생하고 가난을 면치 못한다.

6) 백호대살(白虎大殺)

무진(戊辰)·정축(丁丑)·병술((丙戌)·을미(乙未)·갑진(甲辰)·계축(癸丑)·임술(壬戌)의 간지를 백호대살이라 한다. 사주에 백호대살이 있으면 흉한 일이 많이 생긴다. 통변하여 해당되는 가족이 안 좋은 일을 당한다고 하는데 꼭 그렇지는 않다. 용감하고 지칠 줄 모르는 활동가이다.

7) 양인살(羊刃殺)

'양인살' 은 양간에서만 성립되는 것이므로 음간에는 성립되지 않는다. 겁재에 해당하는 것을 양인이라 하는데 甲 일간에 卯, 丙 일간의 午, 庚 일간에 酉, 壬 일간에 子이고, 무(戊)토인 경우만 오(午)화가 양인이다.
양인은 흉함과 길함이 엇갈리는 살로서 겁이 없고 무자비한 마음이 강해질 수 있으므로 사고의 위험이 있어 이 살을 나쁘다고 하는 것이다. 사주구성이 좋으면 대권을 장악할 정도의 위력이 있는 신(神)이다. 그러나 사주구성이 나쁘면 악신으로 변하는 묘한 신이다.
여자 사주에 이 살이 있으면 남성적인 기질이 있으므로 수사기관이나 강력반 등의 남성이 하는 힘든 일도 거뜬히 해낼 수 있는 기질이 있다.

8) 낙정관살(落井關殺)

우물에 빠진다는 말인데 요즘에 우물이 없으니 저수지나 계곡 등에 물에 빠지는 것을 말하는 것으로 이 살이 없어도 누구든 강, 바다 등의 물가에서는 조심해야 하는 것이 기본이다. 다른 사람들로 인해 왕따나 모사를 꾸며 함정에 빠뜨릴 수 있으니 대인관계에도 상당히 신경을 써야 한다.

◎ 낙정관살 도표

일간	甲·己	乙·庚	丙·辛	丁·壬	戊·癸
시지	巳	子	申	戌	卯

9) 삼재(三災)

옛날의 농경사회에서 연유된 삼재팔난(三災八難)이 있었다. 3가지의 재앙과 8가지의 어려움을 말하는 것인데 삼재란 화재·수재·풍재 등의 재해를 삼재라고 한다.

현대사회에는 크게 걱정할 것이 없는 자연재해이니 미리 예방하고 대비하면 되는 것이다. 예방한다고 하여 부적·작명·굿 등의 예방이 아니고, 급한 성격이라면 자제하면서 마음수행을 하면 삼재가 무언지도 모르고 지나갈 것이다. 팔난이란 부모님 걱정·본인 가족의 질병 걱정·형제자매 걱정·돈에 대한 걱정·절도 당할까 걱정·남녀 간의 사랑 걱정·살기 위한 투쟁과 시비의 걱정·관재구설의 걱정 등을 말하는데 삼재 해가 오지 않아도 인간사가 이런 걱정은 다 하고 사는 것이다. 삼재 해에 용신 운과 맞으면 크게 성공한다.

◎ 삼재살 도표

연지	申	子	辰	寅	午	戌	亥	卯	未	巳	酉	丑
삼재	寅	卯	辰	申	酉	戌	巳	午	未	亥	子	丑

10) 공망살(空亡殺)

'공망' 이란 육십갑자에서 10간과 12지지가 결합되는 과정에서 가령, 甲子 순에서 지지 10개는 짝을 이루고 지지 2개의 戌·亥는 짝을 이루지 못했으므로 이른바 공망이라 하는데 처음 시작되는 갑자 순에서의 간지의 기운을 받지 못했다 하여 그 기운이 무용해진다는 뜻으로 공망이라 한 것이다.

공망을 천중 살이라고도 하고 고호신(孤虎神)이라고도 한다. 사주나 운 중에 공망을 만나면 불길하기는 하나 화가 공망이면 발복하고 금이 공망이면 울린다 하여 오히려 좋게 작용할 수도 있다. 그러나 사주에 공망이나 고호신이 있고, 그 자리에 고신 살이나 과숙 살이 있으면 고독함이 더욱 심하다.

살이 강한 공망이면 도리어 길하고, 길성이 공망이면 흉으로 변한다. 공망이 12운성에서 사(死)나 절(絕)을 만나면 성공하기도 하고, 실패하기도 한다. 또한, 공망은 천을 귀인·화개·장성 등과 같이 있으면 크게 총명하고 년·월·시에 세 군데가 모두 공망이면 공망으로 보지 않고 오히려 대귀하다고 본다. 그러므로 공망은 여러 가지의 희비를 연출하는 특징이 있고 합을 하거나 충을 하면 공망의 작용을 잃게 되며 특히 명중에 금이 공망이면 음성이 청아하다.

① 연월시의 작용

년 : 조상과 부모 형제의 덕이 박하며 평생 노고가 많다.
월 : 재산을 탕진하고, 형제가 있어도 도움이 되지 않는다.
시 : 흉함이 최강이니 자식과의 인연이 박하다.

② 육친관계

◎ 식상이 공망이면 단명한 사람이 많고, 비위의 기능이 약하다.
◎ 재성이 공망이면 재물 복이 적다.
◎ 관성이 공망이면 직업 운이 불리하고 영리에 뜻도 적으며, 처자의 연도 박하다.
◎ 인성이 공망이면 학문으로 성공하기 어렵다.

◎ 60갑자와 공망도표

순서	일간지(日干支)										공망
甲子	甲子	乙丑	丙寅	丁卯	戊辰	己巳	庚午	辛未	壬申	癸酉	戌亥
甲戌	甲戌	乙亥	丙子	丁丑	戊寅	己卯	庚辰	辛巳	壬午	癸未	申酉
甲申	甲申	乙酉	丙戌	丁亥	戊子	己丑	庚寅	辛卯	壬辰	癸巳	午未
甲午	甲午	乙未	丙申	丁酉	戊戌	己亥	庚子	辛丑	壬寅	癸卯	辰巳
甲辰	甲辰	乙巳	丙午	丁未	戊申	己酉	庚戌	辛亥	壬子	癸丑	寅卯
甲寅	甲寅	乙卯	丙辰	丁巳	戊午	己未	庚申	辛酉	壬戌	癸亥	子丑

4. 12신살

'12신살' 이란 삼합의 원리와 사맹·사정·사고의 원리 및 상충의 원리를 배합하여 만들어진 것으로 아래 도표와 같다.

◎ 12신살 도표

	申子辰	寅午戌	亥卯未	巳酉丑	성립요건
겁살	巳	亥	申	寅	삼합이 끝나는 다음
재살	午	子	酉	卯	삼합가운데와 충
천살	未	丑	戌	辰	삼합 첫 글자에 앞
지살	申	寅	亥	巳	삼합의 첫 글자
년살	酉	卯	子	午	삼합의 첫 글자 다음
월살	戌	辰	丑	未	삼합의 끝 글자와 충
망신살	亥	巳	寅	申	삼합가운데 바로 앞
장성	子	午	卯	酉	삼합가운데 글자
반안	丑	未	辰	戌	삼합가운데 다음 글자
역마	寅	申	巳	亥	삼합 첫 글자와 충
육해	卯	酉	午	子	삼합 끝 글자 바로 앞
화개	辰	戌	未	丑	삼합의 끝 글자

일지를 중심으로 본다. 출생일의 일지가 해(亥)·묘(卯)·미(未)라면 신(申)에서부터 겁살, 재살은 유(酉), 천살은 술(戌)의 순서대로 정해지는데 가령, 사주에 인(寅)이 있으면 망신살이고 묘(卯)가 있으면 장성이며 진(辰)이 있으면 반안이고, 사(巳)가 있으면 역마가 된다.

1) 겁살(劫殺)

살(殺) 중에 살이니 그 작용력이 강하다.
관성에 겁살이 있으면 행정의 수상 격이며, 군인은 병권을 맡게 된다. 겁살은 육친에서는 편관에 해당하므로 겁살이 길하게 작용하고 사주구성이 좋으면 사람이 총명하고 재주가 좋으며 대귀한 명조이므로 용신 운과 맞으면 크게 돈을 벌고 명성을 얻을 수 있지만 흉한 살로 작용하고 용신과 맞지 않으며 운이 나쁘게 흐르면 교통사고나 각종 사고로 비명횡사하는 경우도 있다. 전체적으로는 불화와 이별, 도난과 사업실패, 시비와 구설, 사기 등을 당하는 흉성이다.

◎ 연월일시의 작용

년 : 겁살의 해가 되면 시비와 구설이 많고 매사에 장애가 따른다.
월 : 성격이 불과 같다. 일찍 고향을 떠나 고생은 하지만 자수성가한다.
일 : 인덕이 없어 파란곡절이 많다.
시 : 시지의 겁살은 길성으로 성공은 하지만 아내와 자식을 극한다.

2) 재살(災殺)

'재살' 을 백호살이라고도 한다. 하얀 호랑이끼리, 치열하게 싸우는 상태를 말하니 사법기관이나 군 수사기관 및 권력기관에 근무하면 크게 명성을 떨친다. 보통 사람들은 이 살을 감당하기가 어려워 송사·구속·교통사고 등의 위험이 있고, 용신과 맞으면 각종 사고를 피해갈 수 있으며 유명인이 될 수 있다.

◎ **연월일시의 작용**

년 : 재살의 해가 되면 시비와 구설이 많다.
월 : 교통사고나 감금도 당해본다.
일 : 부부궁이 불리하고 풍파가 많다.
시 : 자손과의 인연이 박하다.

3) 천살(天殺)

하늘이 내리는 벌이다. 천재지변을 말하며 건강상이나 신변에 예고 없이 위험이 닥친다. 용신과 맞으면 큰돈을 벌 수 있다.

◎ **연월일시의 작용**

년 : 천살의 해가 되면 병치레가 잦다.
월 : 항상 건강의 문제가 있다.
일 : 일찍 고향을 떠나 고생하다가 중년이 되면 부유해진다.
시 : 자손의 일로 근심 걱정이 많다.

4) 지살(地殺)

문자 그대로 땅속이 흔들리니 주거변동이 심하다. 엉뚱한 일이 발생하기도 하며 변화가 많다. 용신과 맞으면 생각지도 않은 횡재도 있다.

◎ **연월일시의 작용**

년 : 지살의 해가 되면 이사나 직업의 변동이 있다.
월 : 재가한 어머니의 소생이 많다.
일 : 부부궁이 좋지 않으며 이사를 자주한다.
시 : 용신과 맞으면 노상에서 횡재한다.

5) 년살(年殺: 함지살)

'년살' 을 일명 함지 살이라고도 한다. 함지의 '함(咸)' 은 모두, 널리 미친다는 뜻이고 '지(池)' 는 물을 모아 둔다는 뜻으로 모아둔 돈을 가지고 모두에게 나누어 준다는 뜻이니 풍류와 주색을 즐긴다는 살이다. 함지는 지지가 모두 도화살이지만 그 사람의 환경에 따라 다르게 작용한다. 따라서 도화살보다는 더 큰 위력을 가지며 아름다움을 탐하고, 색을 좋아하므로 남녀공이 성행위를 즐기며 성에 대한 욕구가 강하여 변태성욕자일 가능성도 있다. 특히, 여자는 용신과 맞으면 연예인이나 인기인 또는 정치인 등으로 크게 명성을 얻을 수 있다.

◎ 연월일시의 작용

년 : 연살의 해가 되면 변태성욕을 즐긴다.
월 : 인덕이 없다.
일 : 부부궁이 좋지 않고 주색을 밝히니 생사 이별을 면하기 어렵다.
시 : 자식의 도움으로 풍류를 즐기며 산다.

6) 월살(月殺: 고갈 살)

'월살' 을 고갈 살이라고도 한다. 고갈의 '고(枯)' 는 마른다는 뜻이고 '갈(渴)' 은 갈증의 뜻으로 모든 만물이 가뭄이 들고 고갈되어 삭막하다는 뜻이다.

옛날에는 이날에 씨앗도 뿌리지 않고 동물도 교미를 시키지 않았다. 따라서 사람에게도 이날은 남녀가 합방하지 않았고 합방을 한다 하더라도 임신이 되지 않으며 임신이 된다 하더라도 그 아이는 평생토록 허약하다. 그러므로 월살은 흉살에 해당하므로 어려서부터 병약하고 매사에 의욕이 없으니 각종 사고 수에 주의해야 하며 용신과 맞게 흐르면 크게 걱정할 필요는 없다. 왜냐하면, 현대문명의 발달로 물질이 풍족하기에 그 작용이 매우 약하기 때문이다.

◎ 연월일시의 작용

년 : 월살의 해가 되면 잔병이 많다.
월 : 일찍 조실부모하거나 타지에서 고생을 많이 한다.
일 : 부부궁이 좋지 않고 허약하여 생사 이별을 면하기 어렵다.
시 : 자손에게 근심 걱정이 많다.

7) 망신(亡身)

망신의 '망(亡)' 은 망한다는 뜻이고 '신(身)' 은 자신의 능력의 뜻이니 망신살이 왕하고 길성과 동주하면 말재주가 좋고 유머가 있으며 머리 회전이 빠른 사람이다. 남녀공이 대인관계에 인기가 좋다. 그러나 흉살과 동주하면 한없이 게으름을 피우고 거짓말도 잘하며 남을 고발하기도 잘하여 송사를 자주 일으키게 된다. 용신과 맞으면 연예인이나 인기인 또는 정치인은 망신살이 들어오는 해에 유명해 지기도 한다.

◎ 연월일시의 작용

년 : 망신살의 해가 되거나 재성에 해당되면 여성문제로 고민하거나 관형을 당해보기도 한다.
월 : 삼형살과 동주하면 구속되거나 중병으로 고생한다.
일 : 남녀공이 조혼은 실패할 수 있으나 늦게 결혼하면 관계없다.
시 : 자수성가하지만, 첩을 두게 되면 그 여자로 인해 망신도 당해본다.

8) 장성(將星)

장성은 길신으로 양인과 동주하면 생사 권을 거머쥐고 관성과 동주하면 정부 요직에 고관이며 재성과 동주하면 재정 관리의 총수가 된다는 길신 중에도 강력한 실력자가 될 수 있는 귀성이다. 격에 따라 고품격의 소유자이며 처복과 자식 복이 있으니 편안하고 즐거운 인생을 보낸다. 특히 무서움을 모르는 담력을 지니고 소신이 있으니 망신살과 동주하면 만인을 거느리는 나라에 동량감이다.

◎ 연월일시의 작용

년 : 장성의 해가 되면 높은 지위에 오른다.
월 : 생사 권을 거머쥔다.
일 : 아내 덕이 많아 부귀 한다.
시 : 고귀한 인품을 지키며 여생을 편안하게 보낸다.

9) 반안(攀鞍)

반안의 '반(攀)'은 명반의 뜻이고 '안(鞍)'은 말의 안장의 뜻으로 옛 시절로 말하면 무관을 말한다. 현대에는 축구선수, 야구선수, 복싱, 태권도, 골프선수 등을 말하고 일찍 성공할 수 있으며 부와 명예를 얻고 즐겁게 살 수 있다.

◎ 연월일시의 작용

년 : 반안의 해가 되면 생각지도 않은 실적을 올린다.
월 : 인품이 중후하다.
일 : 일찍 출세한다.
시 : 부와 명예를 모두 거머쥔다.

10) 역마(驛馬)

'역마'는 재주가 많고 여행을 좋아하며 한곳에 오래 머무르지 않으며 용신과 맞으면 왕성한 활동력으로 외국에 나가면 크게 성공할 수 있다. 여기저기 다니기를 좋아하니 외로울 수 있으므로 이성 문제로 고민하는 경우도 있다. 특히 역마살은 寅·申·巳·亥를 말하는데 위의 도표와 관계없이 지지에 寅·申·巳·亥가 두 개 이상 있으면 반드시 고향을 떠나 타지에서 성공하며 자아를 탐구하는 자신만의 철학을 가지고 있다. 그러나 흉신으로 작용하면 소득이 없이 바쁘기만 하고 이사와 직장을 자주 바꾸며 분주한 생활을 한다.

◎ 연월일시의 작용

년 : 역마의 해가 되어 재성에 해당되면 돈을 많이 벌어들이며 여행을 자주 가게 된다.
월 : 군자의 상으로 풍류를 즐긴다.
일 : 여행을 좋아하므로 가끔은 이성 문제로 고민하게 된다.
시 : 허리 통증으로 고생하게 된다.

11) 육해(六害)

여섯 가지의 해로움을 뜻하니 매사에 되는 일이 없고, 막힘이 많으며 고생이 많다. 용신과 맞게 흐르면 비교적 여유로운 생활을 할 수 있다.

◎ 연월일시의 작용

년 : 육해의 해가 되면 건강이 나빠진다.
월 : 성질 급하고 독선적이다.
일 : 매사에 막히는 일이 많다.
시 : 소득 없이 분주한 생활을 하지만 인생 말년은 여유 있는 생활을 한다.

12) 화개(華蓋)

화개의 '화(華)'는 꽃이 핀다는 뜻이고 '개(蓋)'는 덮는다는 뜻으로 만물의 열매를 추수하여 창고에 보관하는 것과 같으니 화개가 생조를 받으면 예술가나 음악가 등 연예 방면에 명성을 얻는다. 그러나 공망을 맞으면 자식과의 인연이 없어 종교계에 종사하는 사람이 많다. 또한, 지혜가 있고 문장력이 뛰어나 사주구성이 좋으면 대성한다. 특히 여성은 아름다움은 있으나 색정이 강하여 이성 관계가 복잡하고 고민이 많을 수 있다.

◎ 연월일시의 작용

년 : 화개의 해가 되면 명성을 얻는다.

월 : 형제와의 다툼으로 일찍 고향을 떠난다.

일 : 재주가 많아 대인관계의 인기가 많다.

시 : 예술가로서의 명성을 얻는다. (정의록, 2010.김봉준, 1989. 정경대, 1997)

제9장
육친(통변)론

사람마다 각기 다른 성격을 가지고 태어난다. 가령 아이가 태어나서 돌잔치를 할 때 무엇에 관심이 있는지 알아보기 위해 실·공책·돈 등등을 놓고, 가령, 실을 잡으면 장수할 거라 하고, 공책을 잡으면 공부를, 돈을 잡으면 재물에 관심이 많을 거로 생각하며 흐뭇한 마음으로 돌잔치를 마친다. 그리하여 성장하면서 어떤 사람은 재물에 관심이, 어떤 사람은 명예에 관심이, 어떤 사람은 예술과 음악에 관심이 어떤 사람은 건강에 관심 등등으로 삶을 살아가게 된다. 이것을 사주에서는 정격·외격·별격·잡격 등 상당히 많은 성격으로 분류하고 있으나 결국 8정격과 건록·양인격 등 그 안에 들어있는 것들을, 복잡하고 혼란스럽게 분류하고 있으므로 여기서는 10정격으로 나누어 설명하고자 한다. 이것이 육친론이다.

1. 간지오행의 육친관계

◎ 육친(통변)이란?

십간·십이지로 구성된 간지오행을 인간생활에 적용시키는 것이다. 육친이란 나를 비롯하여 할아버지·할머니·부모 형제·자녀 등 가족을 말하는데 이것을 내가 어디서 누구로부터 태어났고, 나의 가족관계는 어떻게 되며, 나는 어떤 환경에서 살아왔고, 나는 어떤 성격을 타고났으며 어떤 직업을 선택해야 적성에 맞는지를 알아보는 것을 육친(통변)이라 한다.

1) 육친(통변)의 원리와 방법

태어난 일간을 기준으로 하여 내가 생하는 것은 내가 낳아준 자식과도 같으니 식상(食傷)이라 하고 나를 생하는 것은 나를 낳아준 부모와도 같으니 인성(印星)이라 하며 내가 극하는 것은 돈과 여자를 멀리하라는 것이니 재성(財星)이라 하고 나를 극하는 것은 모든 행실을 바르게 하라는 조 부모의 가르침이니 관성(官星)이라 하며 나와 같이 어깨를 나란히 하는 형제자매나 친구와 같은 것을 비겁(比劫)이라 한다.

◎ 비견(比肩) : 일간과 오행이 같고 음양이 같은 것

'비견' 이란 견줄 '비(比)', 어깨 '견(肩)' 으로 월지에 정록이 있으면 건록격이 된다. 어깨를 나란히 한다는 뜻이니 남자는 형제나 여자 친구로 보고 여자는 자매, 남자친구로 본다.

◎ 겁재(劫財) : 일간과 오행이 같고 음양이 다른 것

'겁재' 란 빼앗다, 위협하다의 '겁(劫)', 재물 '재(財)' 자로 월지가 겁재이고 양간으로 이루어지면 양인(羊刃)격이 된다. 나를 비롯하여 남자는 자매, 여자 친구로 보고, 여자는 형제, 남자친구로 본다.

◎ 식신(食神) : 일간(내가 도와주는)이 생 해주는 오행으로 음양이 같은 것

'식신' 이란 먹을 '식(食)', 정신(혼) '신(神)' 자로 내 것을 아낌없이 내어 주므로 남자는 아들, 장인으로 보고, 여자는 딸, 시아버지로 본다.

◎ 상관(傷官) : 일간(내가 도와주는)이 생 해주는 오행으로 음양이 다른 것

'상관' 이란 상할 '상(傷)', 벼슬 '관(官)' 자로 관을 상하게 한다고 하여 고대에는 상관은 머리가 좋고 잘못된 것을 두고 보지 못하므로 관이 상한다 하여 흉성으로 보았으나 현대에는 이런 사람이 반드시 필요하다. 남자는 딸, 장모로 보고 여자는 아들, 시어머니로 본다.

◎ 편재(偏財) : 일간(내가 극하는)이 극하는 오행으로 음양이 같은 것

'편재' 란 치우칠 '편(偏)', 재물 '재(財)' 자로 재물에 치우친다는 뜻으로 자식은 성인이 되기까지 아버지의 재력에 의지하므로 남녀 모두 아버지로 보고, 남자는 첩·애인으로 본다.

◎ 정재(正財) : 일간(내가 극하는)이 극하는 오행으로 음양이 다른 것

'정재' 란 바를 '정(正)', 재물 '재(財)' 자로 재물을 바르게 모은다는 뜻으로 남녀공이 고모로 남자는 부인(아내)으로 보고, 여자는 부친의 형제자매로 본다.

◎ 편관(偏官) : 일간(나를 극하는)을 극하는 오행으로 음양이 같은 것

'편관' 이란 치우칠 '편(偏)', 벼슬 '관(官)' 자로 관에 치우친다는 뜻으로 남자는 할아버지, 아들로 보는 학설도 있다. 여자는 남편(애인, 간부)로 본다.

◎ 정관(正官) : 일간(나를 극하는)을 극하는 오행으로 음양이 다른 것

'정관' 이란 바를 '정(正)', 벼슬 '관(官)' 자로 관을 바르게 한다는 뜻으로 남자는 할머니로, 딸로 보는 학설도 있다. 여자는 본남편(정부)으로 본다.

◎ 편인(偏印) : 일간(나를 도와주는)을 생 해주는 오행으로 음양이 같은 것

'편인' 이란 치우칠 '편(偏)', 찍힐 '인(印)' 자로 치우치게 찍힌다는 뜻은 자신의 의지와는 상관없이 부모로부터 세상에 나왔으므로 남녀 모두 어머니(계모)로 본다.

◎ 정인(正印) : 일간(나를 도와주는)을 생 해주는 오행으로 음양이 다른 것

'정인' 바를 '정(正)', 찍힐 '인(印)' 자로 바르게 찍힘이고 자신의 의지와는 상관없이 부모로부터 세상에 나왔으므로 남녀 모두 어머니로 본다.

◎ 육친별 가족관계 도표

	남	여
비견(比肩)	친구, 형제	친구, 자매
겁재(劫財)	자매, 여자친구	형제, 남자친구
식신(食神)	장인, 아들, 손자	시아버지, 딸, 손녀
상관(傷官)	장모, 딸, 손녀	시어머니, 아들, 손자
편재(偏財)	첩, 애인, 아버지	아버지
정재(正財)	고모, 본처(아내)	고모, 부친의 형제자매
편관(偏官)	할아버지, 아들(학설차이)	애인(간부)
정관(正官)	할머니, 딸(학설차이)	본남편
편인(偏印)	계모	계모
정인(正印)	어머니	어머니

2) 육친(통변)의 천간 합작용

(1) 용신이나 희신이 길신일 경우의 천간 합작용

◎ 정관이 합하여 다른 오행으로 변하면 귀함이 반감된다.
◎ 정재가 합하여 다른 오행으로 변하면 재물이 손상된다.
◎ 정인이 합하여 다른 오행으로 변하면 명예가 손상된다.

◎ 식신이 합하여 다른 오행으로 변하면 식복이 반감된다.

(2) 기신이나 구신이 흉신일 경우의 천간 합작용

◎ 상관이 합하여 다른 오행으로 변하면 오히려 귀해진다.
◎ 편관이 합하여 다른 오행으로 변하면 오히려 나쁜 것을 제거해준다.
◎ 편인이 합하여 다른 오행으로 변하면 오히려 길해진다.
◎ 겁재가 합하여 다른 오행으로 변하면 오히려 손재를 면할 수 있다.

2. 연월일시에 따른 육친의 기질과 작용

사주에는 12운성, 신살과 같이 육친도 연월일시에 따라 모두 다르게 작용하고 있는데 다만 그 기질과 본성에는 변함이 없고 작용력만 다르게 나타난다.

1) 비견(比肩)의 기질

일간과 음양오행이 같은 것을 말한다. 월지가 비견이면 고집이 세고 자존심이 강하고, 자립하려는 독립심이 강하여 무슨 일이든 하려고 하면 남에게 지기를 싫어하는 기질이 있고 추진력과 승부욕이 강하여 힘든 난해한 상황에서도 굴하지 않는 면이 있으며 월지에 정록이 들어 있으면 건록 격이고 부모 덕이 없으므로 일찍이 부모와의 도움 없이 자립하려는 강한 기질 때문에 부모로부터 내 논 자식으로 오해받는 경우도 있다. 목표를 세우면 양간의 경우 겉으로 드러나게 노골적으로 행동하며 남의 시선이나 충고, 권유 등은 듣지 않는 면이 더욱 강하다. 자신감과 독립심이 강해 친구와 동료, 형제간에 심한 다툼이 있을 수 있다. 특히 비견이 강한 사람은 직업 면에서 회사원이나 직장생활, 동업 등은 적성에 맞지 않으므로 자영업을 갖는 것이 좋다. 재물에 욕심이 많고 자기 것은 꼭 챙기는 기질이 있지만, 비견은 재를 극하므로 돈에는 별로 관심이 없으나 재성을 생 해주는 관성이 비견을 제압할 수 있으면 부를 누릴 수도 있다. 또한, 일주에 간지가 비견(甲寅·乙卯·戊辰·己未·己丑·庚申·辛酉)이면 남녀 공히 상부 상처를 하거나 이별하는 경우가 종종 있으니 서로를 아끼고 사랑하는 마음으로 건강관리를 철저히 해야 할 것이다.

(1) 비견의 작용

년 : 차남·차녀로 출생했다. 간혹 장남과 장녀로 출생하는 경우도 있지만, 대개는 장남과 장녀로서의 구실을 못하는 경우가 많고 차남과 차녀가 장남과 장녀로서의 구실을 대신한다.

월 : 고향의 생가에는 형제 중 누군가 집을 지키고 살고 있으며 년·일·시주에 비견·겁재가 있으면 형제 중 누군가는 일찍이 고향을 떠나게 된다. 또한, 년·일·시주에 편인·정인이 동주하면 폭주하는 사람이다.

일 : 일주에 간지가 동일하게 비견이면 남자 여자 모두 부부이면 생사 이별을 면하기는 어려우나 일간이 신약하거나 적당하면 면할 수 있다.

시 : 일간이 신강하고 년·월·일주에 편재·정재가 강하면 손재에 의한 인생 말년이 고달프기도 하나 만약 일간이 신약한데 비견·겁재와 편재·정재가 동주하면 유복한 인생 말년을 보낼 수 있다.

2) 겁재(劫財)의 기질

일간과 오행이 같고, 음양이 다른 것이므로 형제의 처지가 같아 비견과 기질이 비슷하나 월지가 겁재이면 시기와 질투심이 강하고 남에게 지기를 싫어하는 기질이 강하여 남이 잘되는 것을 보지 못하고 방해공작을 일삼는 경우도 있다. 월지가 겁재이고 양간으로 이루어지면 양인 격이 되는데 이것이 양인 살이라 겁이 없고 과감하며 용감함이 지나쳐 무자비한 면도 있으며 특히 재물에 욕심이 지나쳐 부모 형제를 불문하고 재물을 빼앗는 기질과 칭찬할 줄 모르는 특성도 갖고 있다. 사주구성이 잘못되면 한탕주의를 비롯한 도심·사기심이 있고 도박과 투기를 일삼는 근성 때문에 패가망신하는 경우도 있다. 그러나 겁재의 기질이 강한 사람은 자신을 다스리는 마음 수양하고 이러한 기질을 잘 활용하면 대성할 수 있다. 특히 군·검·경찰이나 특수한 임무를 수행하는 권력기관이 적성이 맞는다. 또한, 일주에 간지가 겁재(丙午·丁巳·壬子·癸亥)이면 남녀공이 상부·상처하거나 이별하는 경우가 종종 있으니 서로를 아끼고 사랑하는 마음으로 건강관리를 철저히 해야 할 것이다.

(1) 겁재의 작용

년 : 차남·차녀로 출생했고 빈가(貧家)집 태생이 많으며 재산상속을 받아도 물려받은 유산을 지키기가 어렵다.

월 : 남자 여자 모두 고향의 생가에는 형제자매 중 누군가 집을 지키고 살고 있으며 년·일·시주에 비견·겁재가 있으면 형제자매 중 누군가는 일찍이 고향을 떠나게 된다. 또한, 년·일·시주에 편인·정인이 동주하면 폭주(暴酒)하는 사람이다.

일 : 일간이 신강한데 일주의 간지가 동일하게 겁재이거나 년·월·시주에 겁재가 있으면 남자 여자 모두 부부이면 생사 이별을 면하기 어려우나 일간이 신약하거나 적당하고 비견과 양인이 동주하면 대길하므로 생사 이별을 면할 수 있다.

시 : 남자 여자 모두 년·월·일주에 겁재가 있으면 남자는 여자를 극하고 여자는 남자를 배신하며 지병(持病)과 산액이 있고 자신들을 비롯하여 자식까지도 게으름뱅이이며 생활의 변화가 많다.

3) 식신(食神)의 기질

일간인 내가 낳아준 오행이고 음양이 같은 것을 말하는데 월지가 식신이면 정이 많고 말을 잘하며 솔직하고 비밀이 없어 사람 사귀기를 좋아하며 대인관계도 원만하다. 식탐이 있어 맛있는 음식점이 있다면 열 일을 제쳐놓고라도 찾아가는 미식가이다. 그러므로 풍채가 좋아 건강이 넘쳐 보이고 명랑한 성격이며 매사에 활동적이다. 특히 사교술이 뛰어나고 부지런하여 사람을 만나는 일을 두려워하지 않으니 외교업무나 섭외업무 및 영업업무에 막힘이 없다. 직장에서는 어떤 어려운 일이라도 책임지는 기질이 있으니 봉사활동이나 사회활동에 적극적이다. 그러나 식신이 너무 강하면 나쁜 일에도 타협할 수 있으며 경솔한 행동과 수치심도 모르고 엉뚱한 말도 서슴지 않고 책임지지 못할 행동을 종종 한다. 사주에 편재·정재와 식신과의 구성이 좋으면 요식업으로 큰돈을 벌 수 있으며 유명강사나 벤처 등 사업가가 많다.

(1) 식신의 작용

년 : 남자 여자 모두 명문가의 출신이다.

월 : 남자 여자 모두 일간이 신강하면 풍채가 좋고 키도 크며 낙천적인 기질이 있다. 만약 년·일·시주에 편인과 동주하거나 식신이 충살을 맞으면 마른 체질에 잔병치레를 많이 한다.

일 : 남자 여자 모두 그의 배우자는 풍채가 좋고 명랑한 성격의 소유자이며 남에게 베풀기를 좋아하고 의식주가 풍족하다. 만약 년·월·시주에 편인과 동주하거나 식신이 충살을 맞으면 마른 체질에 잔병이 많아 단명할 수도 있다.

시 : 남자 여자 모두 일간이 적당하고 식신이 강하면 건강하며 그의 자식은 효심이 지극하며 의식주가 풍족함은 물론 재산이 많다.

4) 상관(傷官)의 기질

일간인 내가 낳아준 오행이고 음양이 다른 것을 말하는데 본래 상관의 기질이 재주가 많고 총명하여 상대를 무시하는 경향이 있으므로 상대의 논리를 강하게 비판하기도 하고 혹평하기도 하는 반항적인 특성이 있다. 특히 아랫사람에게는 친절하고 챙기는 면이 강하나 윗사람에게는 반항하는 강도가 심하다. 만약 일간이 신강하면 반항적인 기질이 더욱 강해지고 논리적으로 설득하려고 하지만 배움이 부족하여 감당할 수 없거나 하면 일방적인 자기주장으로 화를 내거나 폭력적으로 공포감을 조장하기도 한다. 월지가 상관이면 사람 사귀기를 좋아하고 헤어지기도 잘하며 직업의 변화가 많은 것은 안정된 직업보다는 새로운 변화와 변혁을 좋아하는 기질이 있기 때문이다. 특히 상관이 용신이라면 재주가 뛰어나 크게 명예를 얻고 엄청나게 발전하는 귀명이다.

(1) 식신의 작용

년 : 남자 여자 모두 조실부모를 면하기 어렵다.

월 : 남자 여자 모두 년·일·시주에 상관이 있거나 많으면 빈곤한 생활을 면하기 어렵고 겁재와 동주하면 가난한 집안의 출신이다. 특히 여자는 남편이 하는 일에 간섭이 많아 부부싸움을 자주하게 된다.

일 : 남자 여자 모두 년·월·시주에 편재·정재와 동주하면 인물이 출중하고 그의 배우자도 얼굴이 예쁘며 말도 예쁘게 하고 재주가 많다.

시 : 남자는 그의 자식이 어리석으며 여자는 자식과의 사이가 좋다. 만약 년·월·일주에 양인과 동주하거나 상관이 충살을 맞으면 그의 자식은 음흉한 마음과 도적질을 하는 경우도 있다.

5) 편재(偏財)의 기질

일간이 극하는 오행으로 음양이 같은 것을 말하며 남녀공이 아버지로 보고 남자는 애인이나 첩으로도 본다. 분위기에 약하며 즉흥적으로 처리하는 기질이 있다. 월지가 편재면 활동적이고 대인관계의 폭이 넓고 무슨 일을 해도 돈과 관계되는 일에 관심이 있으며 봉사 정신이 강하지만 봉사를 해도 돈과 결부시킨다. 적은 돈에는 관심이 없고 거금에만 관심이 있으니 그 또한 거금을 희롱하는 천부적인 재능이 있기 때문이다. 사람 사귀기를 두려워하지 않고 많으니 돈 문제로 복잡해질 수 있다. 특히 양일간이면 더욱 강해진다.
남들이 안 하는 새로움을 추구하며 배짱도 있고 통이 크다. 하지만 사주구성이 나쁘면 흉살로 작용하며 돈으로 인해 파산을 맞고 심하게 고통을 받게 된다.

(1) 편재의 작용

년 : 남자 여자 모두 사업가의 출신이다. 월·일·시주에 비견·겁재가 많으면 형제자매간에 재산 싸움이 잦고 비견·겁재가 없으면 다복한 가족에 부잣집 태생인 경우가 많다.

월 : 남자 여자 모두 월간지에 편재가 있으면 부잣집 태생이거나 대를 이은 사업가 집안이다. 일간이 신강하면 부자가 되어 베풀기도 하지만 일간이 약하면 부자가 되기도 힘들지만 인색한 사람이다. 남자는 아내를 두고도 다른 여자와 두 집 살림하기도 한다. 년·일·시주에 비견·겁재가 많으면 형제자매간에 재산싸움을 하는 경우가 많다.

일 : 남자 여자 모두 그의 배우자는 성격이 좋고 쾌활한 사람이나 남자는 아내를 두고 애인을 두기도 하여 삼각관계로 문제가 되기도 한다. 만약 일주와 다른 년·월·시주에 편재·정재가 있고 정편재가 혼잡 되면 그 작용력이 강하여 여자 문제가 상당히 복잡하여 심각한 경우가 많다.

시 : 남자 여자 모두 중년 이후에 부귀해지고 건강도 좋아지며 맞벌이를 하는 부부 경우 더욱 부귀해지고 건강해진다.

6) 정재(正財)의 기질

일간이 극하는 오행으로 음양이 다른 것으로 남녀공이 고모로 보고 남자는 부인으로도 본다. 여자는 부친의 형제자매로도 본다. 완벽주의자이며 꾸밈과 거짓을 모르는 순박한 기질이 정재의 장점이다. 월지가 정재이면 고지식하고 순박한 천성 때문에 사회 돌아가는 눈치에 어둡고 관심이 없으며 꼼꼼하고 빈틈없는 기질로 어떤 일에도 실수나 실언을 하지 않는다. 그러므로 재물에 욕심은 있으나 일한 만큼의 보수를 받아 안정적인 생활을 추구하므로 은행·행정공무원·경리·기획업무 등 봉급생활자로 살아가는 사람이 많다.

(1) 정재의 작용

년 : 남자 여자 모두 부잣집 출신이며 조상의 은덕이 크다. 월·일·시주에 비견·겁재가 많으면 형제자매간에 재산 싸움이 잦아 가운이 기우는 경우도 있다. 비견·겁재가 없으면 다복한 가족에 부잣집 태생인 경우가 많다.

월 : 남자 여자 모두 일간이 신강하고 년·일·시주에 식신·상관이 동주하면 부잣집 태생이거나 자신이 부자가 되는 명조이나 만약 일간이 신약하면 아내로 인해 화를 입거나 건강상 문제가 발생하여 질병을 얻기도 한다.

일 : 남자의 경우, 일지의 정재는 나의 아내인데 만약 일주와 다른 년·월·시주에 정재를 생해주는 상관이 있으면 부부 금실은 더욱 좋아지고, 부를 누리며 행복하게 살게 된다.

시 : 남자 여자 모두 중년 이후에 부귀해지고 건강도 좋아지며 만약 일간이 신강하고 년·월·일주에 건록과 동주하던가, 건록격이면 대부에 명조이다.

7) 편관(偏官)의 기질

일간을 극하는 오행이고 음양이 같은 것으로 남자는 할아버지로 보지만 아들로 보는 경우도 있다. 여자는 애인·정부로 본다. 권위적이고 저돌적인 면이 강하여 모험심, 의협심이 강하며 총명하고 결단력, 판단능력이 뛰어나다. 월지에 편관이 있으면 성격이 거칠고 출세에 관심이 많아 권모술수에 능하여 기회를 잡았다고 생각되면 용맹과 기세로 밀어붙이는 강인한 기질이 있다. 반항적이고 과격한 기질이 있어 상대를 용서할 줄 모르고 어떠한 형태로든 처벌해야 직성이 풀리는 특성이 있다. 사주구성이 나쁘고 일간이 약하면 의타심이 생기게 되고 비굴해질 수 있다.
큰 뜻을 품고 있지만 늘 사회를 비관하며 불평불만을 품게 된다. 그러나 일간이 강하고 사주구성이 좋으면 나라를 위해 큰일을 하게 되고 명성을 만천하에 떨치게 된다. 직업으로는 경찰·검찰·군인에 종사하면 발전이 빠르다.

(1) 편관의 작용

년 : 남녀 모두 조상이 상인의 이었거나 가세가 기울 때 내가 태어났다.

월 : 남녀 모두 생가로부터 재물에 대한 도움이 없었고 만약 년·일·시주에 편관·정관이 많으면 형제와의 인연이 희박하다.

일 : 남자의 경우, 일지의 편관은 고집이 세고 총명하지만, 일간에 따라 조금은 다를 수 있지만, 성격이 급하여 부부싸움을 자주하는 편이다. 일주와 다른 월과 시주에 편관을 충하고 있으면 잔병치레를 많이 하지만 합이 되면 건강하다. 특히, 남녀 모두 변태적인 성관계를 즐기는 면도 있다.

시 : 남녀 모두 일간이 신강하면 중년 이후에 성공하게 되고 건강도 좋아지며 만약 일간이 신약하면 성공하지 못하고 질병으로 고통받는 경우가 많다.

8) 정관(正官)의 기질

일간을 극하는 오행이고 음양이 다른 것으로 남자는 할머니로 보지만 딸로 보는 경우도 있다. 여자는 본 남편으로 본다. 성실하고 근면하며 정직한 것이 정관의 본래 특성인 자본이다. 어느 조직에 가서든 항상 타의 모범이 되고 바르게 처신하며 명예를 중시하므로 만인 앞에 추앙을 받는다.

월지가 정관이면 원리원칙주의자로 고지식한 면이 있은 있지만, 책임감이 있으므로 법을 다루는 전형적인 공무원의 기질이 있다. 그러나 일간인 나를 극하기 때문에 일간이 너무 약하면 마음이 약하여 기를 펴지 못하고 매사에 공평 정대한 것만 알았지 자신감이 없으며 융통성이 부족한 면도 있고 보수적인 성향도 있어 어물쩍거리다가 기회를 놓치곤 한다. 그러나 자만과 교만을 모르고 언제나 공평하고 공정하므로 만인의 칭송을 받을 만한 사람이며 공사를 분별하는 정직한 기질이 천성이다.

(1) 정관의 작용

년 : 남녀 모두 명문가의 태생이다.

월 : 남녀 모두 생가로부터 재물에 대한 도움이 없었고 만약 년·일·시주에 편관·정관이 많으면 형제와의 인연이 희박하다.

일 : 남녀 모두 그의 배우자는 혈통이 맑으며 인품이 높은 사람과 결혼하게 된다. 일주와 다른 월과 시주에 정관을 충하고 있으면 잔병치레를 많이 하고 부부갈등이 있지만 합이 되면 부부 금실이 좋고 건강하다.

시 : 남녀 모두 일간이 신강하면 중년 이후에 성공하게 되고 건강도 좋아지며 만약 일간이 신약하면 성공하지 못하고 질병으로 고통받는 경우가 많다.

9) 편인(偏印)의 기질

일간을 생 해주는 오행이고 음양이 같은 것으로 일간인 나를 생 해주므로 게으른 편이나 번뜩이는 창조력이 있다. 남녀 모두 이모나 계모로 본다. 순간 포착에 능하며 일정한 틀에 박힌 생활을 싫어하고 구속받기 또한 싫어한다. 편인의 기질은 한마디로 자유로움을 추구하고, 예능계통에 선천적인 재능을 갖고 있어 예능계에서 명성이 있는 사람이 많고 발명특허로 명성을 얻는 경우도 많다. 한 가지 일에 싫증을 잘 느끼며 두세 가지 일을 주면 빠르게 처리하는 면이 있다. 순간적인 재치가 뛰어나 단기간 내에 번개처럼 일 처리를 한다. 학창시절 방학 때 한 달 내내 놀다가 개학 날이 다가오면 잠이 많을 시기임에도 불구하고 밤을 꼬박 새우며 미룬 숙제를 기필코 해내고서야 직성이 풀리는 기질이 때문에 관심 있는 분야에는 정열적으로 해내는 지질도 내포하고 있다. 사주구성이 나쁘고 일간이 너무 강하면 무슨 일이든 나서기도 잘하고 뒤로 빠지기도 잘하며 시작은 거창하나 끝은 희미하다. 따라서 마음 수양이 필요하다. 좋은 일보다 나쁜 일에 끼어들기를 좋아하기 때문이다.

(1) 편인의 작용

년 : 남녀 모두 조상의 업을 계승하기 어렵다. 연간지와 연지·월지에 편인이 있으면 가세가 기울어진 집에서 태어났다.

월 : 남녀 모두 년·일·시주에 편인이 있거나 많으면 부모의 건강이 온전하지 않으며 재물이 궁하고 고독한 생활을 하게 된다.

일 : 남녀 모두 결혼 운과 그의 배우자 운이 나쁘다. 일간이 신강하고 년·월·시주에 편인·정인이 있으면 복록이 적으며 부부 이별을 면하기 어렵지만, 일간이 약하면 그의 배우자는 복록이 많고 부부 금실이 좋다.

시 : 남녀 모두 일간이 신강하면 말년 운이 불길하여 성공하지 못하고 질병으로 고통받는 경우가 많다. 그러나 일간이 약하면 중년 이후에 성공하게 되고 건강도 좋아진다.

10) 정인(正印)의 기질

일간을 생 해주는 오행이고 음양이 다른 것으로 남녀 모두 어머니로 본다. 정인은 자존심이 강하여 나서기를 싫어하며 돈보다 명예를 중시한다. 계산 능력이 뛰어나 봉사를 하면서도 손해를 안 보며, 책보기와 글쓰기를 좋아하니 서예나 문필가가 많고 교사나 교수가 천직이다. 월지가 정인이면 이해심이 많고 넓은 아량이 있어 처벌보다는 용서와 선처를 해주며 강한 자 편에 서기보다는 약한 자 편에 서기를 좋아한다. 사주구성이 좋고 정인 운이 들어오면 공부를 안 하던 학생도 스스로 공부하게 된다. 그러나 사주구성이 나쁘고 일간이 지나치게 강하면 눈치만 보게 되고 요령만 피우게 된다. 한마디로 정인은 공부에 관심이 없어 성적이 나빴던 학생이 어느 시기에 무섭게 공부하게 되는 특성이 있다. 따라서 돈을 모으는 것보다 명예를 중시하므로 군자지도(君子之道)와도 같은 스승의 명이다.

(1) 정인의 작용

년 : 남녀 모두 부귀명문에 세도가 태생이다.

월 : 남녀 모두 월지에 정인이 충 하는 오행만 없으면 소신 있고 총명하며 덕망도 높다. 만약 충을 맞으면 격이 떨어진다.

일 : 양 일간의 여자는 중년 이후에 부부 이별 하는 경우도 있고 음 일간의 남자는 아내에게 의지하며 살아가는 경우도 있다.

시 : 남녀 모두 명예를 소중하게 생각하는 성품이므로 건강하고 자녀의 덕이 크다. 만약 연월일에 식신 상관이 많으면 격이 떨어지고 질병을 얻어 단명하는 경우도 있다.

◎ 천간육친도표

	비견 比肩	겁재 劫財	식신 食神	상관 傷官	편재 偏財	정재 正財	편관 偏官	정관 正官	편인 偏印	정인 正印
甲	甲	乙	丙	丁	戊	己	庚	辛	壬	癸
乙	乙	甲	丁	丙	己	戊	辛	庚	癸	壬
丙	丙	丁	戊	己	庚	辛	壬	癸	甲	乙
丁	丁	丙	己	戊	辛	庚	癸	壬	乙	甲
戊	戊	己	庚	辛	壬	癸	甲	乙	丙	丁
己	己	戊	辛	庚	癸	壬	乙	甲	丁	丙
庚	庚	辛	壬	癸	甲	乙	丙	丁	戊	己
辛	辛	庚	癸	壬	乙	甲	丁	丙	己	戊
壬	壬	癸	甲	乙	丙	丁	戊	己	庚	辛
癸	癸	壬	乙	甲	丁	丙	己	戊	辛	庚

◎ **지지육친도표**

육십갑자에서 巳화는 음이고, 午화는 양이며 亥수는 음이고, 子수는 양이지만 육친에서는 巳화는 양이고, 午화는 음이며 亥수는 양이고, 子수는 음으로 육친을 정한다.

	비견 比肩	겁재 劫財	식신 食神	상관 傷官	편재 偏財	정재 正財	편관 偏官	정관 正官	편인 偏印	정인 正印
甲	寅	卯	巳	午	辰戌	丑未	申	酉	亥	子
乙	卯	寅	午	巳	丑未	辰戌	酉	申	子	亥
丙	巳	午	辰戌	丑未	申	酉	亥	子	寅	卯
丁	午	巳	丑未	辰戌	酉	申	子	亥	卯	寅
戊	辰戌	丑未	申	酉	亥	子	寅	卯	巳	午
己	丑未	辰戌	酉	申	子	亥	卯	寅	午	巳
庚	申	酉	亥	子	寅	卯	巳	午	辰戌	丑未
辛	酉	申	子	亥	卯	寅	午	巳	丑未	辰戌
壬	亥	子	寅	卯	巳	午	辰戌	丑未	申	酉
癸	子	亥	卯	寅	午	巳	丑未	辰戌	酉	申

제10장
60갑자 풀이와 질병과 성격

대부분 사람은 얼굴 생김새나 살찌고 마른 상태 등의 따라 건강상태를 진단하지만 그렇게 믿을 만한 방법은 아니다. 성격에 따라 질병이 달라진다. 화를 잘 내면 뇌출혈의 위험이 있고, 꽁한 성격을 가진 사람은 심근경색의 위험이, 폭음·폭식을 하는 사람은 위장병의 문제가 있고, 담배를 많이 피우는 사람은 폐암의 위험이 있으며, 술을 자주 먹는 사람은 간장에 문제가 생길 수 있다. 그러나 담배를 아무리 많이 피워도 건강하게 사는 사람이 있고, 담배를 입에 대지 않는 사람이 폐암에 걸리는 경우도 있다.

술을 아무리 많이 먹어도 간장이 정상인 사람이 있고, 술을 입에도 데지 않는 사람이 간경화, 간암으로 고생하는 사람도 있다. 필자가 그 해답을 찾기 위해 사혈과 사주명리학을 접목하게 된 동기가 된 것이다.

화를 잘 내는 사람은 화를 덜 내야 하며 음식을 많이 먹는 사람은 적당히 먹도록 자제해야 한다. 대체로 명(命: 간지오행)중에 음양오행을 골고루 타고 난 사람은 성격이 원만하고 몸도 대체로 건강하다. 음양오행이 한 곳으로 치우치면 운이 좋게 흐를 때는 돈도 많이 벌고 성공하지만, 운이 나쁘게 흐를 때는 벌어놓은 돈은 없어지게 되고 건강은 급격히 나빠지게 된다. 돈도 많이 벌고 성공했다고 판단하는 것은 사람에 따라 차이가 있을 수 있지만 여기서 말하는 것은 일반적인 생각을 말하는 것이다.

음양오행을 골고루 타고 난 사람은 대인관계가 원만하여 늦게 피는 경우가 많으며 그것은 돈에 큰 욕심이 없어 돈을 벌지 못한다는 뜻이며 성격이 좋아서 건강하다는 말이다.
1년 안에 죽는다는 암(癌) 판정을 받고도 일간이 강한 사람은 산속으로 들어가서 암을 이겨내는 식이요법, 운동법, 명상 등을 찾아다니며 활동적으로 암을 극복하여 10년이 지난 지금도 살아 있는 사람이 있고, 일간이 약한 사람은 1년 안에 죽는다는 암 판정을 받으면 몇 개월 만에 사망하는 경우도 있다. 대부분 사람이 일간이 강한 것과 약한 것에 영향을 받는 것은 사실이다.
사람은 세상을 낙천적으로 또는 긍정적으로 살아가는 사람에게는 어느 정도 질병도 피해갈 수 있으며 세상을 부정적 또는 비관적으로 보는 사람은 질병의 고통에서 피해 갈 수 없는 것이 사실이다. 술을 먹어도 "내가 술을 먹으면 간장이 나빠질 텐데" 라고 걱정하면서 술을 먹으면 반드시 간장에 이상이 생긴다.
옆집에 누군 담배를 많이 피워서 살만하니까 폐암에 걸렸다는데, 나도 혹시 폐암이 아닐까 라고 걱정하면서 담배를 피우면 폐암에 걸릴 확률이 높다.
사람마다 질병을 달리 타고난다. 즉, 사주팔자 음양오행에 의한 6장 6부의 강하고 약함을 타고나는데 우리 몸속에 어혈(瘀血)이 나이만큼 쌓이다 보면 약한 장부에 질병이 생기는 된다. 부항사혈기법은 그 나빠질 수 있는 장기를 알아내어 미리 예방 사혈을 통해 활성화하는 방법이며 운이 나쁘게 흘러갈 때일수록 예방사혈을 통해 건강만 보장한다면 언젠가 좋은 운이 올 때 많은 돈을 벌고 높은 자리도 오를 수 있다. 만약 나쁜 운이 왔을 때 세상을 비관하고 몸을 혹사하여 중병을 앓고 있다면 좋은 운이 온들 무슨 소용이 있겠는가? 이 장에서는 일간에 따른 장부를 살펴 어느 질병이 올 것인지를 대비하고 자신의 성격을 알아서 대처하여 곧 다가올 미래에 희망을 향해 반드시 예방사혈을 하여 건강한 삶을 살도록 하자.

◎ 갑자(甲子)일생

甲목은 양(陽)목이며 어질고 인자함을 의미하고 우두머리가 되려는 기질이 있다. 자(子)수는 흐르는 물처럼 남의 일에 신경을 쓰느라 바쁘다. 수생목하여 자신을 버리고 갑(甲)목을 도와주고 정인이므로 냉정하고 이해타산이 빠르며 재주가 많고 자신감이 넘친다. 성격은 원만하고 대인관계가 좋으며 항상 우두머리가 되어야 하기에 고집이 세고 욕심도 많다.

갑(甲)목은 담낭에 해당하고 자(子)수는 신장에 해당한다. 담낭의 배수혈인 담수에서 신의 모혈인 경문에서 사혈한다.

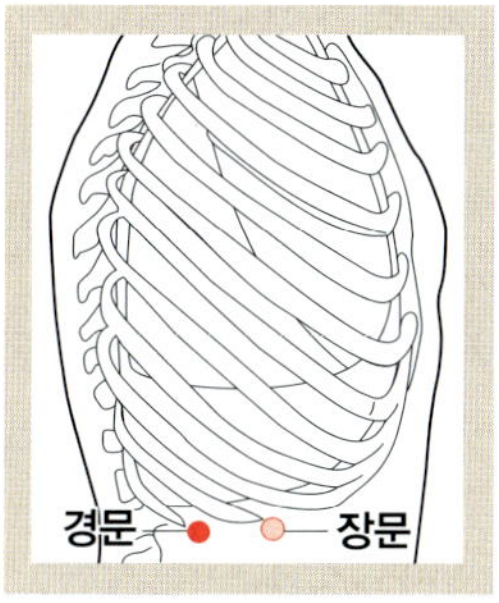

경문

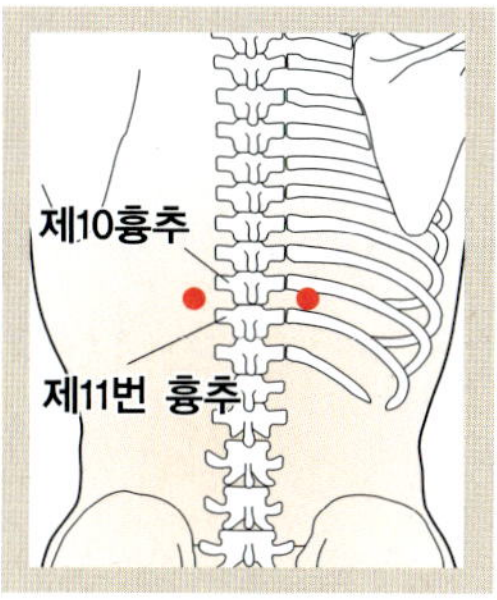

담수

◎ 을축(乙丑)일 생

을(乙)목은 음(陰)목이며 어질고 부드럽다. 새싹이 땅에서 몸부림치며 나오는 형상이다. 목극토라서 을(乙)목이 축(丑)토를 극(剋)한다고 생각하겠지만, 축(丑)토는 지장 간(癸·辛·己)에 계(癸)수가 있으므로 물을 품고 있는 토이고 을(乙)목은 음의 습한 목이므로 새싹을 자양해 준다. 새싹은 추운 겨울이라 누구한테라도 기대려고 하는 기질이 있으며, 따뜻함을 그리워하다 보니 이성에 일찍 눈을 뜬다. 남자의 경우는 예쁜 여성을 좋아하는 편재이므로 아내가 예쁘다. 을(乙)목은 간장에 해당하고 축(丑)토는 비장에 해당한다. 간의 배수혈인 간수에서 비의 모혈인 장문에서 사혈한다.

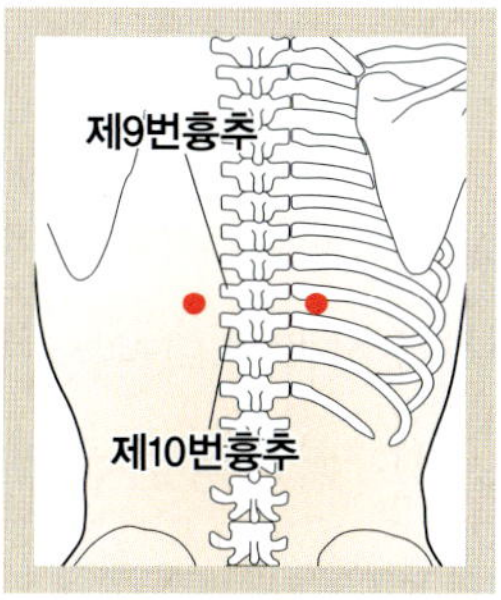

간수

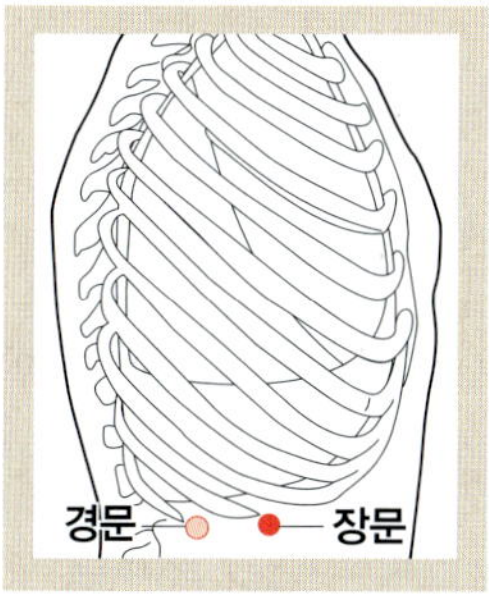

장문

◎ **병인(丙寅)일 생**

병(丙)화는 양(陽)화로서 만물을 골고루 도와주며 태양을 비춘다. 인(寅)목은 거목이 되기 위해 태양 빛을 받아 드리므로 성격이 매우 불같고 솔직하다. 불같은 성격과 다혈질의 성격을 자제해야 성공할 수 있으니 항상 외롭고 쓸쓸하고 고독하다. 인복이 없어 태양 빛같이 다 주고도 가까운 사람으로부터 배신당할 수 있다. 가정사에 상당히 관심이 많다. 가정이 화목해야 사회적으로 성공할 수 있다는 신념은 있으나, 어떤 일을 기획하고 강하게 밀고 나가는 추진력은 있지만, 용두사미가 되어 자기 자신을 챙기지 못하는 경우가 많다. 병인일 생의 여성은 똑똑하고 재주는 많으나 병(丙)화의 편인이므로 관심 없는 분야에는 게으름을 피우게 되고 가정사는 뒷전이니 남편 덕이 없을 수도 있다. 병(丙)화는 소장(小腸)이고 인(寅)목은 담낭(膽囊)에 해당한다. 소장의 배수혈인 소장수에서 담의 모혈인 일월에서 사혈한다.

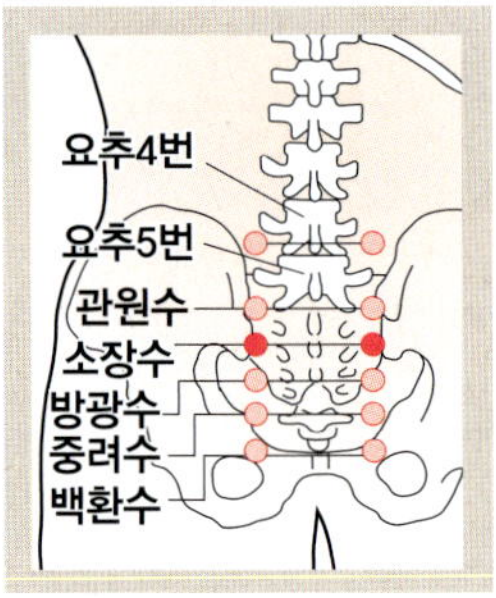

소장수

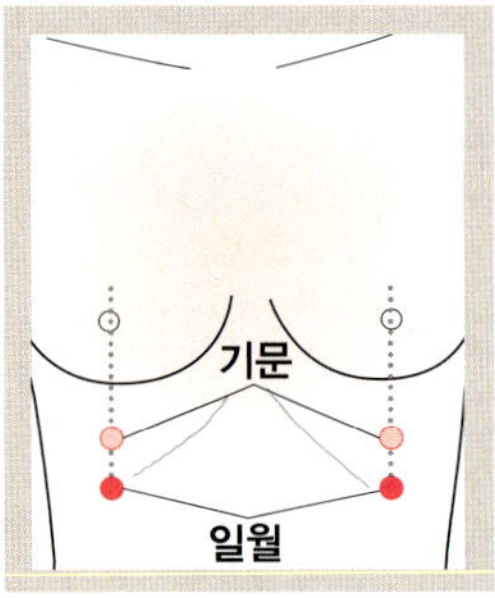

일월

◎ **정묘(丁卯)일 생**

정(丁)화는 용광로와 같은 은은한 불이다. 묘(卯)목은 봄의 기운이 왕성하다. 정묘(丁卯)의 기운은 약한 듯 보이지만 은은하며 부드럽고 강하다. 더군다나 정(丁)화의 편인이므로 외유내강의 저돌적인 힘을 지니고 있다. 정도 많고 눈치도 빨라 윗사람으로부터 인정을 받는다. 머리도 좋고 예의도 바르며 인물도 좋으나, 색정에 빠지기 쉬운 기를 타고 났으므로 마음 수행을 게을리하지 않는다면 크게 복록을 누릴 수 없다. 어릴 때 고향을 떠나 객지에서 고생할 때 남녀관계를 분명하게 하면 풍족한 장래가 보장되어 있음을 명심해야 할 것이다. 정(丁)화는 심장(心臟)에 해당하며, 묘(卯)목은 간장(肝臟)에 해당한다. 심의 배수혈인 심수에서 간의 모혈인 기문에서 사혈한다.

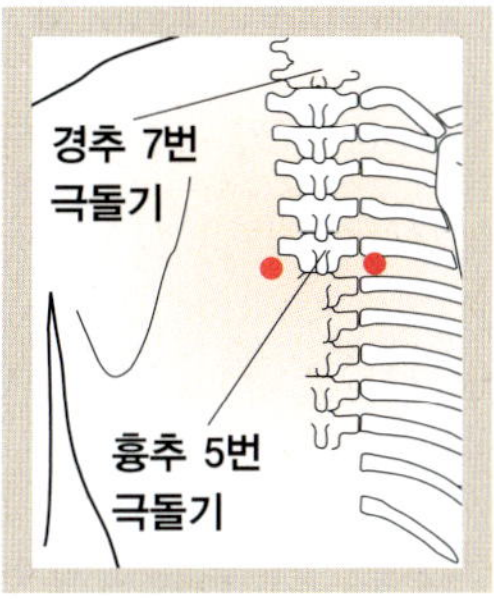

심수

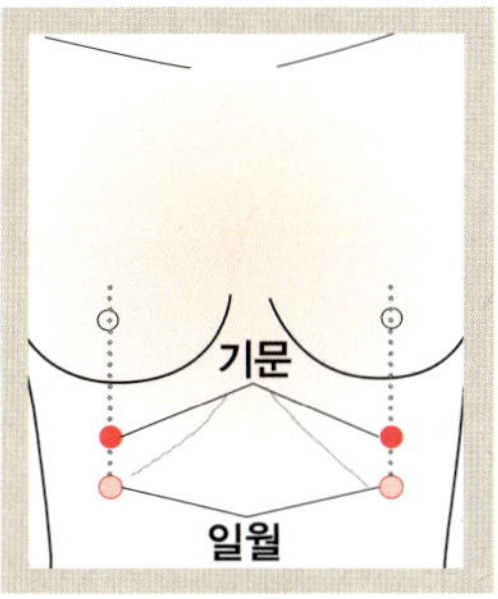

기문

◎ 무진(戊辰)일 생

무(戊)토는 양(陽)토이며 기름진 토양과 같다. 무토는 믿음이 있고, 성실하며 듬직한 기질이 있다. 진(辰)토는 양토인 무토에 해당하나 실은 수(水) 기운을 많이 품고 있으므로 여름을 대비한 수 기운의 창고이다. 그리고 무진(戊辰)은 때를 만나면 큰돈을 벌 수 있고 성공하지만, 흉신 운을 만나면 가난을 면치 못한다. 남녀 모두 이성 관계가 복잡할 수 있고 무토의 비견이고 자신의 의지와 상반되면 살기(殺氣)를 품게 되므로 마음공부를 부지런히 해야 한다. 무(戊)토는 위장(胃腸)에 해당하고, 진(辰)토도 위장에 해당한다. 위의 배수혈인 위수에서 위의 모혈인 중완에서 사혈한다.

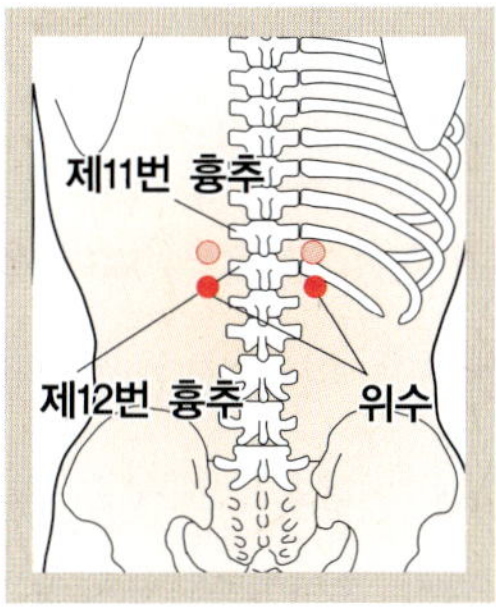

위수

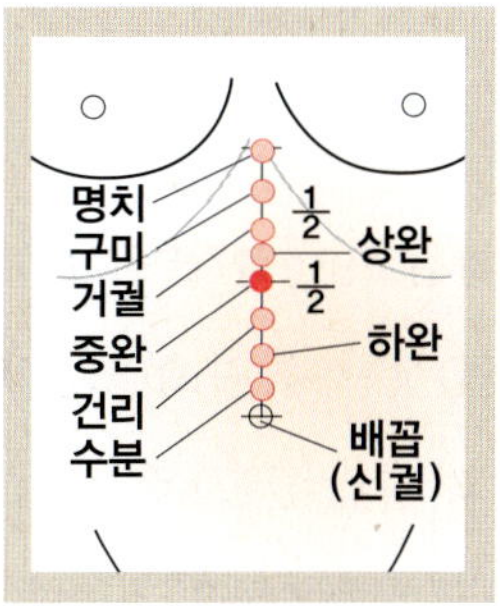

중완

◎ 기사(己巳)일 생

기(己)토는 음(陰)토이고 습토이다. 만물을 성숙하게 하고 모든 것을 조화롭고 슬기롭게 한다. 사(巳)화는 음화이지만 음기가 다하고 양기의 기운으로 가득 차 있다. 사(巳)화의 기질대로 불같은 성격에 변덕스러운 기질도 있지만, 감정이 풍부하여 예술적 문학적 소질이 많다. 기사(己巳)는 통변하면 정인이므로 봉사 정신이 강하고 돈보다는 명예를 중시하는 마음이 있으니 화를 잘 내고 변덕스러운 마음만 다스린다면 평생 복록과 부귀영화를 누리게 될 것이다. 어렵고 힘든 일이 생겨도 누군가가 도와주어 위기를 모면하게 되는데, 이는 조상 중에 좋은 일을 했기 때문이다.

기(己)토는 비장(脾臟)을 의미하며, 사(巳)화는 소장(小腸)에 해당한다. 비의 배수혈인 비수에서 소장의 모혈인 관원에서 사혈한다.

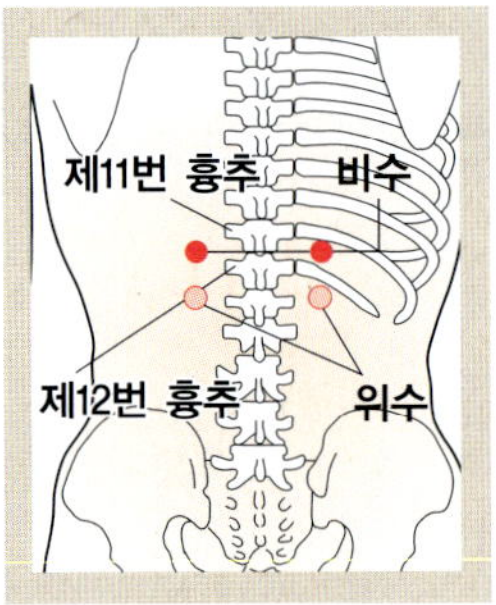

비수

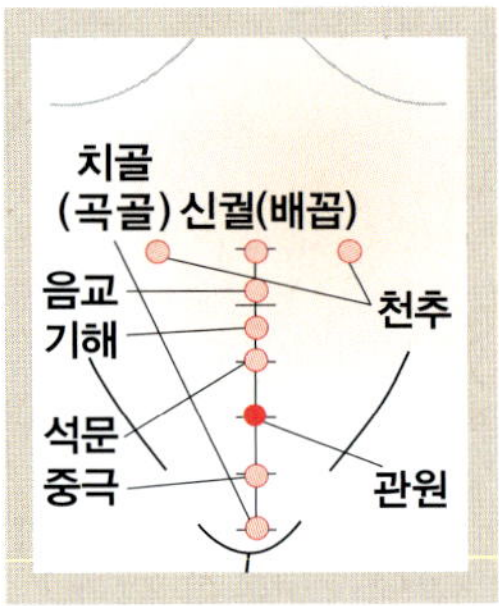

관원

◎ 경오(庚午)일 생

경(庚)금은 양금이며 차갑고 냉철하며 살벌한 기운이다. 오(午)화는 양기가 다하고 음기로 변하고 있다. 경(庚)금의 강한 것은 오(午)화로 제련을 하려니 힘이 부족하다. 이상세계를 동경하고, 게으르며 게임과 도박, 색정에 빠질 수 있다. 경오(庚午)는 통변하면 정관이므로 예의가 바르고 원리원칙대로 평등하게 일을 처리한다. 큰 뜻을 세워서 열심히 공부한다면 명예도 얻고 성공한 인생을 살아가게 될 것이다.

경(庚)금은 대장(大腸)을 의미하며 오(午)화는 심장(心臟)에 해당한다. 대장의 배수혈인 대장 수에서 심의 모혈인 거궐에서 사혈한다.

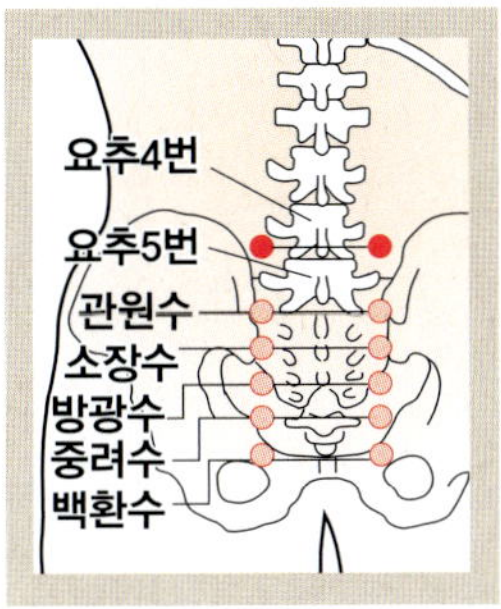

대장수

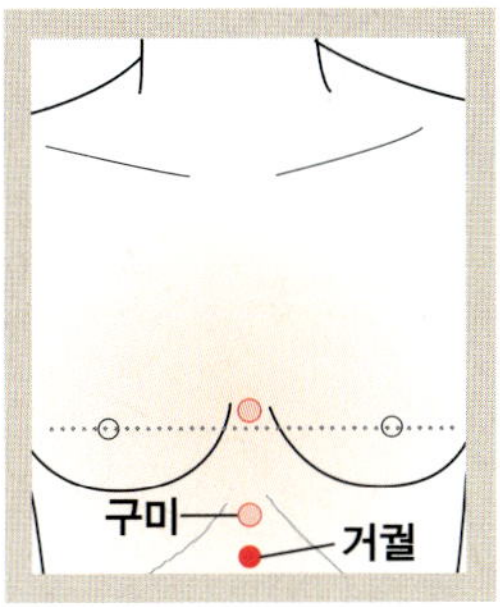

거궐

◎ 신미(辛未)일 생

신(辛)금은 음(陰)금이며 겉으로 나타나지 않지만, 속으론 차갑고 냉철하다. 자신도 모르게 오기가 발동하고 때론 폭력도 쓰게 되며, 정이 많고 눈물도 많아 인간미가 있지만, 이별의 냉기가 있어 곧바로 냉정하게 변한다.

미(未)토는 양의 기운을 열매를 맺기 위해 다 주고 음(陰)의 기운으로 전환할 시기이므로 세상살이가 무엇인지를 알 때이다. 신미(辛未)를 통변하면 편인이므로 예능, 문학적 재능이 뛰어나지만, 자신과 뜻이 맞지 않으면 누구라도 등을 돌리는 기질이 있다. 내가 누구한테 도움을 주었다면 도와준 것으로 끝나는 게 아니라 꼭 무엇을 받으려 하므로 항상 불안하고 늘 누군가를 원망하며 살게 된다. 따라서 신(辛)금의 차가움을 버리고 온화한 성품으로 바꾼다면 즐거운 삶을 살게 될 것이다.

신금은 폐장(肺臟)에 해당하며, 미(未)토는 비장(췌장)에 해당된다. 폐의 배수혈인 폐수에서 비의 모혈인 장문에서 사혈한다.

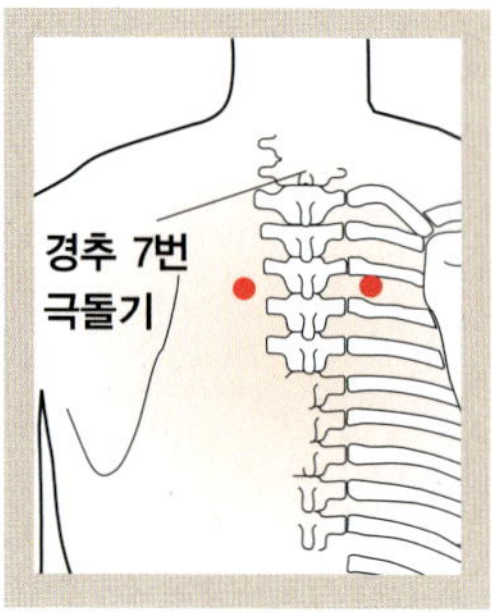

폐수

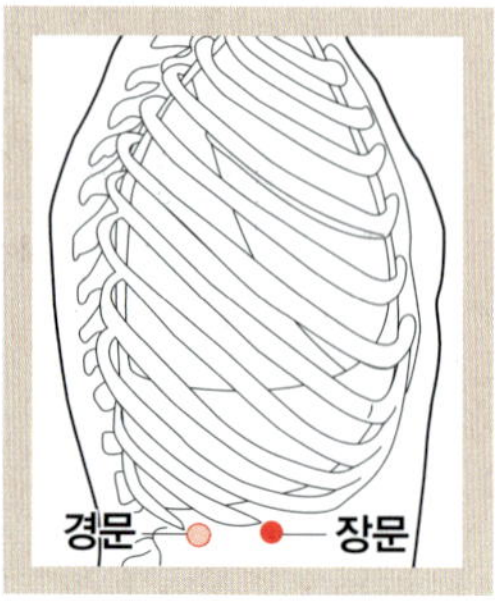

장문

◎ 임신(壬申)일 생

임(壬)수는 양(陽)수이고 지혜로움을 뜻하며, 높은 곳에서 낮은 곳으로 흐른다. 새로운 기획과 예술성이 뛰어나다. 신금은 성장을 마무리하고 결실을 맺는 기운을 갖고 있다. 임신(壬申)을 통변하면 편인이므로 창조성과 학문에 대한 관심이 많으며, 총명하기까지 하여 여러 분야에서 명성을 얻는다. 유머가 있고 재치가 있으나 임(壬)수를 도와주는 신(申)금의 기질 때문에 임(壬)수의 기운이 넘쳐 변덕스런 마음과 진실성이 결여되어 대인 관계는 원만한 듯 보이지만 신의를 저버리는 결과를 초래하여 그로 인해 생각하지 못한 불행을 자초할 수도 있다. 금생수하여 임(壬)수의 기질을 도와주는 신(申)금은 역마의 기질이 있으니 집안을 멀리하는 마음을 스스로 억제해야 한다. 여러 방면에 재주가 있다고 자만하지 말고 한 가지 일에 충실하면 대성할 것이다. 임(壬)수는 방광을 의미하며, 신(申)금은 대장을 의미한다. 방광의 배수혈인 방광수에서 대장의 모혈인 천추에서 사혈한다.

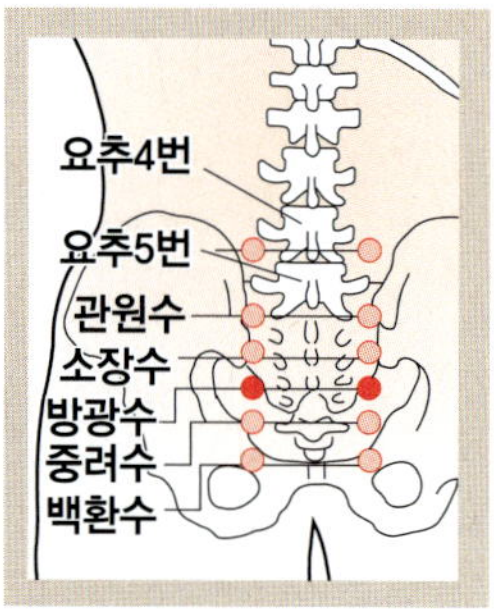

방광수

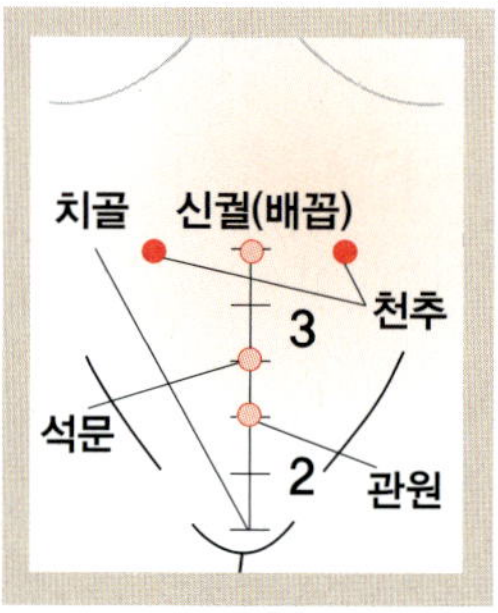

천추

◎ 계유(癸酉)일 생

계(癸)수는 음(陰)수이며, 임(壬)수가 강물이라면 계(癸)수는 하늘에서 내리는 비에 해당하는 진수이므로 지혜로움이 있다. 유(酉)금은 열매를 맺는다. 계유(癸酉)를 통변하면 편인이므로 머리가 총명하여 한 가지를 배우면 열 가지를 터득하는 특성 때문에 다방면에 재주가 뛰어나다. 남을 무시하는 기질이 있고, 음(陰)수의 기운이 강해지면서 이성 문제로 고민과 갈등을 겪게 되는데, 이는 유(酉)금이 열매를 맺고 본체와 떨어져야 하는 운명적인 이별을 할 때 뒤를 돌아보지 않는 냉정함이 있기 때문이다. 이성 간에 만나고 헤어짐을 쉽게 생각할 수 있으므로 결혼은 실패할 확률이 높다. 여성은 남편에게 버림을 받을 수도 있다. 대인관계는 원만하고 사람 사귀는 것을 좋아하여 그로 인해 정신적으로 고통을 받을 수 있으니 특별히 마음수행을 게을리하지 말아야 할 것이다.

계(癸)수는 신장(腎臟)에 해당하고, 유(酉)금은 폐장(肺臟)에 해당한다. 신의 배수혈인 신수에서, 폐의 모혈인 중부에서 사혈한다.

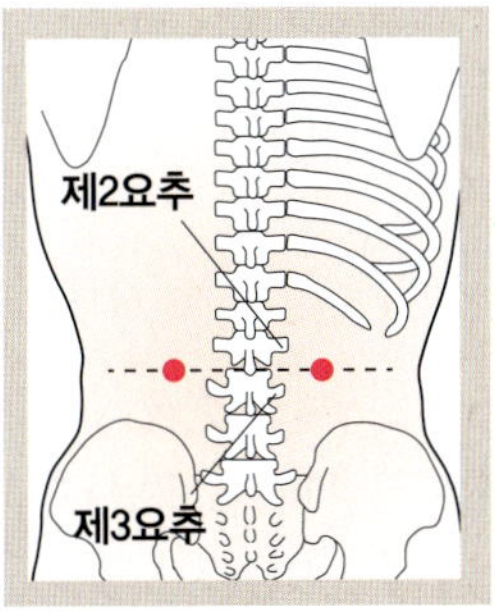

신수

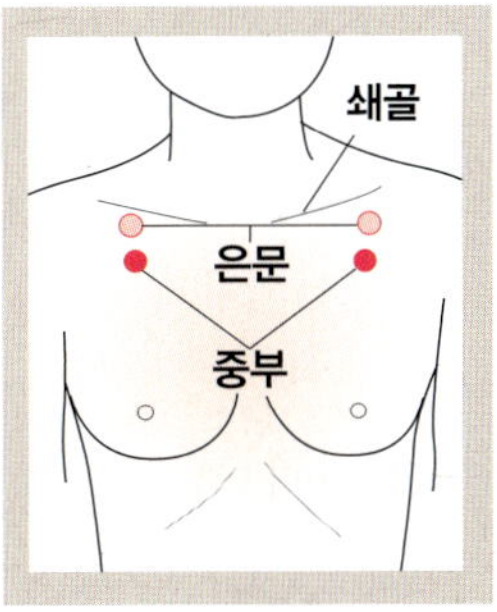

중부

◎ 갑술(甲戌)일 생

갑(甲)목은 양(陽)목이며, 정이 많다. 술(戌)토는 지장 간에 신(辛)·정(丁)·무(戊)의 정(丁)

화의 기운을 내포하고 있어 정(丁)화의 창고이다. 가을 토인 술(戌)토 안에 정화가 내재 한다는 것은 겨울을 준비하기 위함이다. 갑술(甲戌)을 통변하면 편재이므로 남자는 여자관계가 복잡하고 여자는 도박에 빠지기 쉬운 습성이 있다. 편법을 써서라도 돈을 벌려는 심리 때문에 불로소득, 로또복권 등 유혹에 빠지기 쉬우니 분수를 알고 착실하게 생활한다면 우수한 두뇌와 사업가의 기질이 있으므로 일찍 성공할 수 있다. 하지만 부부관계에 문제가 발생할 수 있으니 서로 아끼는 마음을 상기한다면 행복한 생을 살 수 있을 것이다. 갑(甲)목은 담낭(膽囊)을 의미하고, 술(戌)은 위장(胃腸)을 의미한다. 담낭의 배수혈인 담수에서 위장의 모혈인 중완에서 사혈한다.

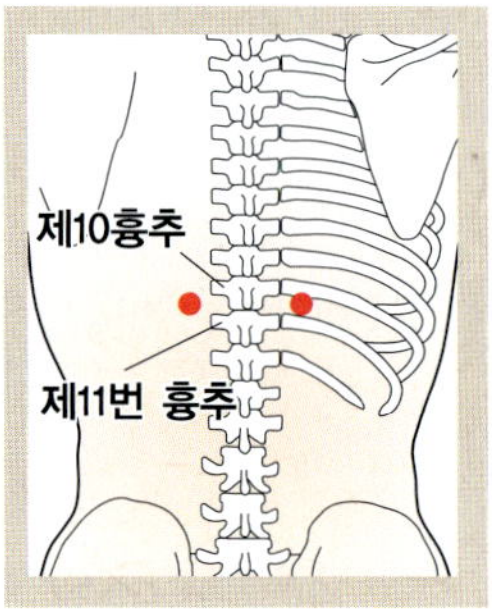

담수

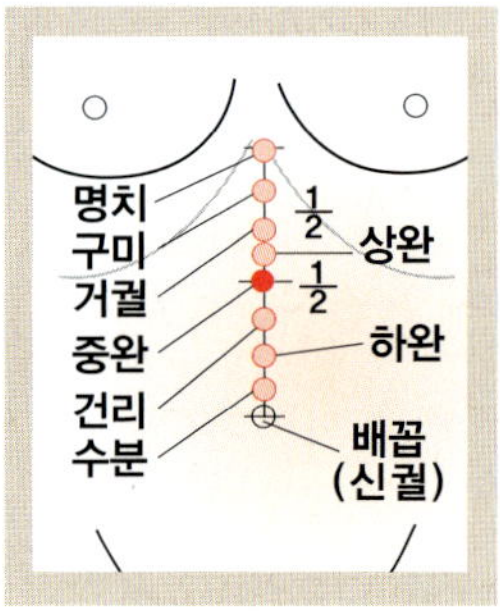

중완

◎ 을해(乙亥)일 생

을(乙)목은 음(陰)목이며 새싹과 같다. 해(亥)수는 남녀가 교합하는 것을 말하고, 즉 씨앗을 만드는 것을 말한다. 해(亥)수는 무(戊)·갑(甲)·인(寅)의 지장 간을 내포하면서 갑(甲)목의 봄을 그리워한다.

을해(乙亥)를 통변하면 정인이므로 학문을 탐구하고 연구하며 남을 가르치면서 즐거움을 찾는다. 봉사심이 강하며 이해타산이 빠르다. 음기가 많을 때는 고집이 세고 반항적인 기질이 강해지므로 여성은 이로 인해 남편과 이별할 수도 있다. 반항적인 기질을 자중하고 급한 성격을 버리고 온화한 성품으로 수양하며 덕을 쌓아야 한다. 항상 걱정과 고민이 따르므로 넓은 마음으로 수신해야 한다.
을(乙)목은 간장에 해당하며, 해(亥)수는 방광을 의미한다. 간의 배수혈인 간수에서 방광의 모혈인 중극에서 사혈한다.

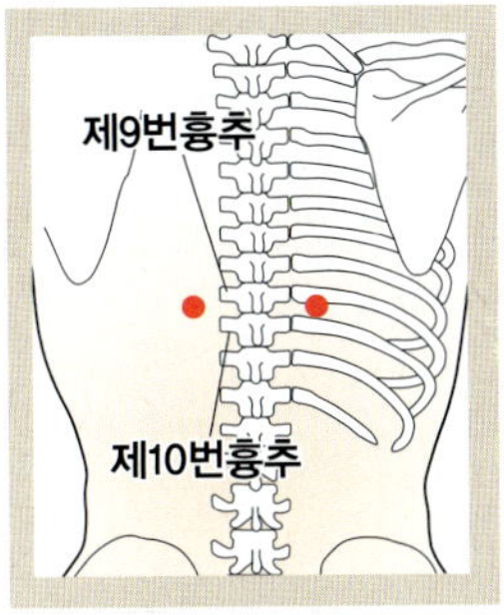

간수

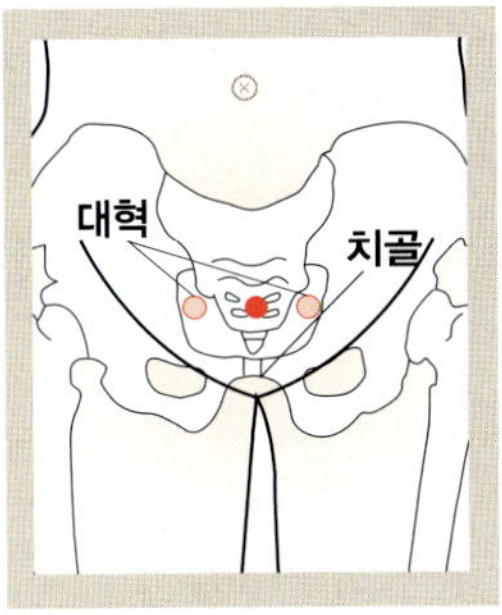

중극

◎ 병자(丙子)일 생

병(丙)화는 태양과 같은 화려함을 뜻한다. 정열적이고 감정의 기복이 심하며, 사치를 좋아하고 낭비가 심하다. 자(子)수는 봄을 그리워하는 겨울 수이므로 미래에 대한 집착이 있다. 병자(丙子)는 통변하면 정관이므로 경우에 어긋나는 일은 절대로 하지 않으며 언변이 좋고, 두뇌 회전이 빨라 목표를 세우면 적극적으로 나서다가 조금이라도 장애에 부딪히면 쉽게 포기하는 단점이 있다. 어느 정도 사회적으로 성공한 듯 보여도 정작 자신은 뭔가 부족한 듯 생각한다. 그것은 욕심이 많으므로 현실에 만족하지 못하기 때문이다.
여성은 화려함과 사치와 낭비가 심하므로 병(丙)화인 자신을 남편이 꺼버리는 경우이므로 남편이 하는 일이 막히게 하고 남편 복이 없을 수 있다. 이별과 재혼의 쓰라림이 있다. 자신의 기질을 이해해주는 나이 차이가 크게 나는 사람을 선택하게 된다. 남녀 모두 불같은 정력과 급한 성격 때문에 불행해질 수 있으므로 항상 안정을 취하는 습관을 길러야 한다.
병(丙)화는 소장을 의미하며, 자(子)수는 신장을 의미한다. 소장의 배수혈인 소장수에서, 신장의 모혈인 경문에서 사혈한다.

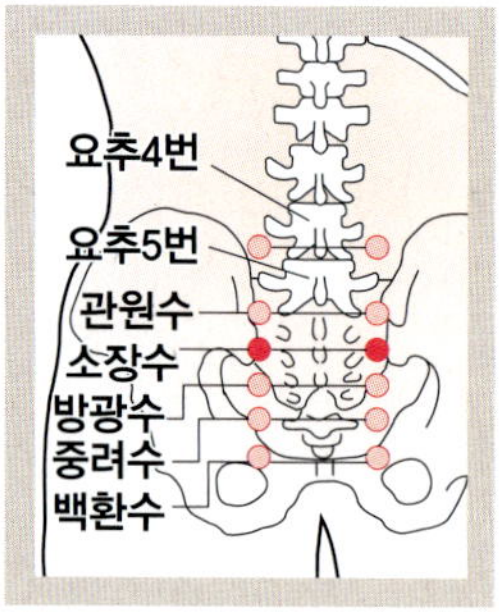

소장수

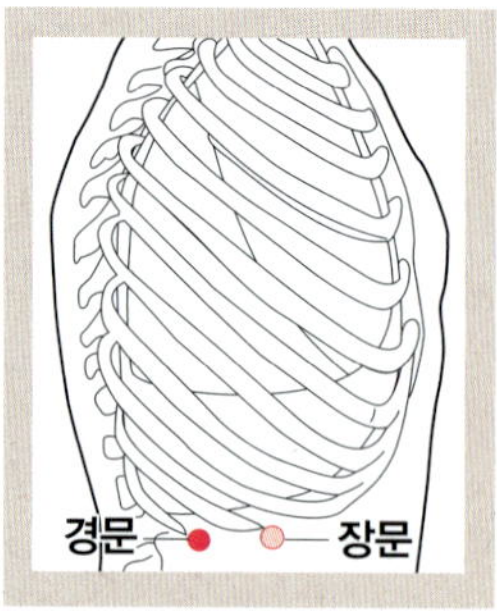

경문

◎ 정축(丁丑)일 생

정(丁)화는 은은하지만 강한 불이며, 야망이 있고 차분하다. 축(丑)토는 겨울 흙이고 봄을 기다리며 땅속에는 종자를 보관한다. 화생토이므로 나를 버리고 토를 도와주므로 남에게 베풀어 주고도 배신을 당하는 경우가 많다. 정축(丁丑)은 백호대살이므로 매사에 적극적이고 활동적이다. 대인관계가 원만하고 누구에게나 솔직하여 인정을 받는 사람이며, 여성은 남편 때문에 근심 걱정이 많게 된다. 정축(丁丑)을 통변하면 식신에 해당하므로 복잡한 것을 싫어하며 매사에 긍정적이고 솔직 담백한 면이 있다. 아무리 어려운 일이 있어도 쉽게 해결하는 능력이 있으나 일간이 약하면 쉽게 포기하는 기질로 바뀌게 된다. 도전적이고 진취적으로 밀어붙이는 기질은 있다. 이는 정(丁)화의 은은한 기질 때문이며 속으론 무척 조급한 마음이지만 은근히 끈기가 있다. 정축(丁丑)은 위와 같은 기질을 잘 조화롭게 할 것이며 자기주장도 적당히 누르고 남의 얘기도 귀담아듣는 습관을 지녀야 한다. 특히 예술적, 미적 감각이 우수하여 꾸준하게 전진한다면 크게 성공할 수 있다. 정(丁)화는 심장을 의미하며, 축(丑)토는 비장을 의미한다. 심장의 배수혈인 심수에서, 비장의 모혈인 장문에서 사혈한다.

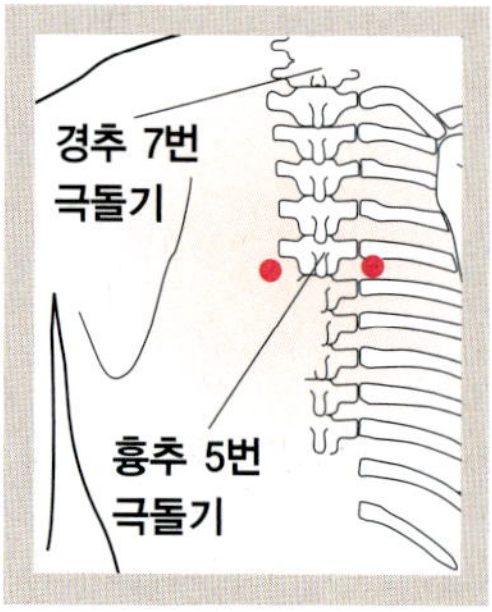

심수

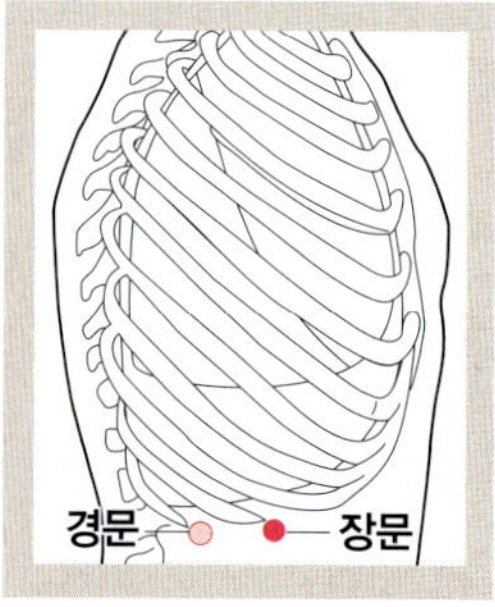

장문

◎ 무인(戊寅)일 생

무(戊)토는 양(陽)토이며, 만물을 무성하게 함을 의미하므로 위엄이 있다.
인(寅)목은 양(陽)목이고 갑(甲)목에 해당하므로 솟는 기질 때문에 자존심이 강하고 고집이 세다. 심하면 오만해진다. 무인(戊寅)을 통변하면 편관이므로 무(戊)토가 인(寅)목에 극을 받아 다른 사람과 화합이나 대화가 안 되는 기질이 있지만, 사주에 무(戊)토의 기질을 극하는 목의 기운이 너무 강하지만 않다면 대인관계도 원만할 수 있다. 다만 무(戊)토가 너무 약하면 소심하고 겁이 많은 사람이 될 수 있다. 신경이 예민하고 늘 불안하며 위선적인 사람이 된다. 남녀 모두 이성에 관심이 많으므로 문제가 될 수 있고 여성은 고집을 꺾고 남자를 진실 되게 대하는 마음 자세를 갖추어야 행복하고 안정된 가정을 꾸릴 수 있다. 무(戊)토의 넓은 땅 즉, 재물의 무(戊)토의 기질과 인(寅)목의 거목다운 기질이 좋게 작용하면 크게 성공하게 될 것이다. 무(戊)토는 위장에 해당하며, 인(寅)목은 담낭에 해당한다. 위장의 배수혈인 위수에서, 담낭의 모혈인 일월에서 사혈한다.

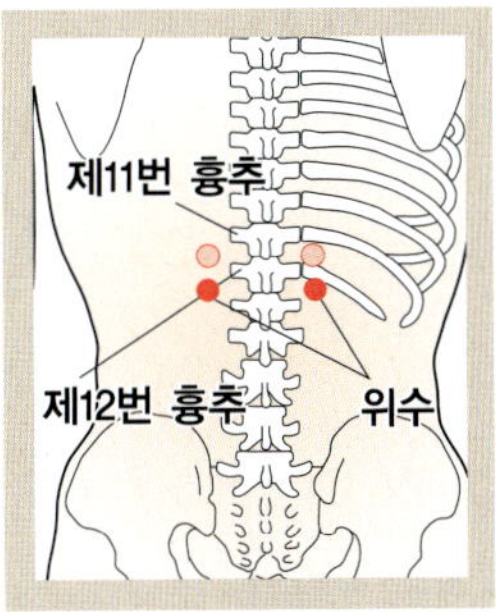

위수

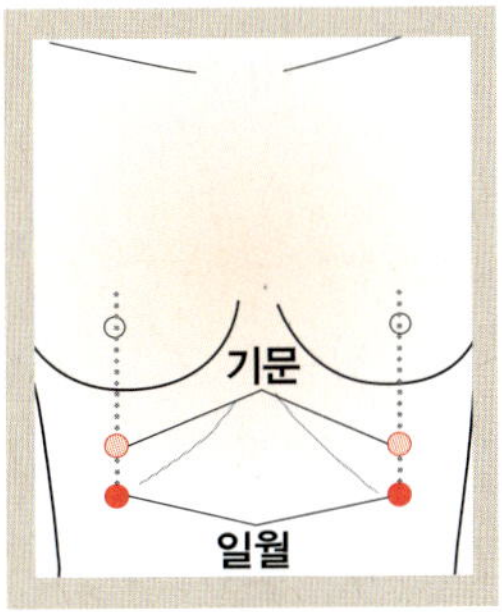

일월

◎ 기묘(己卯)일 생

기(己)토는 음(陰)토이며 완성을 의미하므로 자만심이 충만하다. 묘(卯)목은 여린 싹이 솟아오름을 의미하므로 감정이 예민하고 정이 많다.
기묘(己卯)를 통변하면 편관에 해당하므로 분쟁과 사고를 당하는 경우가 많은데 편관의 기질인 반항적인 기질은 남에게 지기를 죽기보다 싫어하기 때문이다. 나인 기(己)토 일간이 묘

(卯)목에 극을 받으므로 일간이 약하면 소심한 성격으로 매사에 소극적이다. 남녀 모두 이성 관계의 문제가 생기므로 마음수행을 하지 않으면 평생 구설수와 송사에 휘말리게 된다. 행동할 때마다 한 번 더 생각하고 무겁게 행동하면 높은 지위에 올라 여러 사람의 존경을 받을 것이다. 부부 사이에는 믿음으로 사랑을 해야 하나 자신도 모르게 상대를 의심하게 된다. 서로 이해하는 마음을 가져야 할 것이다.

기(己)토는 비장에 해당하고 묘(卯)목은 간장에 해당한다. 비장의 배수혈인 비수에서, 간장의 모혈인 기문에서 사혈한다.

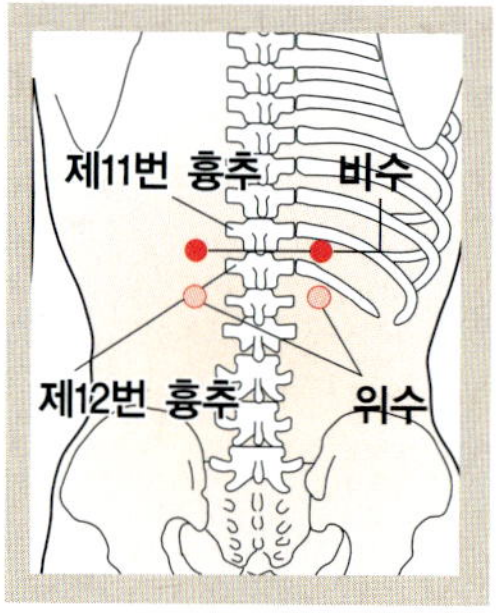

비수

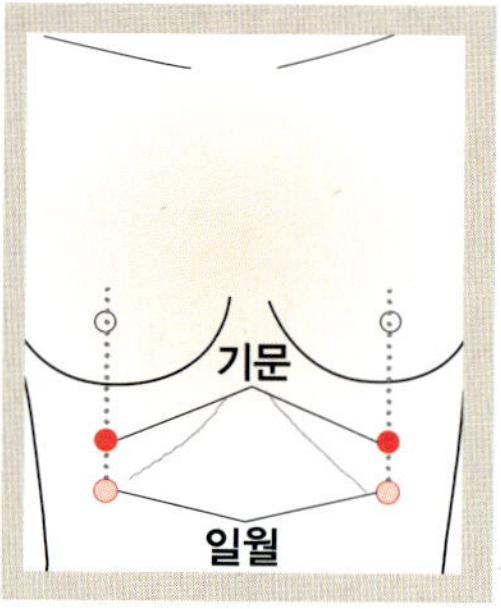

기문

◎ 경진(庚辰)일 생

경(庚)금은 양(陽)금이며 냉기가 강하다. 진(辰)토는 봄토에 수 기운이 강하고 토생금하여 경(庚)금을 돕는다.

소유욕과 성공하려는 심리가 크게 작용하고 화려함과 자만심이 충만하다. 그 뒤에는 쓸쓸하고 외로우며 성공하려는 심리가 강하므로 남을 이용하고 자신의 이익을 위해서는 수단과 방법을 가리지 않으나 일간이 적당하면 그 생각을 바꿀 수 있고 자신의 단점을 보완하면 크게 성공을 보장할 수 있다. 경진(庚辰)을 통변하면 편인이므로 창조적이면서 정의감이 있다. 따뜻한 온정의 마음을 기른다면 부와 명예는 얻을 수 있으나 형제간에 불화로 신세한탄을 하게 되니 스스로 인내해야 하며 여자는 이별수가 있고, 욕심이 너무 많아 명예를 얻고도 초라하고 돈이 많아도 항상 불안하여 부도를 맞고 가난한 생활로 전락할 수도 있다. 그러나 각고의 노력으로 마음수행을 한다면 그 자손은 큰 은혜를 입을 것이다.

경(庚)금은 대장을 의미하며 진(辰)토는 위장을 의미한다. 대장의 배수혈인 대장 수에서, 위장의 모혈인 중완에서 사혈한다.

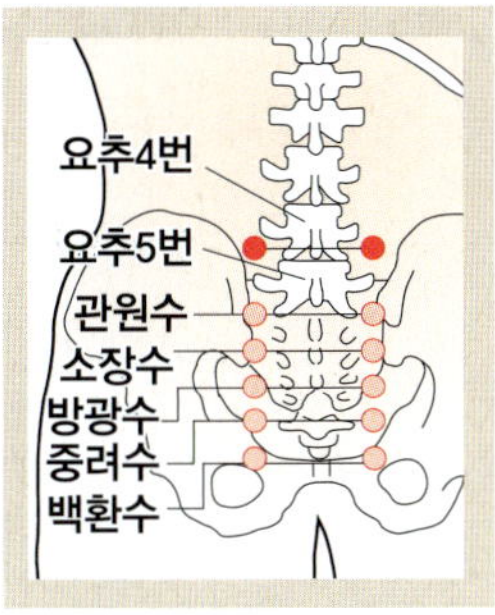

대장수

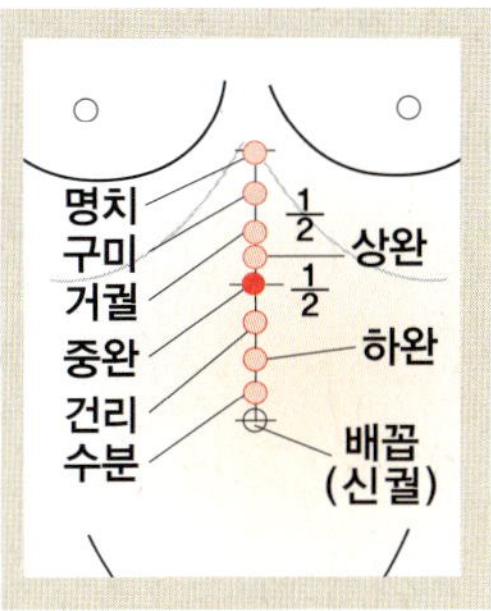

중완

◎ 신사(辛巳)일 생

신(辛)금은 음(陰)금이며 차분하고 한가하며 사(巳)화는 정열적이고 부지런하다. 머리가 좋고 두뇌 회전이 빠르지만, 고집이 세고 자존심이 강하다.

신사(辛巳)를 통변하면 정관이므로 모든 일에 자신이 주도적 역할을 해야 하는 단점이 있으나 힘든 환경 속에서도 성공하여 풍족한 생활을 한다. 여성은 남편에 대해 애정이 없이 대하므로 언제든 가정을 버릴 수도 있다. 사(巳)화의 지장 간(戊·庚·丙)에 병(丙)화와 신(辛)금이 합하여 수로 바뀌므로 남녀 모두 이성 문제에 자제해야 하며 가정에 충실해야 한다. 가정에 충실한다고 자식을 지나치게 과잉보호하면 불효 자식이 될 수 있으므로 엄격하게 키워야 한다. 신(辛)금 일간이 너무 약하면 세상을 비관적으로 생각하여 술, 담배 등으로 몸을 혹사할 수 있으므로 세상을 긍정적으로 보고 낙천적인 삶을 모색한다면 행복한 인생을 살아가게 될 것이다.

신(辛)금은 폐장을 의미하며, 사(巳)화는 소장을 의미한다. 폐장의 배수혈인 폐수에서, 소장의 모혈인 관원에서 사혈한다.

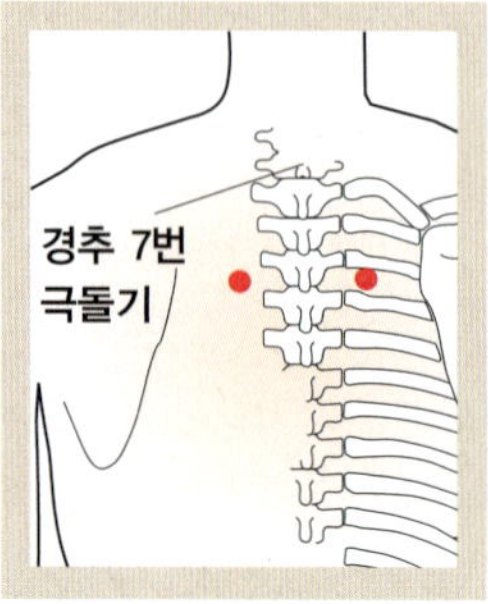

폐수

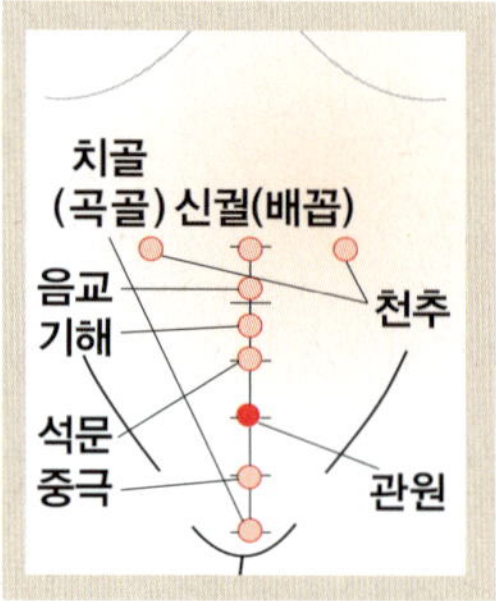

관원

◎ 임오(壬午)일 생

임(壬)수는 양(陽)수를 의미하므로 머리가 좋고 창조적이며 추진력이 있다.

오(午)화는 음화로서 매사에 심기가 불편하고 불안정하다. 이는 임(壬)수와 오(午)가 극을 하기 때문이며 신경이 극도로 예민하므로 이성 간에 쉽게 만나고 쉽게 헤어질 수 있다. 임오(壬午)를 통변하면 정재이므로 남성은 정재의 기질을 잘 살리면 아내의 덕으로 재력가가 될 수 있다. 남녀 모두 이성을 대할 때 진실 됨이 있어야 말년이 외롭고 쓸쓸해도 인생의 동반자가 생기게 된다. 임(壬)수 일간이 너무 강하거나 약하면 다른 사람을 미워하고 시기하는 심리가 발동하고 허영심, 음흉한 면과 간교한 면이 있어 남을 모함할 수도 있고 비굴해질 수도 있다. 항상 공부하고 수행지심을 잊지 말 것이며, 허영심과 욕심을 버린다면 성공은 보장될 것이다. 임(壬)수는 방광을 의미하며, 오(午)화는 심장을 의미한다. 방광의 배수혈인 방광수에서 심장의 모혈인 거궐에서 사혈한다.

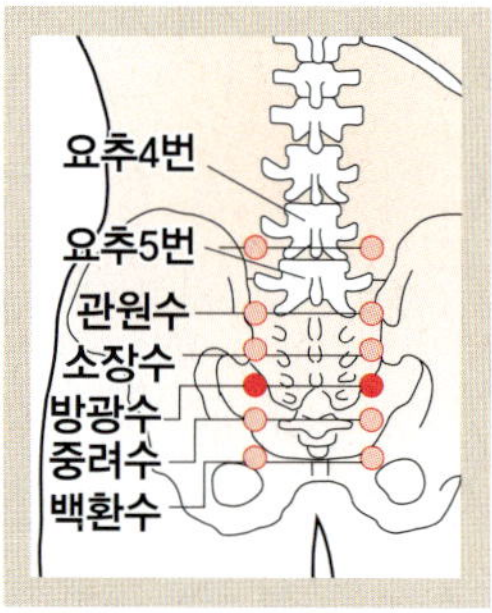

방광수

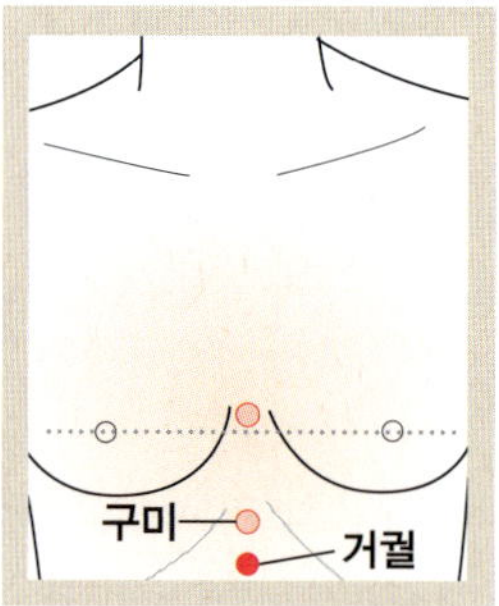

거궐

◎ 계미(癸未)일 생

계(癸)수는 음(陰)수이며 지혜로움을 뜻한다. 미(未)토는 여름토이나 양(陽)의 기운이 다하고 땅속에서는 음(陰)의 기운이 발동할 시기이므로 어떠한 어려운 상황이 벌어져도 의연함과 지혜로움으로 능히 대처할 능력이 있다.

계미(癸未)를 통변하면 편관이고 머리가 비상하며 두뇌 회전이 빠르다. 한 가지 일에 몰두하면 그 끝을 보는 기질이 있으므로 한 가지 분야에 크게 성공한다. 매사에 활동적이고 언변술과 설득력이 뛰어나 대인관계와 사교에 능하다. 하지만 편관의 기질인 반항심을 억제해야 하며 미(未)토 지장 간(丁·乙·己)중에 정(丁)화가 있다. 계(癸)수에서 정(丁)화를 통변하면 편재이니 재물이 숨어 있고, 을(乙)목은 식신이므로 식복이 있으며, 기(己)토는 편관이므로 기(己)토가 너무 강하면 강한 반항심 때문에 불행을 자초하는 결과를 낳게 되므로 이 반항심을 반드시 억제해야 한다. 계(癸)수가 미(未)토의 극을 받으므로 계(癸)수 일간이 약하면 신경이 예민하고 까다롭고 인덕이 없다. 마음수행을 하여 덕을 베풀면 존경받는 인생을 살게 될 것이다.

계(癸)수는 신장을 의미하며 미(未)토는 비장에 해당한다. 신장의 배수혈인 신수에서, 비장의 모혈인 장문에서 사혈한다.

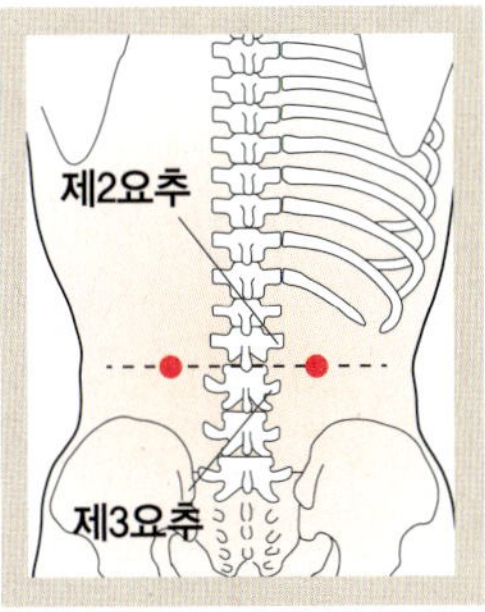

신수

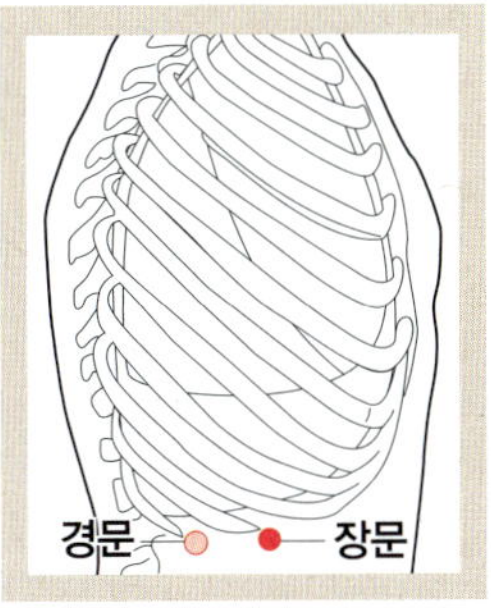

장문

◎ 갑신(甲申)일 생

갑(甲)목은 어질고 진리를 추구하며, 신(申)금은 음(陰)기를 빨아들여 만물의 열매를 맺게 한다. 재능이 많고 능력이 있는 사람이나 항상 개혁과 변화를 좋아한다. 갑신(甲申)을 통변하면 편관에 해당하므로 일간이 약하면 인정이 없고 잔인할 수 있으며, 교만하고 오만하며 과욕을 부려 타인으로부터 비판의 대상이 되기도 한다. 여성은 일간이 극을 당하므로 남자(편관) 문제로 심하게 고민하게 된다. 결혼을 늦게 하는 것이 좋으며, 남녀공이 노래나 춤을 좋아한다. 어떤 일이든 자신감만 가지고 여러 가지 일을 벌이게 되면 반드시 실패하게 되므로 한 가지 일에만 전념해야 한다. 무슨 일이든 활동적이고, 자존심이 강하며 적극적이나 매사에 용두사미 격이 된다. 신(申)금이 역마이므로 한 분야에 헌신적으로 매진한다면 고향을 떠나 타지(他地)에서 크게 성공하게 될 것이다.

갑(甲)목은 담낭을 의미하고, 신(申)금은 대장과 삼초를 의미한다. 담낭의 배수혈인 담수에서, 삼초의 모혈인 석문에서 사혈한다.

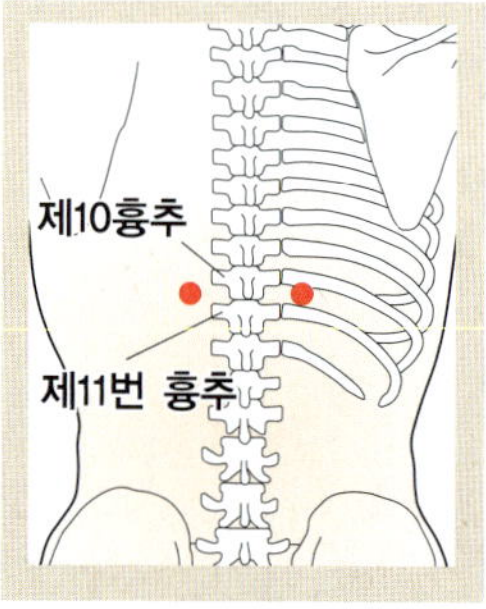

담수

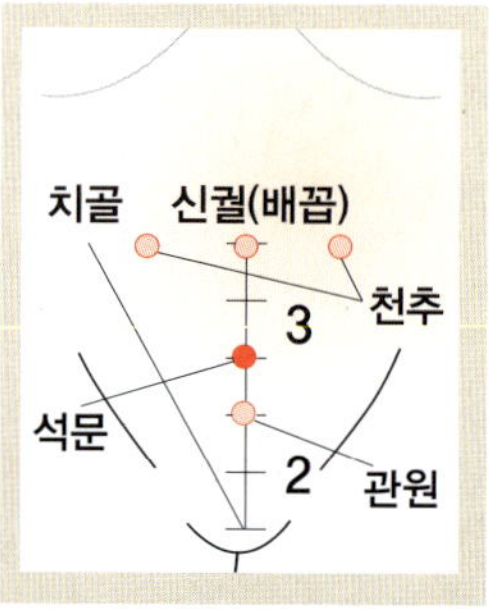

석문

◎ 을유(乙酉)일 생

을(乙)목은 어질고 여린 싹을 뜻한다. 유(酉)금은 열매를 수확하는 계절이므로 신념이 강하고 완고하다. 유(酉)금이 을(乙)목을 극하므로 을(乙)목 일간이 약하면 매사에 주관이 없고 행동이나 말이 너무 가볍게 되며, 이성 관계의 문제가 많을 수 있다. 남녀 모두 이성에 관심이 많으므로 그로 인해 신경이 예민하다. 유(酉)금의 지장 간(庚·辛)에 경(庚)금이 있고 일간의 을(乙)목과 합금이 되므로 일간을 버리니 너무 순하고 소심하며 을유(乙酉)를 통변하면 편관이므로 성격은 강직하고 윗사람을 잘 챙기므로 인정을 받는다. 일간이 너무 약하면 삶이 힘들고 고통스러운 일생을 살아갈 수 있다. 열심히 노력하고 굳건한 신념을 지닐 것이며 남에게 고통을 주거나 힘들게 하면 본인은 몇 배 힘들어진다는 것을 명심하라. 항상 분수에 맞게 생활하면 성공하게 될 것이다. 을(乙)목은 간장을 의미하며, 유(酉)금은 폐장을 의미한다. 간의 배수혈인 간수에서, 폐장의 모혈인 중부에서 사혈한다.

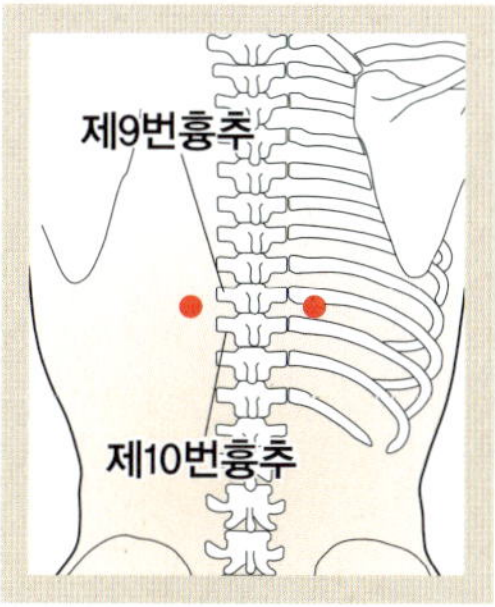

간수

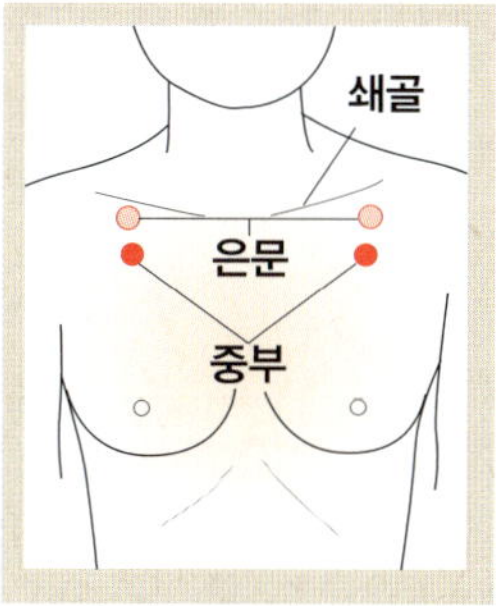

중부

◎ 병술(丙戌)일 생

병(丙)화의 강력한 불길과 술(戌)토 지장간(辛·丁·戊) 중에 정(丁)화가 내장되어 있어 성질이 불같고 고집이 세며 무슨 일이든 즉석에서 해결하고자 하며 뒤끝이 없다. 병(丙)화 일간이 너무 약하거나 너무 강하면 가볍게 행동하며 화를 잘 내고 신경질과 다혈질인 사람이 된다. 병술(丙戌)을 통변하면 식신이므로 돈에는 관심이 없고 먹고 마시는 일에 관심이 많으므로 대인관계는 좋을 수 있으나 가난한 사람이 많다. 병술(丙戌)은 백호대살이므로 불같은 성격에 겁이 없다. 남자는 장인, 장모 여자는 자식에게 큰 해를 당할 수도 있으므로 각별히 관심을 가져야 한다. 원한문제, 송사사건으로 고통스럽다. 하지만 남의 탓으로 돌리지 말고 욕심만 부리지 않는다면 풍족한 삶을 영위할 것이다.

병(丙)화는 소장과 심포를 의미하며, 술(戌)토는 위장을 의미한다. 심포의 배수혈인 궐음 수에서, 위장의 모혈인 중완에서 사혈한다.

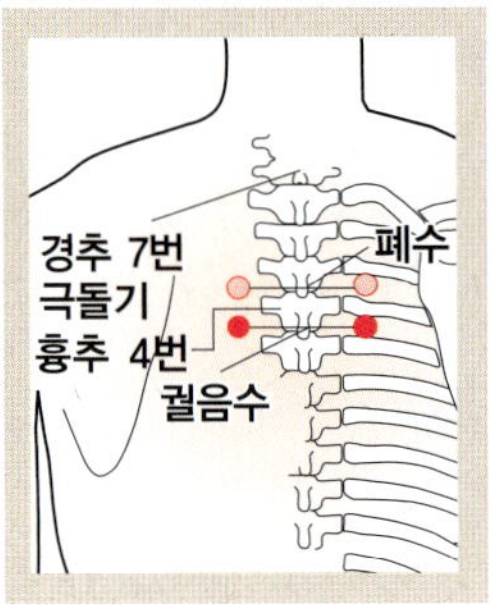

궐음수

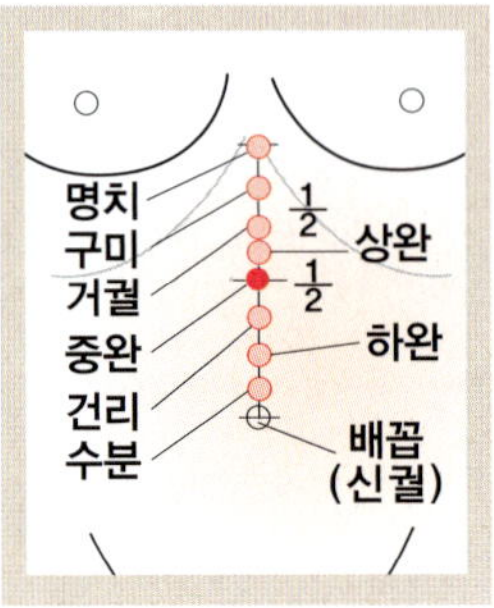

중완

◎ 정해(丁亥)일 생

정(丁)화는 은은한 빛을 상징하므로 예술적 감각이 뛰어나며 예의가 바르다. 해(亥)수는 양(陽)수이므로 물의 흐름처럼 여행을 좋아하고, 고향을 떠나 자수성가한다. 해(亥)수 지장 간(戊·甲·壬)에 여성의 경우 무(戊)토가 자식이고 정해(丁亥)를 통변하면 정관이며 남편이 된다. 따라서 사랑을 담은 자식 교육이 엄격하여 남녀공이 자식 복은 있으나 일간이 해(亥)수의 극을 받아 일간이 약하면 마음이 약하여 주관이 없고 신경질적이며 인내심이 부족할 수 있다. 말을 함부로 하게 되니 그로 인해 큰 피해를 볼 수도 있다. 정관의 기질을 살려 명분이 있는 좋은 일을 한다면 성공은 보장될 것이다. 힘든 일이 있어도 누군가 항상 도와주게 되는데 이는 조상이 돕고 있기 때문이므로 항상 감사하는 마음으로 살아야 할 것이다. 특히 정해(丁亥) 일주는 종교·동양철학·사주명리학 등에 관심이 많다.

정(丁)화는 심장을 의미하며, 해(亥)수는 방광을 의미한다. 심장의 배수혈인 심수에서, 방광에 모혈인 중극에서 사혈한다.

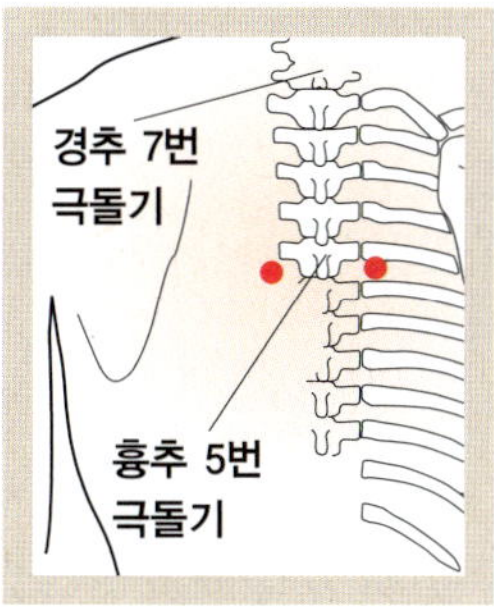

심수

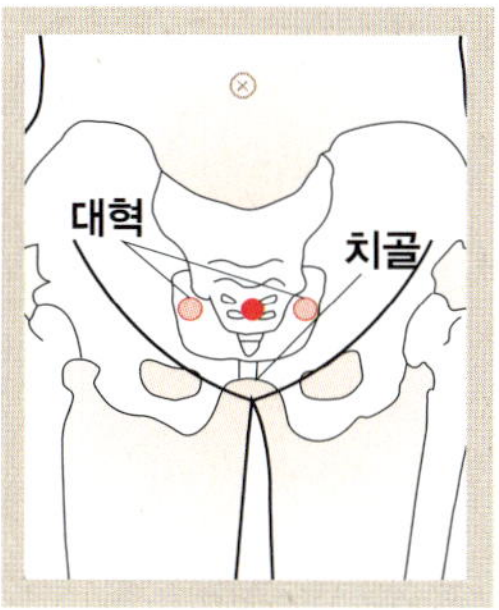

중극

◎ **무자(戊子)일 생**

무(戊)토는 넓은 땅을 의미하므로 욕심이 많고 허영심이 많다. 자(子)수는 깨끗한 물을 의미하므로 마음이 착하다. 자(子)수 지장간(壬·癸) 중에 계(癸)는 일간의 무(戊)토와 계(癸)수가 합하므로 재물 복이 있다. 무자(戊子)를 통변하면 정재이므로 욕심과 허영심을 버리고 저축하며 장래를 위해 차분하게 살아간다면 엄청난 부를 누리고 살게 될 것이다. 남자는 냉정하고 듬직한 면이 있고 아내 덕이 있으며 사람들로부터 호감을 느끼게 된다. 그런 이유로 이유 없이 고집을 부리기도 하고 남을 업신여기기도 한다. 특히 자신이 잘났다고 보여주어야 직성이 풀리는 과시욕이 있으므로 그로 인해 큰 손해를 입는 경우도 있다. 자신을 낮추어야 하고 정재의 기질처럼 수리에 밝고 수완이 좋은데 무엇을 걱정하는가! 하늘이 나를 돕고 있다. 차분한 마음으로 노력하여 때를 기다리면 반드시 기회는 올 것이다. 무(戊)토는 위장을 의미하며, 자(子)수는 신장을 의미한다. 위장의 배수혈인 위수에서, 신장의 모혈인 경문에서 사혈한다.

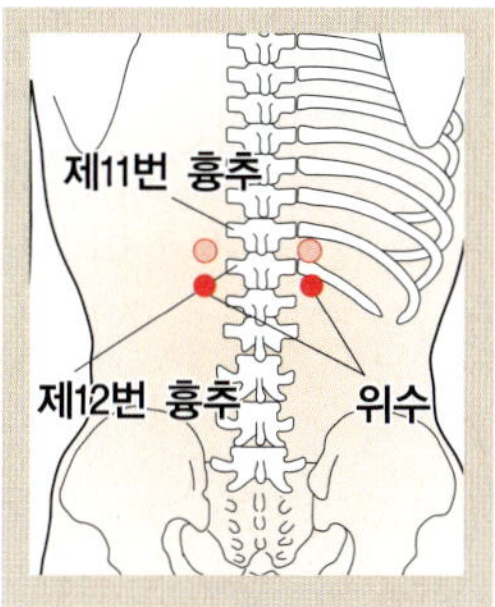

위수

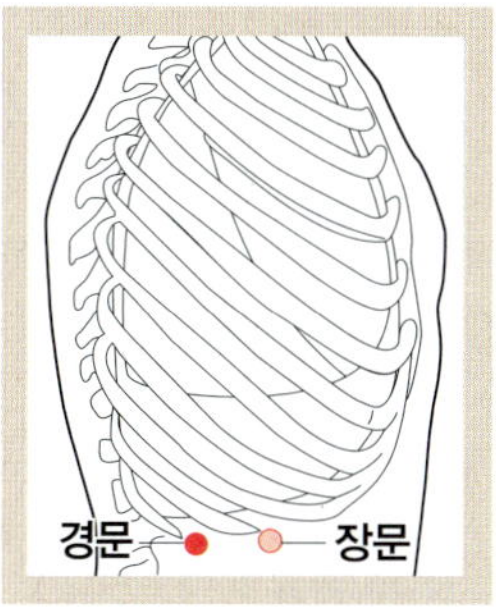

경문

◎ 기축(己丑)일 생

기(己)토는 믿음이 있고 정이 많고 부드럽다. 축(丑)토는 지장 간(癸·辛·己)중에 기(己)토의 습토와 계(癸)수의 찬물은 신(辛)금의 창고이므로 여성은 냉대하나 냉증으로 고생하기 쉽다. 기축(己丑)을 통변하면 비견이므로 고집이 세고 근면 성실한 편이나 부부간의 서로를 의심할 수 있으므로 외로운 생활을 한다. 기(己)토의 믿음으로 진실 된 대화가 필요하다. 축(丑)토 지장 간 중 계(癸)수는 남자가 볼 때 편재이므로 아내를 뜻하지만, 너무 냉하여 부부 사이가 좋지 않다. 신(辛)금은 종교적인 면과 철학적인 문제에 특별한 관심을 두고 있으므로 한 종교에 깊이 빠질 수 있으니 종교를 잘 선택해야 한다.

하지만 사주 전체에 화(火)의 기운을 적당히 가지고 있으면 아내와의 냉랭한 대화도, 한 종교에 깊이 빠질 수 있는 것도 머리가 좋으므로 능히 판단할 수 있을 것이다. 그러나 화기가 부족하면 성질이 급하고 신경질적이고 매사에 소극적이며 부정적일 수 있다. 한 가지 일에 근면, 성실한 기질을 살리면 어느 분야에서든 성공하며 특히, 부부간에 애정을 키워간다면 유복한 삶을 누릴 것이다.

기축(己丑)은 둘 다 비장을 의미한다. 비장의 배수혈인 비수에서, 비장의 모혈인 장문에서 사혈한다.

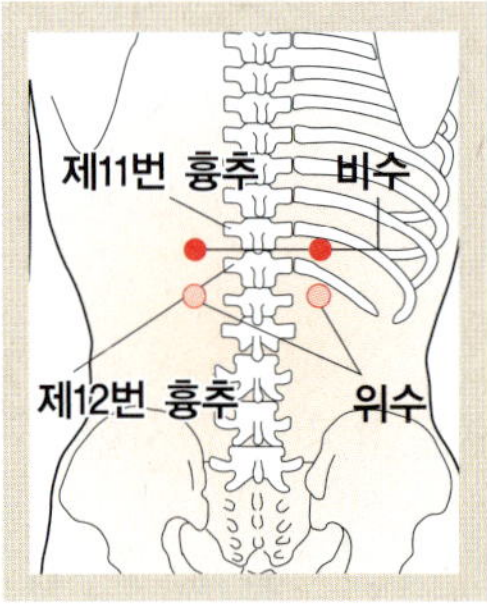

비수

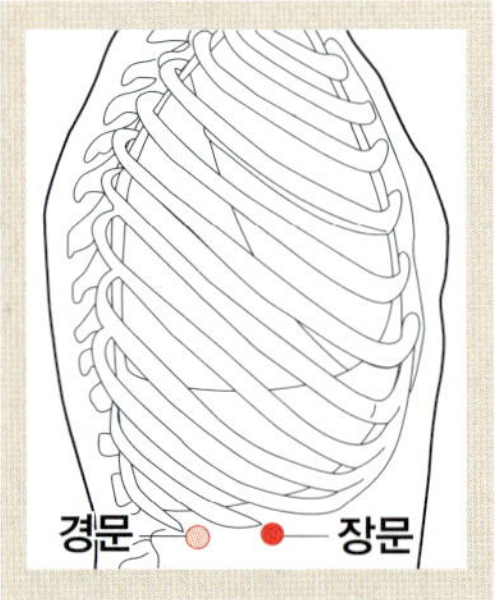

장문

◎ 경인(庚寅)일 생

경(庚)금은 의리를 중시하고, 인(寅)목은 지장 간(戊·丙·甲)에 병(丙)화를 내포하므로 이상의 꿈이 크고 용기가 있으며 매사에 당당하다. 포부가 크므로 성급한 마음이 앞서게 되어 일을 벌여 놓고 흐지부지하는 경향도 있다.

경인(庚寅)을 통변하면 편재에 해당하므로 돈에 관심이 많고 재복이 따른다. 적은 돈에는 관심이 없고 큰돈을 벌어들이는 지혜가 있다. 이기심을 버리고 상대를 배려하는 마음을 갖도록 노력해야 하며 돈을 벌어놓고도 사람을 너무 믿게 되고 관리를 소홀히 하게 되어 배신당하는 일도 생기게 된다. 남자는 돈 관리를 잘해야 하고 여성은 남자로 인해 큰 해를 입을 수도 있으니 남자를 사귈 때 신중해야 한다. 성급한 마음과 부족한 인내심을 차분하게 수행하며 살아간다면 성공은 보장되어 있을 것이다.

경(庚)금은 대장을 의미하고 인(寅)목은 담낭을 의미한다. 대장의 배수혈인 대장 수에서, 담낭의 모혈인 일월에서 사혈한다.

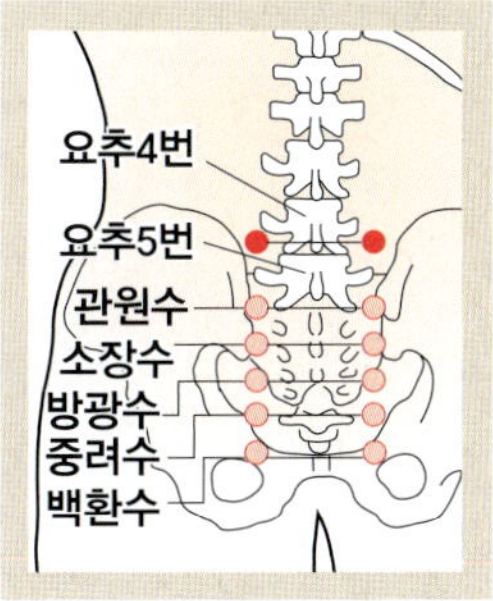

대장수

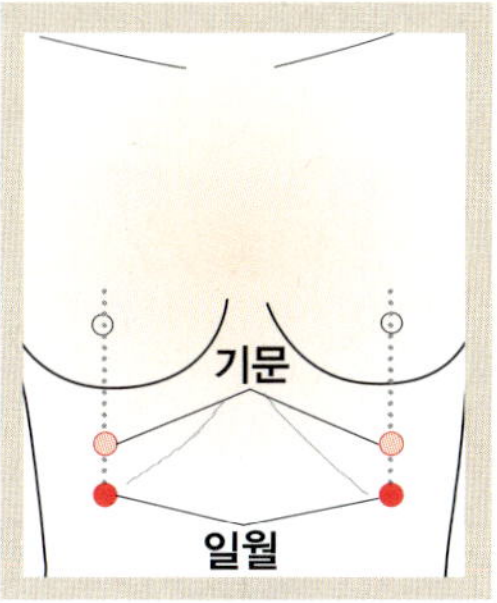

일월

◎ 신묘(辛卯)일생

신(辛)금은 밖으로 내보이는 의리가 아니고 속으로 의리를 중시한다. 묘(卯)목은 땅속에서 막 나온 새싹이므로 차분하지 못하고 융통성이 없다. 신(辛)금과 묘(卯)목의 이미지처럼 너무 소박하고 깔끔하면서 멋 부리길 좋아한다. 남녀 모두 노래와 춤을 좋아한다. 신묘(辛卯)를 통변하면 편재이므로 화려함과 변화를 좋아하고 나서지 않는 성격임에도 즉흥적으로 일을 벌여 그로 인해 생각지도 않은 근심 걱정을 하게 된다. 신(辛)금 일간이 너무 강하거나 약하면 의리가 없고 마음의 변덕이 심하고 신경이 예민하여 불면증에 시달리게 된다. 편재라 돈을 벌 때는 많이 벌 수 있으므로 재산을 잘 관리해야 하고 남에게 베풀면서 살아가야 한다. 남녀 모두 이성에 관심이 많다. 따라서 늦게 결혼해야 한다. 신묘(辛卯)일생은 신(辛)금의 칼날 같은 기질로 끝내는 성공하려는 기질이 있다. 신(辛)금은 폐장을 의미하며 묘(卯)목은 간장을 의미한다. 폐장의 배수혈인 폐수에서, 간장의 모혈인 기문에서 사혈한다.

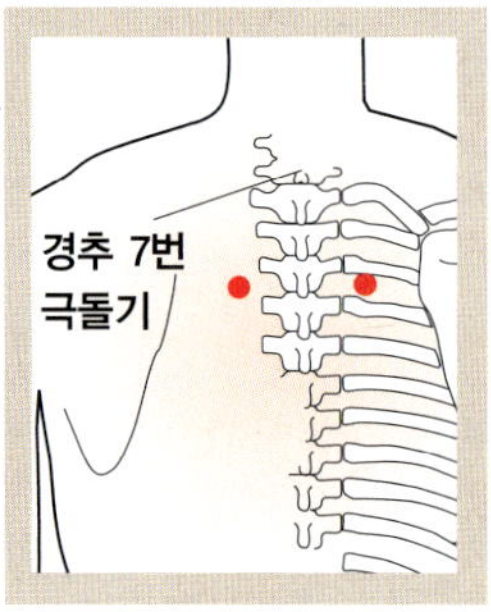

폐수

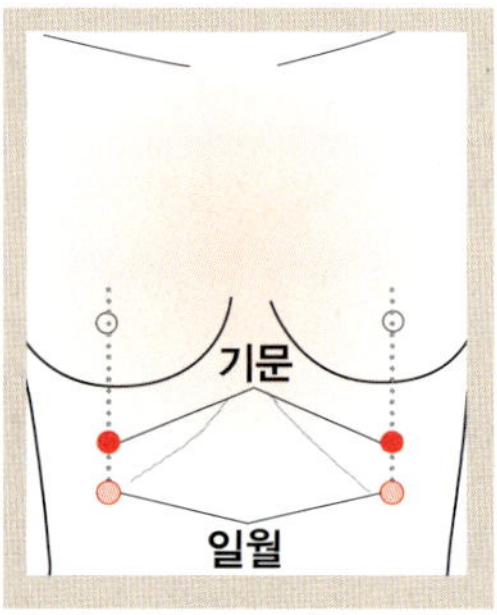

기문

◎ 임진(壬辰)일 생

임(壬)수는 지혜로움과 재치가 있고 유머감각이 뛰어나다. 진(辰)토는 봄 토이므로 만물을 싹트게 하는 기운이 있다. 진(辰)토는 습토(濕土)이므로 임(壬)수를 도와 고집이 세고 책임감이 강하다. 임진(壬辰) 일주 자체가 괴강살이므로 과감한 결단력이 있으며 총명함과 지혜가 있다. 상대를 낮추어 보는 것과 남을 지배하려는 욕구가 강한 것이 단점이다. 자기주장이 너무 강하여 상대로부터 질리게 한다. 남녀 이성 관계가 복잡하므로 결혼은 늦게 하는 것이 좋으며 임진(壬辰)을 통변하면 편관이므로 여성은 남편으로 인하여 여러 가지로 근심 걱정이 많게 된다. 일간이 너무 강하거나 약하여 사주구성이 불안전하면 남편이나 자식에게 화가 미칠 수 있다. 매사에 소극적일 수 있고 가난한 삶을 살아갈 수도 있다. 수행지심(修行知心)으로 때를 기다리면 반드시 때가 오는 것이며 나이가 들수록 유복한 생을 살아갈 것이다. 임(壬)수는 방광을 의미하며, 진(辰)토는 위장을 의미한다. 방광의 배수혈인 방광수에서, 위장에 모혈인 중완에서 사혈한다.

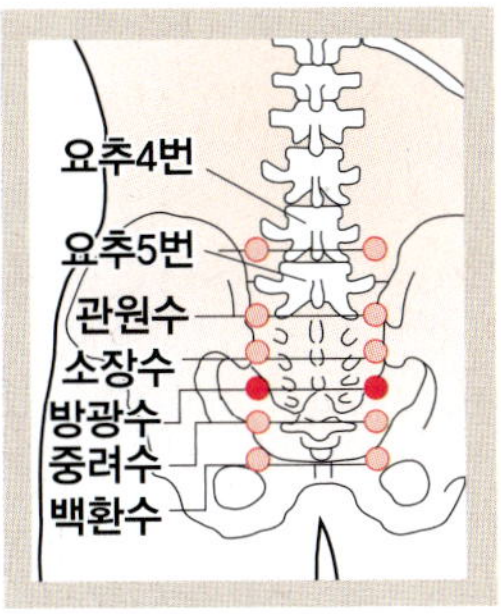

방광수

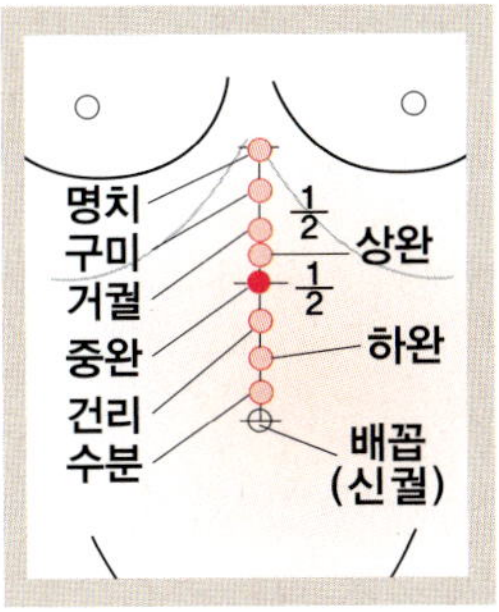

중완

◎ **계사(癸巳)일 생**

계(癸)수는 물의 부드러움과 지혜로움을 뜻하고 사(巳)화는 양기의 뜨거운 열기를 뜻한다. 계(癸)수는 강한 음(陰)의 기운이므로 강한 양(陽)기를 그리워하며 사(巳)화 역시 뜨거운 열기 때문에 차가운 수의 기운을 그리워한다. 따라서 남녀 모두 이성 관계에 문제가 많다. 사주구성에서 수 기운이 너무 강하게 구성되면 수극화가 되고 계사(癸巳)를 통변하면 정재이므로 아내의 덕은 있으나 극하게 된다. 여성은 남편을 의심하는 경향이 있다. 계사(癸巳) 일생은 사(巳)화가 역마이므로 여행을 다니면서 색정의 유혹을 뿌리치지 못하며 주거변동이 심하다. 직장에서는 근면 성실하고 충실하며 계(癸)수는 차분한 기질이지만 사(巳)화가 다른 화의 기운을 만나 강해지면 성격이 급해지고 일단 화가 나면 주변 정리가 되지 않아 큰일을 저지르고 만다. 그러나 어떤 힘든 일이 발생해도 누군가의 도움을 받는 귀함이 있다. 남녀공이 귀한 좋은 기운을 이성 간의 사랑으로 승화시킬 수 있다면 행복한 생을 영위할 것이다. 계(癸)수는 신장을 의미하며 사(巳)화는 소장과 심포를 의미한다. 신장의 배수혈인 신수에서, 심포의 모혈인 단중에서 사혈한다.

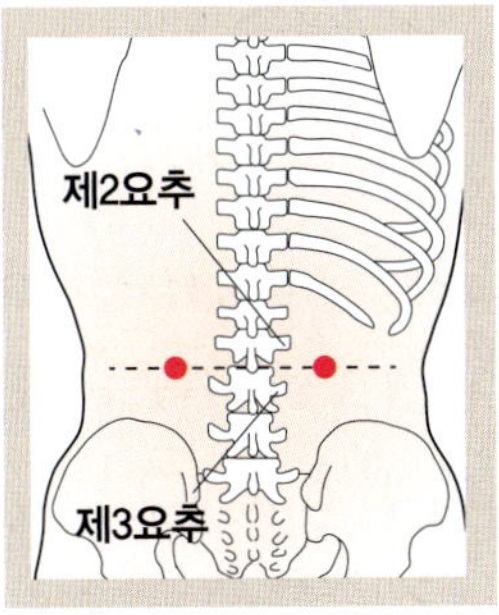

신수

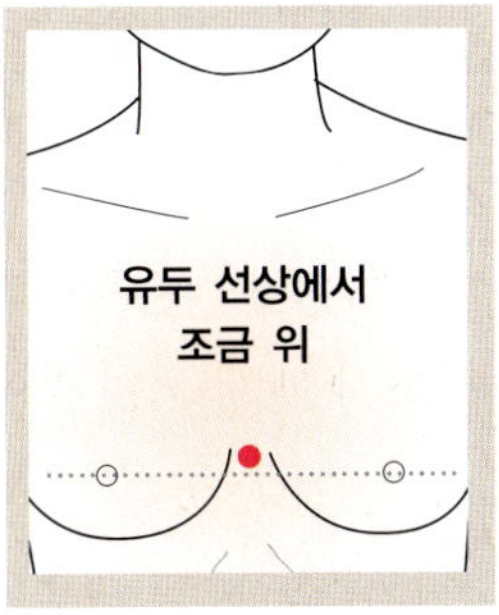

단중

◎ 갑오(甲午)일 생

갑(甲)목은 열매껍질을 벗기고 곧게 뻗으려는 기질과 오(午)화는 능히 목(木)을 생해주는 화(火)의 기운이 조화를 이룬다. 갑오(甲午)를 통변하면 상관이므로 창조적이고 도전적이며 스스로 운명을 개척하는 능력이 있다. 윗사람에게는 반항적일 수 있지만, 아랫사람을 잘 챙기므로 사람들에게 인기가 많아 대인관계도 원만한 편이다. 멋을 부릴 줄 알고 식복이 있어 심성은 착하나 남녀 모두 색정으로 인해 파탄되는 경우가 많다. 사주구성이 나쁘고 목이 너무 많거나 화가 너무 많으면 급한 성격으로 인해 대인관계에 문제가 있게 되고 허영심으로 인해 재산을 탕진하게 되며 매사에 가벼운 말과 행동을 하게 된다. 갑(甲)목은 담낭을 의미하며, 오(午)화는 심장을 의미한다. 담낭의 배수혈인 담수에서, 심장의 모혈인 거궐에서 사혈한다.

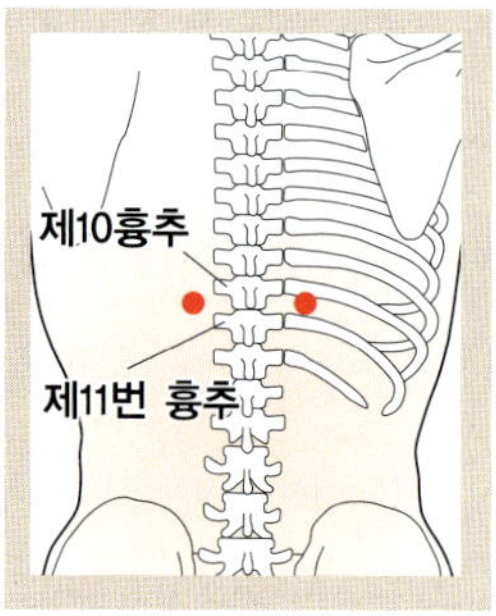

담수

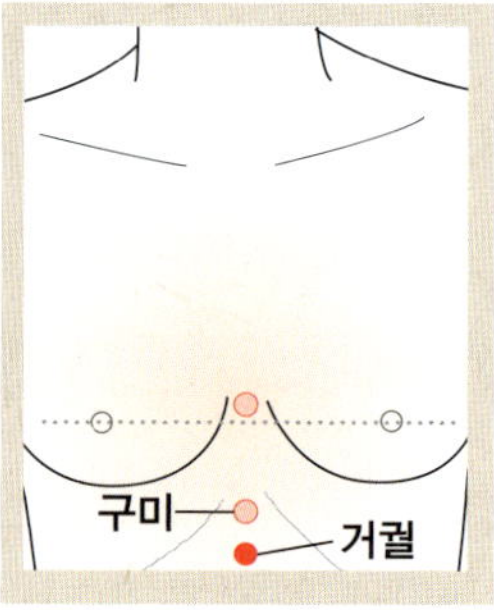

거궐

◎ 을미(乙未)일 생

을(乙)목의 솟으려는 기질과 미(未)토의 따뜻한 기운은 싹을 자라게 하는데 이것은 반드시 자라게 하는 시기가 있다. 느긋한 마음으로 때를 기다려야 한다. 을(乙)목이 약하면 즉, 도와주는 수 기운이 약하면 절제를 못 하고 인내하지 못하여 직장 또는 주거변동이 심하다. 을미(乙未)를 통변하면 편재이므로 창의력이 뛰어나고 심성이 착하여 대인관계가 원활하다. 남성은 아내의 덕이 있으며 때를 기다리고 한 가지 일에 몰두하면 큰돈을 벌 수 있으니 큰돈을 벌었을 때 낭비하지 말고 잘 관리해야 한다. 작은 일에도 신경을 쓰게 되는 것은 을(

乙)목이 간장에 해당하기 때문이다. 미(未)토는 비장에 해당하므로 사주구성에 목(木)이 너무 많아 미(未)토를 극할 경우 비장에 문제가 발생하므로 고혈압·고지혈증·당뇨병 등으로 고생할 수 있다. 간장의 배수혈인 간수에서, 비장의 모혈인 장문에서 사혈한다. 만약 당뇨가 있다면 비장의 배수혈인 비수에서 사혈한다. 고혈압과 당뇨병으로 고생하는 사람이라면 간수·신수·비수 및 장문에서 어느 정도의 기간을 두고 사혈하여 어혈만 빼내면 혈압과 당(唐)이 조절되는 효과에 놀라게 될 것이다.

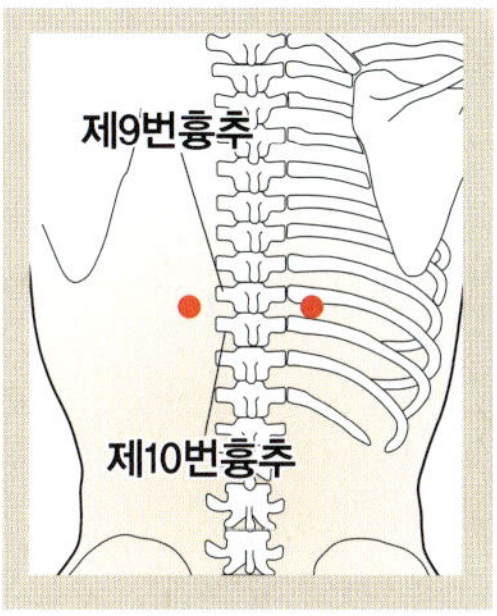

간수

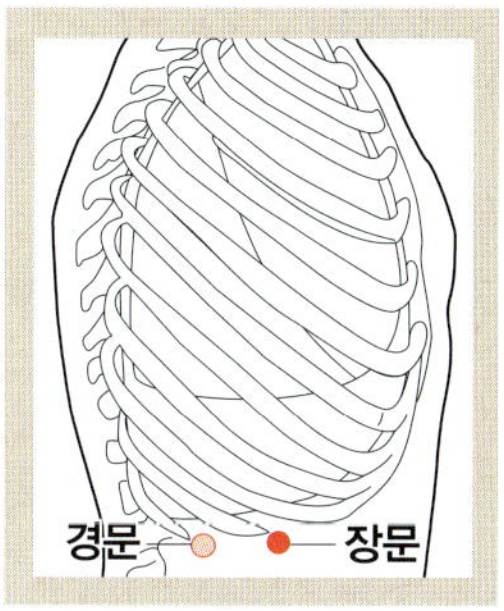

장문

◎ 병신(丙申)일 생

병(丙)화는 머리 회전이 빠르고 창조성과 새로움을 추구하며 성격이 급하여 심신이 늘 불안정하다. 신(申)금은 병(丙)화의 극(剋)을 받으니 신경질적이며 때론 집중력이 부족하여 가볍게 행동하기도 한다. 병신(丙申)을 통변하면 편재이므로 재주가 많고 인정이 많아 주위 사람들로부터 평판이 좋으므로 성공하기도 쉽고 심신이 불안정하여 실패하기도 쉬우나 실패하면 바로 재기하는 재주가 있다. 남녀 모두 이성을 그리워하며 만났다가 큰 괴로움 없이 헤어지기도 잘하며 그래도 가정은 지키면서 성적인 욕망을 풀려고 한다. 넘치는 정력으로 성실하고 안정된 사회생활을 영위하지만, 항상 억제하는 마음수행을 해야 한다. 신(申) 지장 간(戊·壬·庚)에 경(庚)금이 편재이고 아버지를 의미하므로 어렸을 때 남녀 모두 아버지가 무능했거나 잘못되어 부모 덕이 없어 고생할 수도 있다. 병(丙)화는 소장과 심포, 삼초에 해당하며, 신(申)금은 대장, 삼초에 해당한다. 삼초의 배수혈인 삼초수에서, 대장의 모혈인 천추에서 사혈한다.

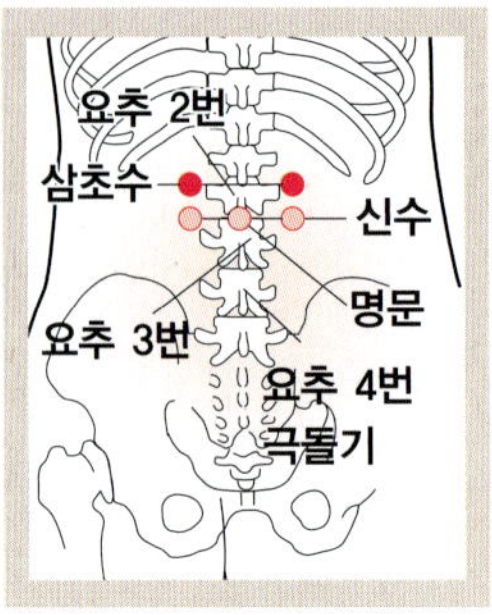

삼초수

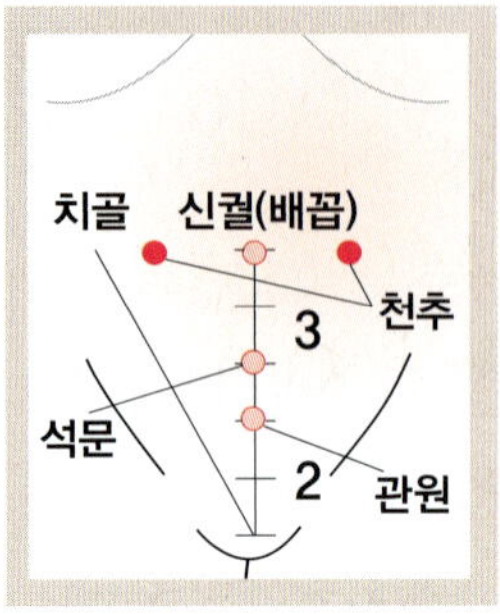

천추

◎ 정유(丁酉)일 생

정(丁)화의 야망이 있는 신중함과 유(酉)금의 결실을 맺어야 하는 기질이므로 대부의 작용이 크다. 즉, 유(酉)금의 지장 간(庚·辛)에 경(庚)금은 정재이고 신(辛)금은 편재이므로 사주구성이 좋으면 거부가 될 수 있다. 여성은 화려함과 몸치장하는 데 관심이 많고, 남성은 은은함과 화를 내지 않는 온순함과 성실하고 정직하며 예술적인 기질이 뛰어나다. 정유(丁酉)는 정(丁)화가 유(酉)금을 녹이듯 색욕을 억제하지 못하여 결혼에 실패할 확률이 높으며, 자신을 억제하고 수행지심하면 안정된 가정을 가진다. 여성은 남성에게 인기가 많으므로 남자를 잘 선택해야 한다. 잘못하면 직업여성이나 재혼하게 되고 이성 관계가 복잡하게 된다. 분위기에 약한 편이므로 자신의 결점을 잘 파악해야 한다. 사주구성이 좋고 마음을 잘 다스리면 성공은 보장될 것이다. 아무리 힘든 일이 있어도 누군가 도와주는 자신이 믿는 귀한 신이 있으므로 걱정할 필요는 없다. 정(丁)화는 심장을 의미하고 유(酉)은 폐장을 의미한다. 심장의 배수혈인 심수에서, 폐장의 모혈인 중부에서 사혈한다.

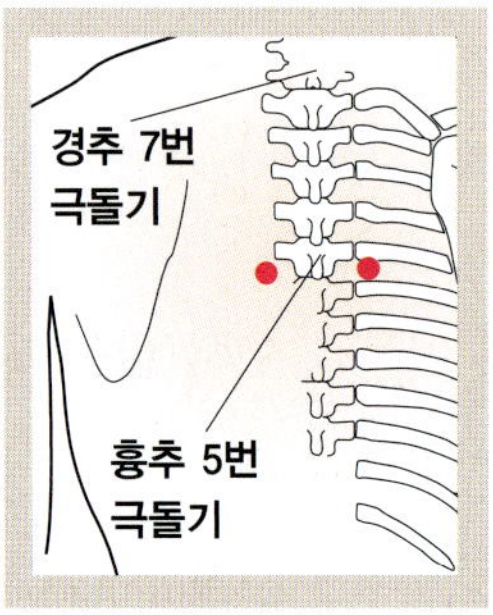

심수

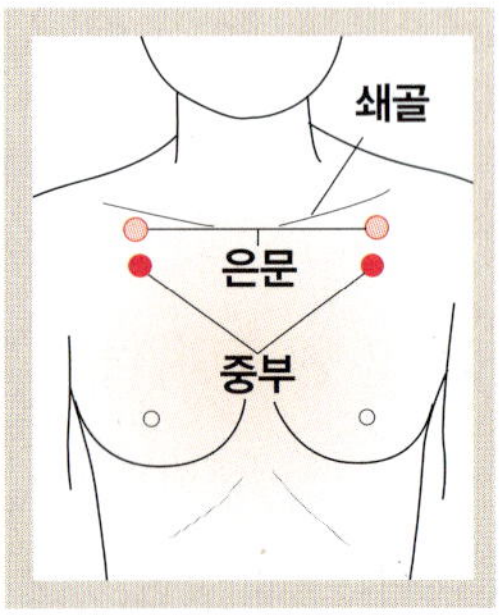

중부

◎ 무술(戊戌)일 생

무(戊)토는 만물을 풍성하게 하고, 술(戌)토는 저장하려 한다. 재물 욕심이 많고 고집이 세며, 돈 욕심은 부릴만할 정도로 돈 버는 재주에 능하다. 이기심과 독선, 교만함과 거만함 등으로 인해 신의마저 저버릴 수 있다. 술(戌)토의 저장심리를 잘 활용하면 경제적으로는 걱정할 필요가 없다. 즉, 돈을 많이 벌 때 낭비벽을 버리고 저축해야 한다. 또한, 비밀이 많다. 자기 고집이 강하므로 뜻대로 일이 안 되면 신경질을 부리고 화를 잘 내는 기질이 있다. 술(戌)토 지장 간(辛·丁·戊)에 정(丁)화와 무(戊)토는 무(戊)토 일간을 도와주지만, 다행히도 신(辛)금이 있어 신경질을 억제하는 기질이 있으니 심성을 다스리는 데 도움이 된다. 사주 구성에 금(金) 기운이 부족하면 부부간에 애정이 없고 서로를 의심하여 의처증, 의부증으로 고민도 하게 된다. 마음을 잘 다스리면 도인으로 이름을 날릴 수도 있으며 매사에 투쟁심리만 버리면 크게 성공할 수 있다. 무(戊)토와 술(戌)토 두 오행이 위장을 의미한다. 위장의 배수혈인 위수에서, 위장의 모혈인 중완에서 사혈한다.

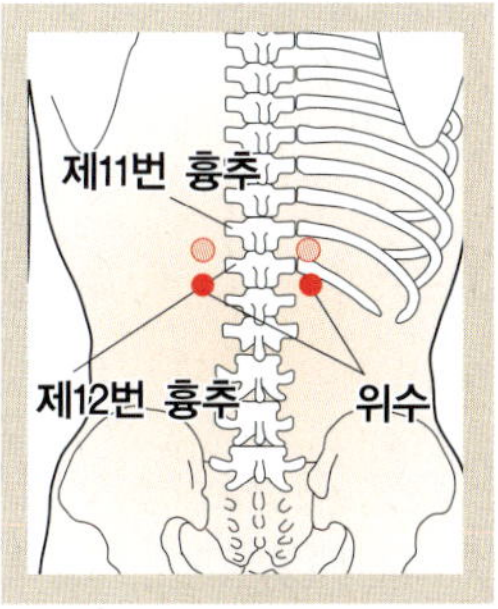

위수

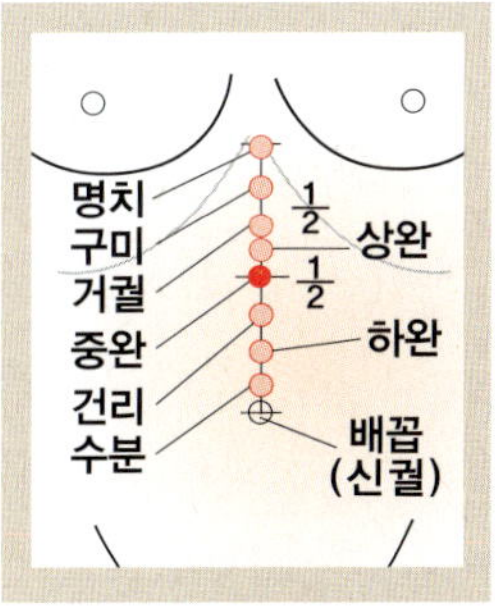

중완

◎ 기해(己亥)일 생

기(己)토는 믿음을 의미하고 해(亥)수는 물속의 어둠 속에서 밝은 곳으로 나오려는 기질이 있어 무언가 호기심이 발동하고 이상세계를 그리워한다.

음(陰) 간의 기질로 인해 매사에 의심이 많고 결단력이 부족하다. 사람을 한번 믿으면 끝까지 믿고 부모 형제도 마음이 맞지 않으면 먼저 말을 걸지 않는 특성이 있지만, 대인관계가 원만하고 한번 믿으면 끝까지 믿어주는 지략가이고 어느 누구와도 대화가 가능하여 뜻을 끝까지 관철하는 재주가 있다. 해(亥)수 지장 간(戊·甲·壬)에 임(壬)수는 정재이므로 재물 걱정은 할 필요가 없으나 사주구성에 화(火)의 기운이 부족하면 화(火)기는 위로 올라가는 습성이 있으므로 조금이라도 자기 뜻에 맞지 않으면 욱하는 기질로 인해 큰일을 망칠 수도 있으니 항상 마음을 차분하게 추슬러야 한다. 기(己)토는 믿음을 중시하므로 사주구성에 기(己)토가 부족하면 사람을 의심하는 의심증, 의처증, 의부증의 증세가 나타날 수도 있으며, 여성은 남편 일에 참견하게 되므로 부부 사이가 좋지 않다.

기(己)토에 섬세함과 해(亥)수의 흐르는 기질 때문에 예술적, 미적 감각이 뛰어나고 창조력으로 인해 부귀를 누릴 수 있다.

기(己)토는 비장을 의미하며 해(亥)수는 방광을 의미한다. 비장의 모혈인 비수에서 방광의 모혈인 중극에서 사혈한다.

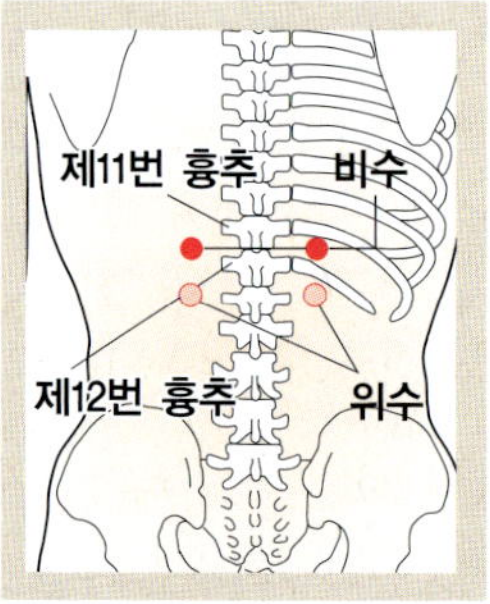

비수

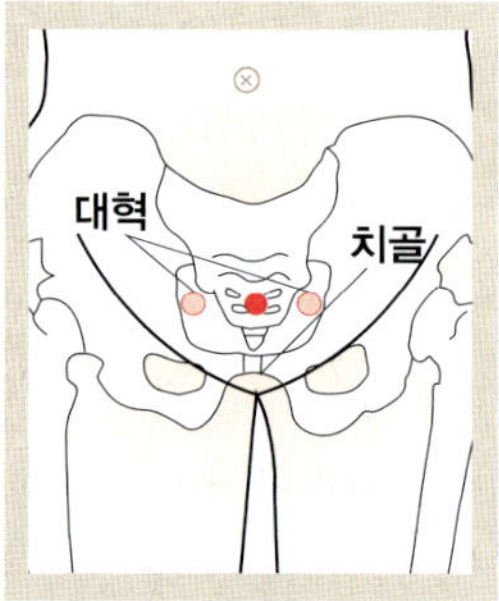

중극

◎ 경자(庚子)일 생

경(庚)금은 의리와 명예를 중시하고 자(子)수는 총명하고 지혜로움을 의미한다. 경자(庚子)일생은 금이 수를 생하는 맑음의 특성이 있다. 사람들과의 차가운 분위기 때문에 항상 손해를 본다. 자(子)수는 화(火)의 기운을 그리워하는 탓에 신경이 예민하고 작은 일에도 화를 잘 내는 성격이지만 경(庚)금의 냉철함과 같이 뒤끝은 깨끗하다. 다시 말해서 상대방의 약점을 보고도 진심으로 잘못을 인정하면 법적으로나 이유를 묻지 않고 용서하는 대담함이 있다. 사주구성에 화기가 부족하면 화를 잘 내고 신경질을 자제하지 못한다. 경자(庚子) 일생을 통변하면 상관이므로 반항적인 기질이 있으나 매사가 분명하고 확실하게 행동하는 결단력이 있다. 여성은 남편과 이별할 수도 있다. 이것은 상관의 기질 때문이다. 자(子)수의 지장 간(壬·癸)은 식신·상관의 기질이므로 각 예술 분야에 예술적 감각이 뛰어나다. 특히 미적 감각이 뛰어나므로 분위기에 민감하고 한 가지 일에 몰두하면 깊이 빠져버리는 특성이 있다. 사주구성에 정, 편재가 적당히 있으면 재물에 대한 욕심도 강할 수 있지만, 재물보다 명예를 중요하게 된다. 너무 완벽한 것을 추구해서는 안 되며 세상을 긍정적으로 보는 자세가 필요하다. 경자(庚子)의 깨끗함으로 인해 남녀 모두 매력적인 음성과 표정, 재치로 인해 대인관계에 인기가 있으므로 크게 성공할 수 있다.

경(庚)금은 대장을 의미하고 자(子)수는 신장을 의미한다. 대장의 배수혈인 대장 수에서, 신장의 모혈인 경문에서 사혈한다.

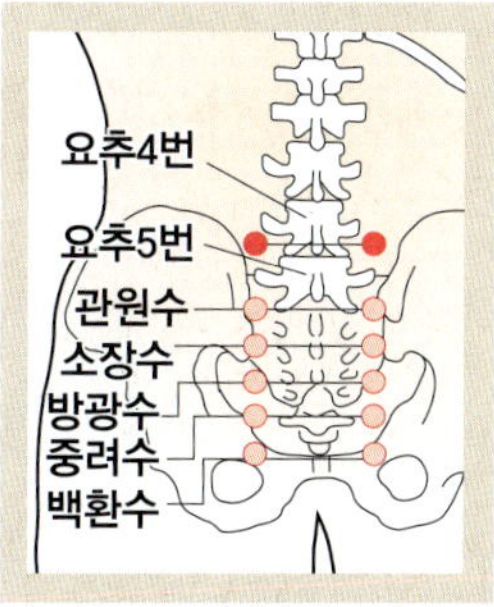

대장수

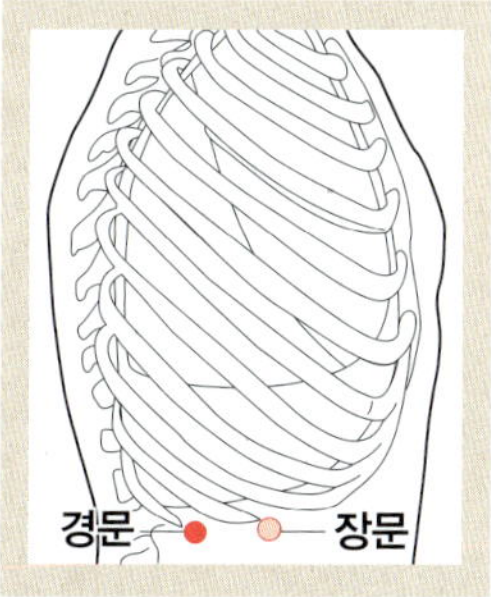

경문

◎ 신축(辛丑)일 생

신(辛)금의 예민함과 축(丑)토의 차갑고 추운 겨울 흙은 봄을 기다리는 마음이 간절하다. 몸의 내장도 차가움으로 따뜻함을 그리워하며, 쓸쓸하고 외로움을 느낀다. 왠지 걱정도 많고 상대를 의심하게 되고 배신감을 잘 느끼므로 대인관계에 문제가 생긴다. 축(丑)토 지장 간(

癸·辛·己)중에 계(癸)수는 식신이므로 식신의 솔직함을 활용해야 하고 신(辛)금의 낭비하는 습성을 마음 수양을 통해 절제하는 마음을 갖고 기(己)토의 편인의 특성을 잘 살린다면 학문적 분야에 크게 성공하게 될 것이다.

사주구성에 화기가 적당히 구성되면 어두운 마음에서 밝은 마음으로 승화시킬 수 있으므로 마음을 너그럽고 따뜻한 정을 나눌 수 있는 자세가 필요하다는 것을 잊어서는 안 된다. 부부지간에도 항상 따뜻한 대화를 잊지 말아야 하며 신(辛)금의 날카롭고 비판적인 두뇌를 학문적으로 승화시킨다면 문학이나 예술 분야에서 명성을 떨칠 것이다.

신(辛)금은 폐장을 의미하며 축(丑)토는 비장을 의미한다. 폐장의 배수혈인 폐수에서 비장의 모혈인 장문에서 사혈한다.

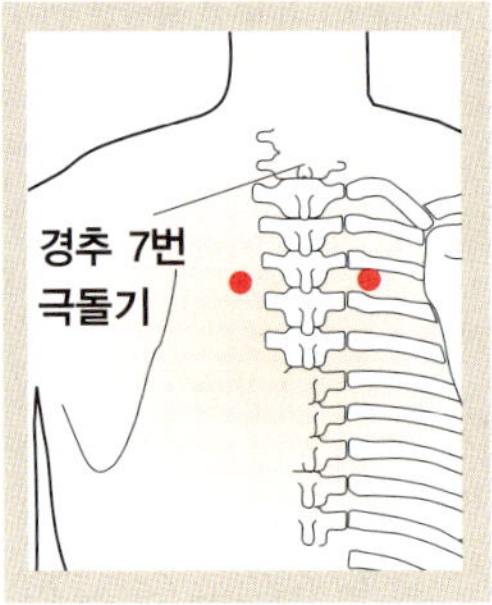

폐수

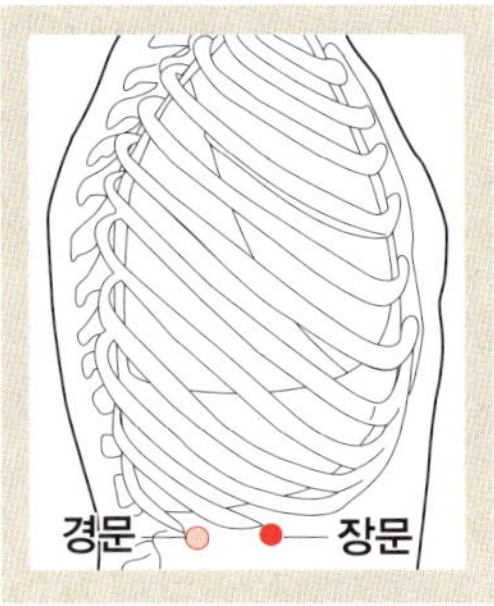

장문

◎ 임인(壬寅)일 생

임(壬)수는 지혜로움을 의미하고 인(寅)목은 거대한 나무를 의미하므로 아무리 힘든 일이 있어도 능히 헤쳐나가는 능력이 있다. 임인(壬寅)을 통변하면 식신이므로 대인관계가 좋고 사람들이 많이 따른다. 정이 많아서 사람들을 잘 챙겨주기도 하지만 배신도 당할 수 있다. 인(寅)의 기(氣)는 어진 성품이며 모든 사람을 사랑할 줄을 아는 군자의 풍모와 인격을 갖추었다. 인(寅)목 지장 간(戊·丙·甲)이 있다. 무(戊)토의 명예와 병(丙)화의 재물, 갑(甲)목의 어진 성품은 현대를 살아가는 사람의 필수 조건이므로 어떤 고난에도 능히 대처할 수 있는 처세와 지혜가 있다. 사주구성에 따라 남녀 모두 이성 관계가 복잡할 수 있으므로 자중하는 마음 자세가 필요하다.

임인(壬寅) 일생의 여성은 재주가 많고 똑똑하지만, 남편 덕이 없어 신세를 한탄한다. 임(壬)수의 강물을 따라 흘러가듯 인(寅)목의 분주함과 처세를 겸비하였으니 큰 뜻을 품어도 될 만큼 충분한 조건을 갖추었으므로 마음공부에 전념해야 한다.

임(壬)수는 방광을 의미하며 인(寅)목은 담낭을 의미한다. 방광의 배수혈인 방광수에서, 담낭의 모혈인 일월에서 사혈한다.

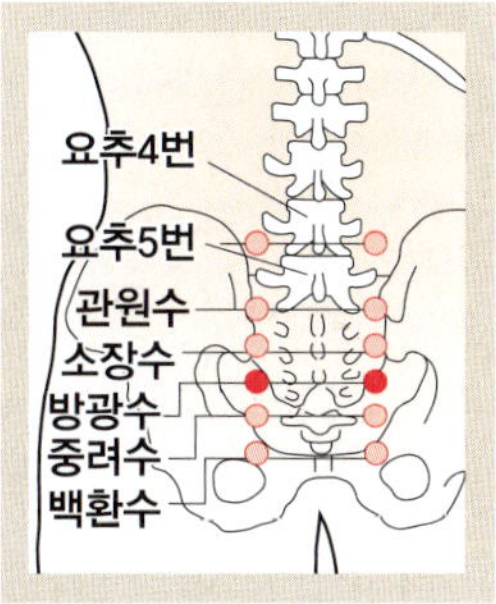

방광수

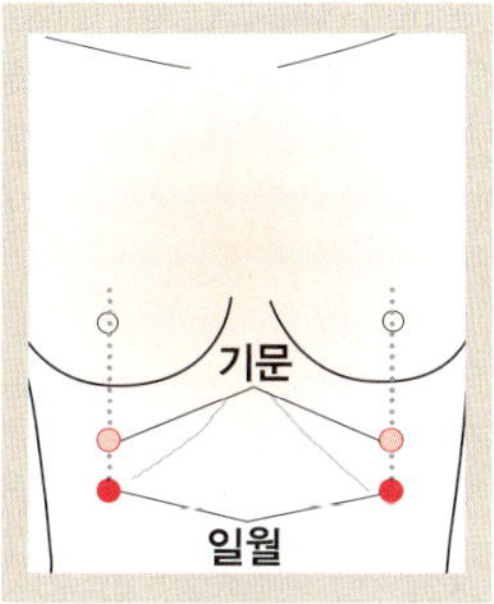

일월

◎ 계묘(癸卯)일 생

계(癸)수는 지혜로움을 의미하며, 묘(卯)목은 자란다는 뜻의 지혜의 발상지를 의미한다. 무한한 능력과 추진력이 강한 사람이다. 묘(卯)목은 파릇파릇한 예쁜 새싹을 의미하고 복숭아꽃을 상징하므로 도화(桃花)살에 해당한다. 남녀 모두 강한 정력적인 기질을 색정에 쓰지 말고 자신의 삶을 위해 쓴다면 어느 분야를 막론하고 대성할 수 있다. 묘(卯)목의 지장 간(甲·乙)에 갑(甲)목은 상관이고 을(乙)목은 식신이므로 솔직하고 정직한 식신의 기질과 아랫사람을 잘 챙겨 주는 상관이 있으므로 사람들에게 인기를 한몸에 받는 특성을 타고났다. 계묘(癸卯) 일생을 통변하면 식신이므로 성격 좋고 정직하며 대인관계 또한 나무랄 데가 없다. 사주구성이 나쁘면 남자는 결단력이 부족하고 주색잡기에 인생을 탕진하게 되며 여자는 복잡한 남자관계로 파탄을 자처하게 된다. 그러므로 계묘(癸卯) 일생은 남녀관계에 늘 억제하고 자제하는 마음 자세가 필요하다는 것을 명심해야 한다. 계(癸)수는 신장에 해당하고, 묘(卯)목은 간장에 해당한다. 신장의 배수혈인 신수에서, 간장의 모혈인 기문에서 사혈한다.

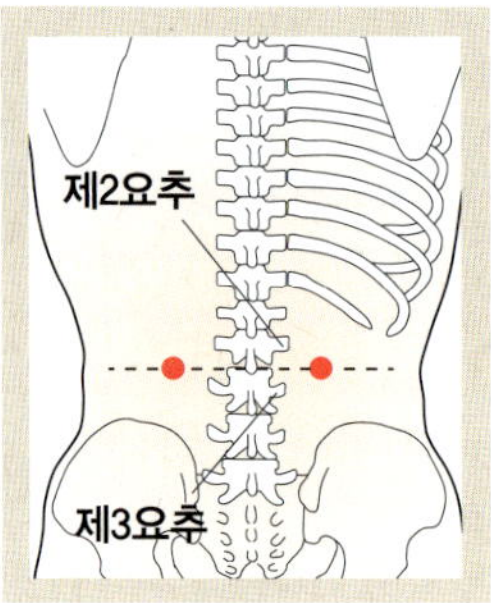

신수

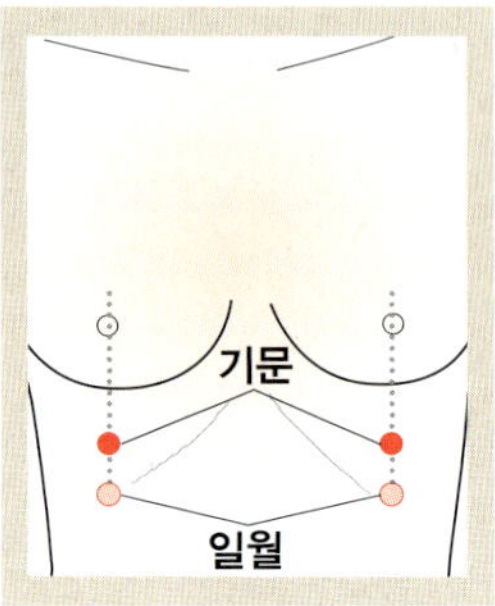

기문

◎ **갑진(甲辰)일 생**

갑(甲)목은 어질고 착함을 의미하지만 곧게 뻗어 나가는 기상을 의미하기도 하며, 진(辰)토는 만물의 생장을 의미한다. 무슨 일이든 오로지 전진만이 있을 뿐이다. 나설 자리, 물러설 자리를 모르고 자신에게 이득이 된다면 무조건 설치는 경향이 있다. 진(辰)토 지장 간(乙·癸·戊)에 을(乙)목의 용기(겁재)와 계(癸)수의 어진 마음(정인)과 무(戊)토의 사업 기질(편재)은 앞만 보고 달려가는 이기심과 사업을 확장하려는 욕심이 강하다. 계(癸)수의 부모와 같은 마음으로 차분하고 겸손한 마음 자세가 필요하다. 갑진(甲辰)은 백호대살이라 부모 형제와 아내에게 불행한 일이 올 수도 있다. 하지만 꼭 그런 것은 아니므로 두려워할 필요는 없다. 사람이 살아가는 과정이라 생각하면 마음을 편하게 갖게 된다. 갑진(甲辰)을 통변하면 편재이니 돈에 집착이 강하다. 사회에 봉사하는 마음과 분수를 지킨다면 보장된 삶을 영위할 수 있다.

갑(甲)목은 담낭에 해당하고, 진(辰)토는 위장에 해당한다. 담낭의 배수혈인 담수에서 위장의 모혈인 중완에서 사혈한다.

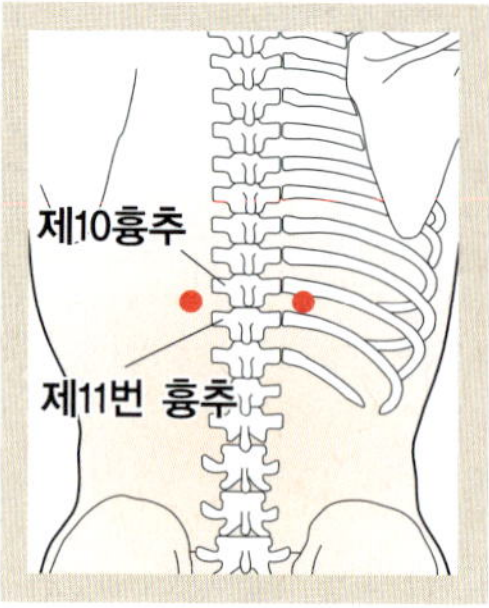

담수

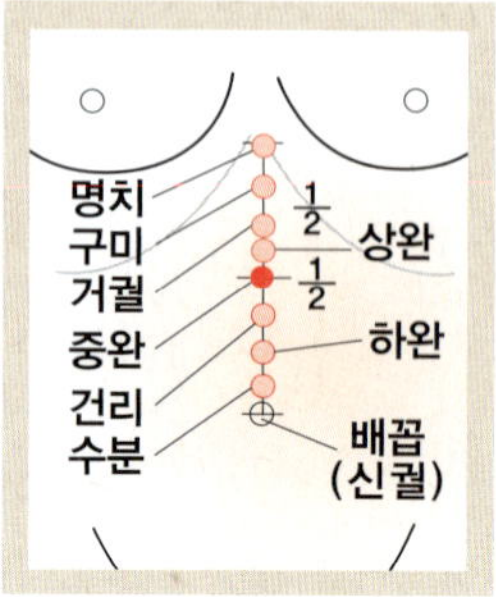

중완

◎ 을사(乙巳)일 생

을(乙)목의 새싹이 땅에서 치고 올라오는 형상의 을(乙)목은 어질고 온순하며 차분한 성품이다. 사(巳)화는 화려한 양(陽)의 기운을 의미한다. 예술적인 성향이 강하며 여성은 아름다운 용모를 지니게 되고 인기직업에 종사하는 사람이 많다. 꽃이 예쁘면 벌이 덤벼들 듯 혼인 전에 임신할 수 있으므로 마음 수양을 게을리해서는 안 된다. 사(巳)화의 지장 간(戊·庚·丙)에 무(戊)토의 재물인 정재와 경(庚)금의 관직인 정관이 있으므로 의식주는 보장된다. 고집이 세고 남의 말을 듣지 않는 기질이 있으므로 자중해야 한다. 을사(乙巳)를 통변하면 상관이므로 남자는 정도 많고 총명하나 반항적인 기질로 인해 일을 그릇 칠 수 있다. 여성은 남자 복이 없다고 하지만 여성의 아름다운 미모로 조금만 상대를 이해하고 노력한다면 행복한 가정을 꾸밀 수 있으니 이 점을 명심해야 한다. 을사(乙巳) 일생은 자신의 화려함을 잘 살리면 크게 성공하게 될 것이다. 을(乙)목은 간장에 해당하며, 사(巳)화는 소장과 심포에 해당한다. 간장의 배수혈인 간수에서, 소장의 모혈인 관원에서 사혈한다.

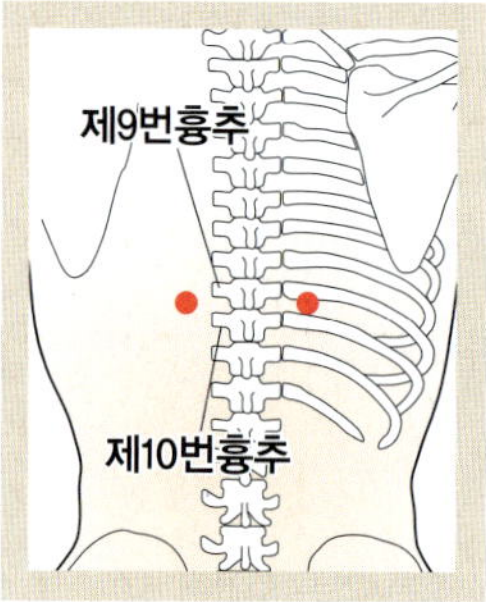

간수

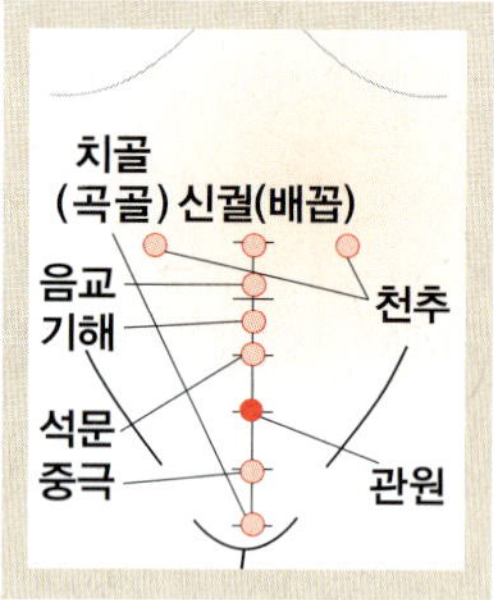

관원

◎ 병오(丙午)일 생

병(丙)화의 태양과 같은 화기와 오(午)화의 기를 만났으니 이 불길이 너무도 맹렬하다. 참을성이 없고 화를 잘 내며 승부욕이 대단하여 매사에 자신감이 넘친다. 그런 급한 성격 때문에 낭비벽이 있고 재산을 탕진하기 쉬워 인생의 기복이 심한 편이고 부부간에 이혼할 확률이 높다. 오(午)화의 지장 간(丙·己·丁)이 비견과 겁재로 구성되어 있으므로 고집이 세고 돈을 우습게 아는 경향이 있다. 사주구성에 금이나 수 기운이 적당히 배합되면 남녀 모두 미남, 미녀이고 화술 또한 뛰어나 인기를 한몸에 받는 특성을 가진다. 병오(丙午) 일생은 특히 인기직종에 종사하는 사람이 많다. 자신의 허영심과 교만함을 버려야 인기가 오래간다는 것을 명심해야 한다. 남녀관계가 복잡할 수 있으므로 그 정력을 억제하고 자신에 미래에 쓴다면 성공은 보장되어 있다. 병(丙)화는 소장(小腸)에 해당하고 오(午)화는 심장에 해당한다. 소장의 배수혈인 소장수에서, 심장에 모혈인 거궐에서 사혈한다.

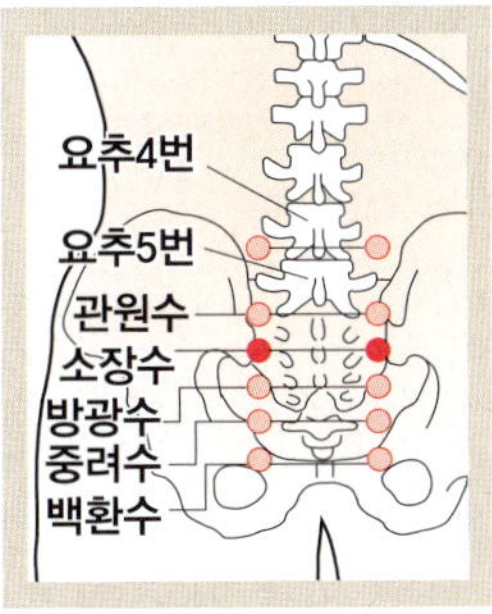

소장수

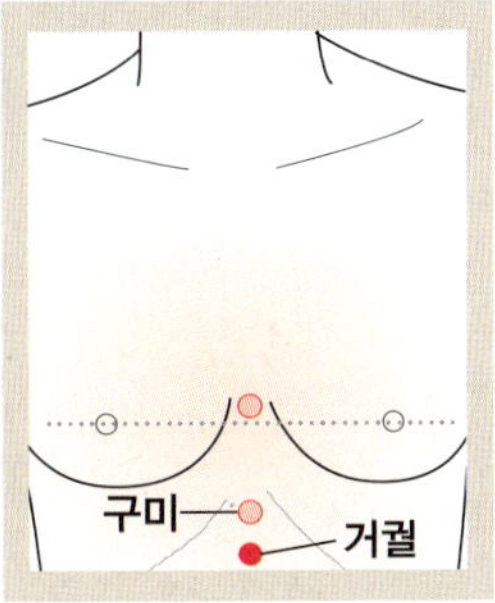

거궐

◎ 정미(丁未)일 생

정(丁)화는 따뜻한 화롯불과 같고 미(未)토는 태양의 빛을 받아 결실을 맺는 여름의 음(陰)토이다. 조용하고 차분한 성품을 타고났으나 자신의 이상을 향하여 천천히 지속적인 인내심을 갖고 추진하는 집념이 강하다. 미(未)토 지장 간(丁·乙·己) 중 정(丁)화는 비견이므로 누구한테든 지기를 싫어하며 독립심이 강하고, 을(乙)목은 편인이므로 예술, 창조성, 손재주

등 예체능에 특별한 재능을 타고났다. 정미(丁未)를 통변하면 식신이므로 너무도 솔직하고 거짓을 모르는 사람이며 비밀이 없으므로 주위 사람에게 배신도 당하게 된다. 사주구성이 나쁘면 배신을 당한 고통을 이겨내지 못하고 불행을 맞이할 수도 있다. 참고 인내하는 노력이 필요하다. 정(丁)화는 심장을 의미하며, 미(未)토는 비장을 의미한다. 심장의 배수혈인 심수에서, 비장의 모혈인 장문에서 사혈한다.

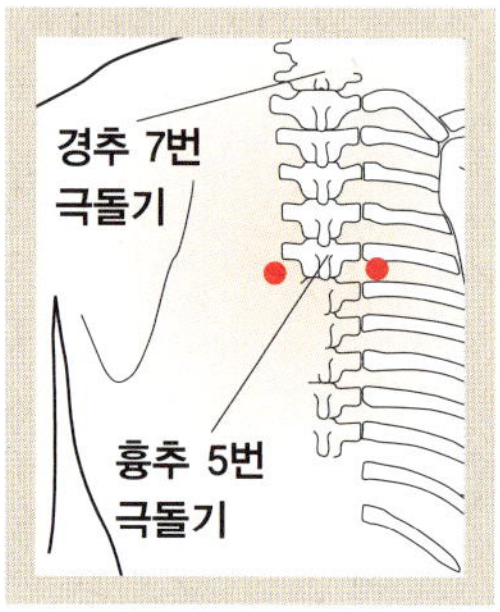

심수

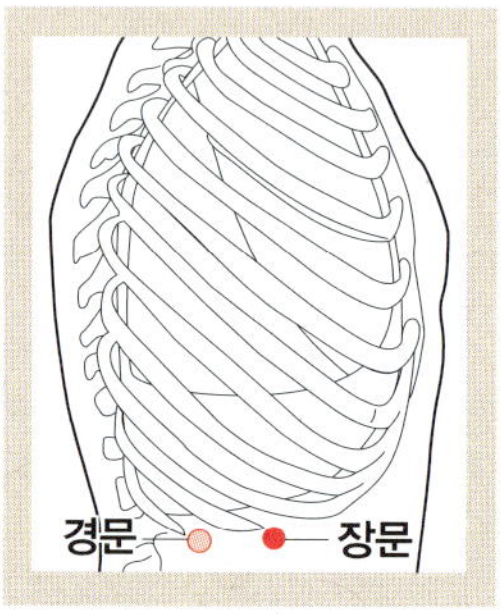

장문

◎ 무신(戊申)일 생

무(戊)토는 무성함과 믿음직한 기질을 의미하고, 신(申)금은 열매를 맺게 하는 기질이 있다. 믿음직한 기질로 인해 사람이 많이 따르고 정의로운 일에는 발 벗고 나서는 기질이 있으며 예술적인 재능도 뛰어나다. 신(申)금 지장 간(戊·壬·庚) 중 무(戊)토의 고집스러움의 비견과 임(壬)수의 편재가 있어 큰돈을 벌 수 있고 역마로 인해 이성 관계가 복잡할 수 있다. 무신(戊申)을 통변하면 식신이므로 재주가 많고 정이 많으며 매사에 솔직하여 대인관계도 원만하다. 여성은 남편과 이별하거나 버림을 받을 수도 있다. 또한, 가정이 화목해야 사회활동이 원만한 것이므로 항상 부부지간에 진솔한 대화로 자신의 운명을 개척해야 한다.

무(戊)토는 위장을 의미하며, 신(申)금은 대장과 삼초를 의미한다. 위장의 배수혈인 위수에서, 대장의 모혈인 천추에서 사혈한다.

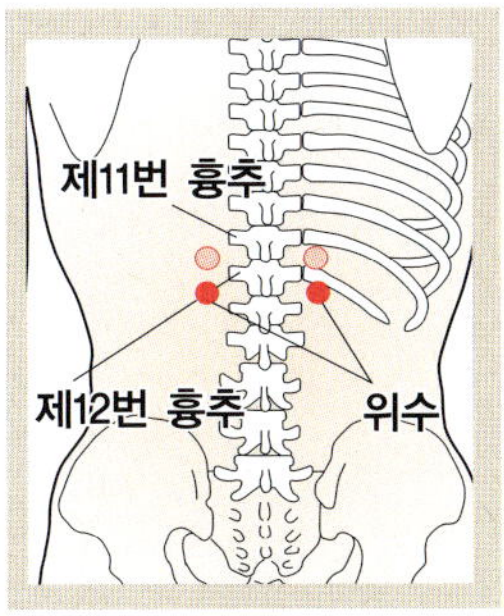

위수

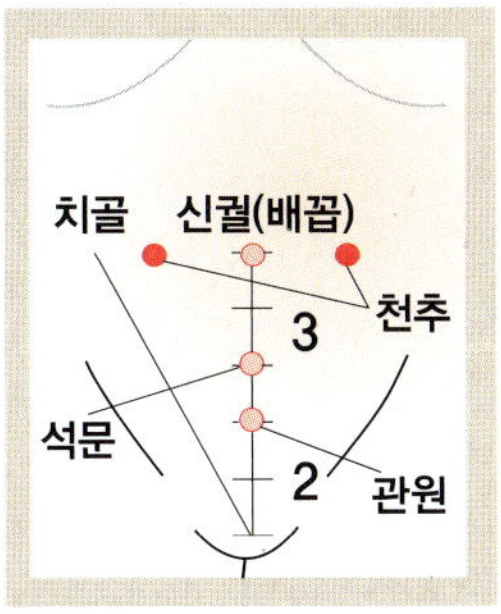

천추

◎ 기유(己酉)일 생

기(己)토는 만물을 완전하게 만드는 기질이 있고, 유(酉)금은 열매를 맺게 하는 특성이 있다. 무슨 일이든 완벽을 추구하므로 성질이 급하고 결단력이 부족한 편이며 예술적 감각이 뛰어나고 섬세한 면이 있다. 유(酉)금 지장 간(庚·辛) 중 경(庚)금은 예술성과 창조성인 상관의 기질과 신(辛)금의 성실하고 정직한 식신의 기질이 있어 의식주엔 걱정할 필요가 없다. 기유(己酉) 일생은 미남미녀가 많고 미적 감각이 뛰어나지만, 사주구성이 나쁘면 예의가 없고 믿음이 없는 천한 행동을 하게 된다. 특히 기(己)토 일간이 약하면 마음을 다스리지 못하고 종교에 심하게 의지하게 된다. 자신의 행동을 책임질 줄 아는 마음 자세가 필요하다.

기(己)토는 비장을 의미하고, 유(酉)금은 폐장을 의미한다. 비장의 배수혈인 비수에서, 폐장의 모혈인 중부에서 사혈한다.

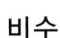

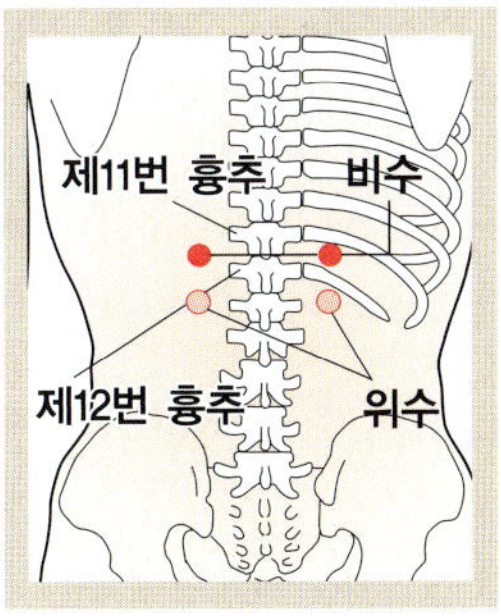

비수

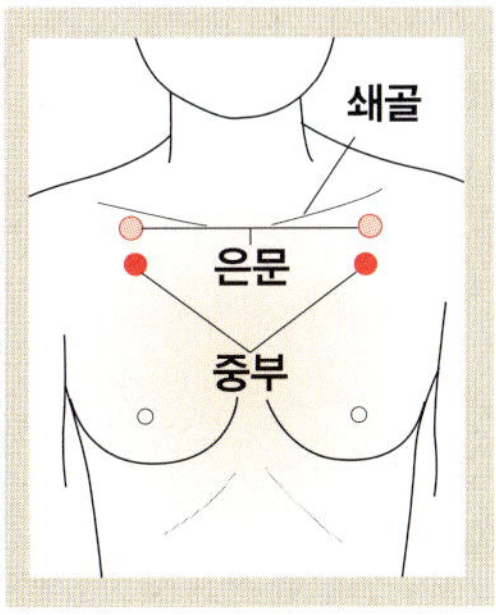

중부

◎ 경술(庚戌)일 생

경(庚)금은 만물을 성숙하게 하고 술(戌)토는 그 열매를 저장한다. 자존심이 강하고, 강열한 열정이 있으며 큰 뜻을 품는 진취적인 기상이 있다.
술(戌)토 지장 간(辛·丁·戊) 중 신(辛)금은 무슨 일이든 강한 승부욕인 겁재가 있고 정(丁)화는 굳센 의지와 믿음을 중시하는 정관이 있으며 무(戊)토는 창조성이 있는 편인이 있다. 경술(庚戌)을 통변하면 편인이므로 창조성이 있고 머리가 상당히 좋으며 자유롭게 큰 개혁과 희망적인 운명을 꿈꾸는 사람이다. 특히 경술(庚戌)은 괴강살이므로 총명한 강한 작용 때문에 문장력이 뛰어나고 지칠 줄 모르는 용맹성과 결단으로 크게 성공할 수 있다. 사주구성이 나쁘면 질병으로 고통을 받을 수 있으며 형제나 부부지간에 불행한 일을 당할 수도 있다. 이 태생은 베풀면서 봉사하는 마음 자세가 필요하다. 경(庚)금은 대장을 의미하며 술(戌)토는 위장을 의미한다. 대장의 배수혈인 대장 수에서, 위장의 모혈인 중완에서 사혈한다.

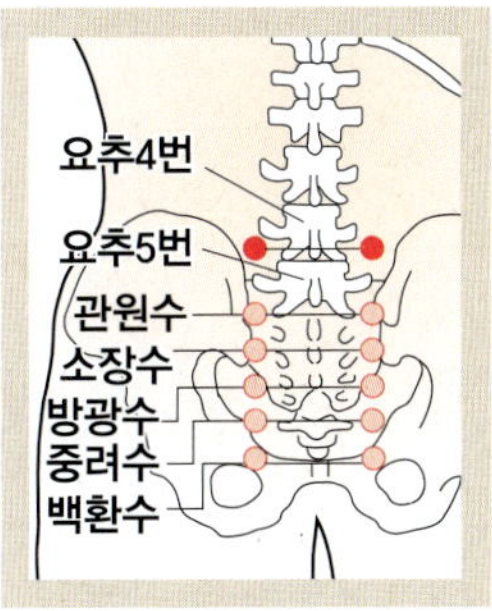

대장수

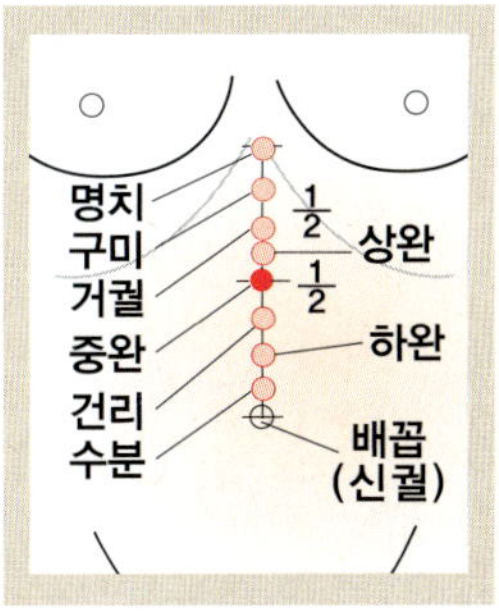

중완

◎ 신해(辛亥)일 생

신(辛)금은 냉철하고 칼날과 같이 날카로움을 의미하며 해(亥)수는 차고 냉함과 이별의 기운을 품고 있다. 항상 근심 걱정이 끊일 날이 없고 따뜻한 이성을 그리워하지만 쉽게 접근하질 못한다. 해(亥)수는 지장 간(戊·甲·壬) 중 무(戊)토의 인정이 많은 정인의 마음과 갑(

甲)목의 예술성과 문학적인 정재의 기운은 철학적인 재능도 뛰어나다. 신해(辛亥)를 통변하면 상관이므로 머리가 좋고 재주가 많으며 반항적인 기질은 있으나 어느 분야에서든 두각을 나타낸다. 신해(辛亥) 일생은 직장생활은 하지 못하지만, 자신이 하고자 하는 한 가지 일에 몰두한다면 대성할 수 있다. 신(辛)금은 폐장을 의미하며, 해(亥)수는 방광을 의미한다. 폐장의 배수혈인 폐수에서, 방광의 모혈인 중극에서 사혈한다.

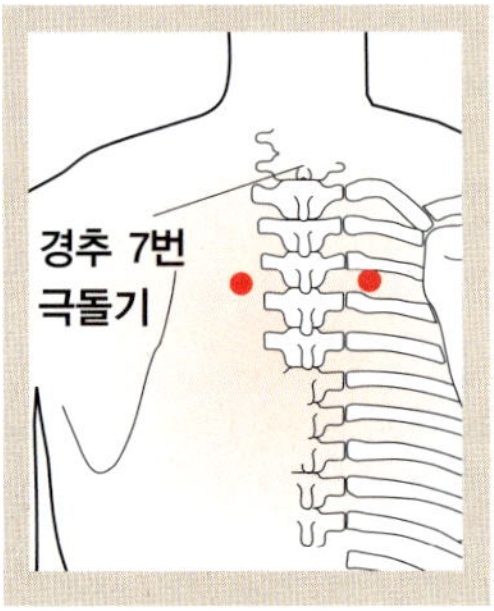

폐수

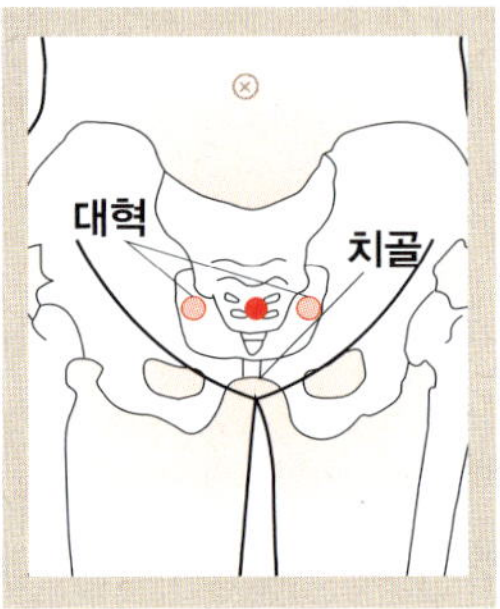

중극

◎ **임자(壬子)일 생**

임(壬)수는 흐르는 강물을 의미하며, 자(子)수는 시냇물과 같다. 물은 높은 곳에서 낮은 곳으로 끊임없이 흐르는 기질이 있어 지혜가 있고 산전수전을 다 겪어야 하는 수난의 세월도 있다. 직업이나 한곳에 머물러 있으면 병이 난다. 남녀 모두 이성 관계가 복잡하고 삶의 기복이 심하다. 임자(壬子)를 통변하면 겁재이므로 돈이 생기면 곧바로 탕진해 버리는 기질이 있으며 그로 인해 가난에 허덕이게 된다는 것을 명심해야 한다.

임자(壬子)가 물이므로 사주구성에 토가 없으면 고집불통이라 하고 싶은 대로 일 처리를 하여 주위로부터 원성을 살 수도 있다. 항상 분수에 맞게 행동해야 한다.

임(壬)수는 방광을 의미하고 자(子)수는 신장을 의미한다. 방광의 배수혈인 방광수에서, 신장의 모혈인 경문에서 사혈한다.

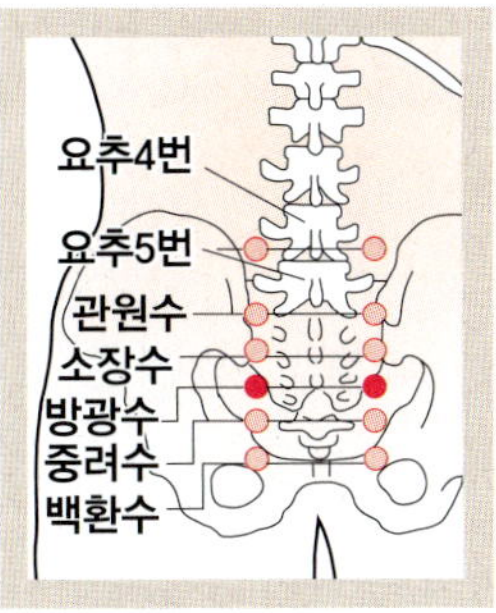

방광수

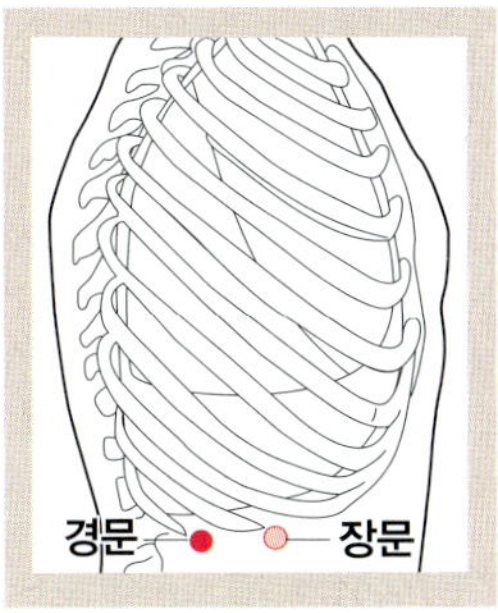

경문

◎ 계축(癸丑)일 생

계(癸)수는 지혜로움을 의미하며, 축(丑)토는 봄을 기다리는 지루함으로 폭력적인 기질이 있다. 저돌적으로 밀어붙이는 강한 면이 있으며 고집이 세고 남의 말을 듣지 않는 옹고집의 기질이 있다. 축(丑)토 지장 간(癸·辛·己) 중 계(癸)수는 자신에 해당하는 비견이고 신(辛)금은 예술성의 편인이며 기(己)토는 편관이므로 여성이 볼 때 남편에 해당한다. 계축(癸丑)이 백호대살이므로 자신이나 모친, 남편에게 해가 된다고 하지만 꼭 그렇지는 않다. 계축(癸丑)을 통변하면 편관이므로 겁이 없고 무슨 일이든 주저할 줄 모른다. 한 가지 일에 맹렬하게 정열을 쏟는 특징과 성실성이 있어 행복한 일생을 보낼 수 있다. 누구든 한번 믿으면 끝까지 믿는 충성심과 지혜로움이 있어 부모 형제의 덕이 없어도 능히 자수성가한다. 계(癸)수는 신장을 의미하며, 축(丑)토는 비장을 의미한다. 신장의 배수혈인 신수에서, 비장의 모혈인 장문에서 사혈한다.

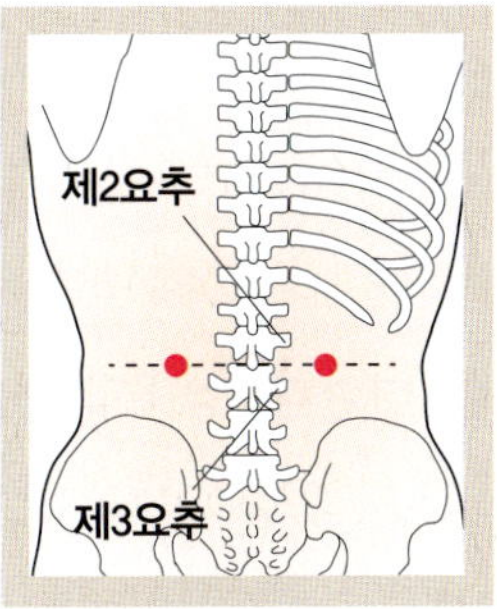

신수

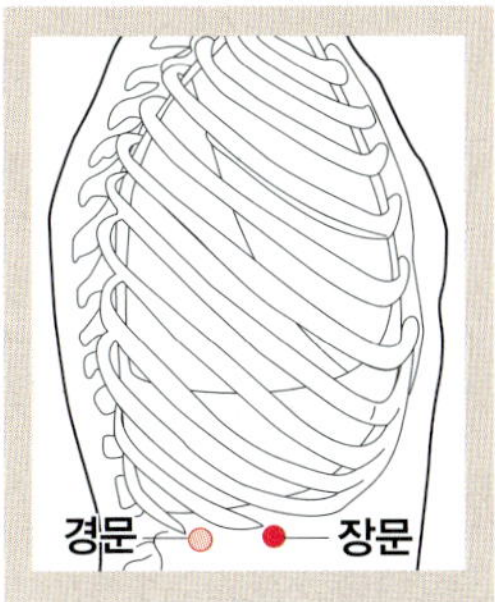

장문

◎ 갑인(甲寅)일 생

갑(甲)목의 치고 오르려는 기질과 인(寅)목의 우뚝 솟으려는 기질이 도와주고 있다. 기풍이 있고 매사에 당당하며 남의 간섭을 받지 않으려는 고집도 있다. 인(寅)목 지장 간(戊·丙·甲) 중 무(戊)토는 편재이므로 재물 복이 있으며 돈도 많이 벌고 계획성 없이 돈을 함부로 쓰는 낭비벽도 있다. 한곳에 머물러있지 못하는 역마 기질 때문에 주거 변동이 심하다. 병(丙)화는 식신이므로 식복도 있고 정도 많다. 갑인(甲寅)을 통변하면 비견인 자신이므로 고집이 세고 이기적이며 우두머리가 되려는 기질 때문에 남을 누르려는 마음이 강하여 항상 고독한 운명을 살게 된다. 부부간에 애정이 없고 생사 이별수가 있으므로 서로를 이해하고 배려하는 마음가짐이 필요하다. 이처럼 자신의 결점을 알고 기도하는 자세로 마음 수행을 한다면 어느 분야에서든 우뚝 솟아 우두머리가 되어 있을 것이다. 갑(甲)목과 인(寅)목은 둘 다 담낭(膽囊)을 의미한다. 담낭의 배수혈인 담수에서 담낭의 모혈인 일월에서 사혈한다.

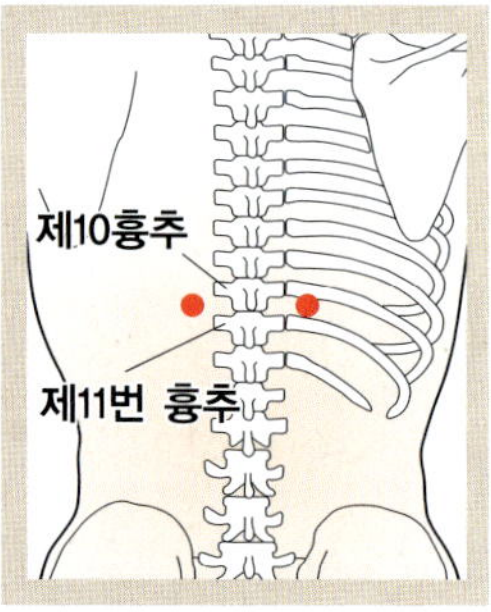

담수

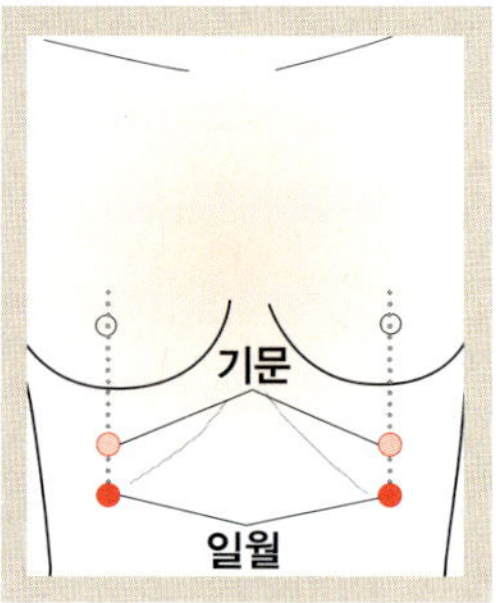

일월

◎ 을묘(乙卯)일 생

을(乙)목과 묘(卯)목은 솟아오르려는 새싹과도 같다. 약해 보이지만 2월의 비바람도 이겨낸 여린 싹이기에 늘 이상세계를 동경한다. 간지가 같은 목(木)이기 때문에 고집이 세고 주관도 강하다. 성격은 조용하지만 성실하고 매사에 깔끔하다. 한 가지 일에만 몰두한다면 성공은 보장되어 있다. 묘(卯)목은 도화(桃花)이기에 이성에 대한 그리움으로 몸이 괴로우며 사주구성이 나쁘면 남녀 모두 이성에 심각한 문제가 생길 수 있으므로 수행지심이 필요하다. 마음이 여린 관계로 가까운 사람을 늘 조심해야 하며 어려울 때를 생각하여 재산을 잘 관리하는 지혜가 필요하다.

을(乙)목과 묘(卯)목은 둘 다 간장(肝臟)을 의미한다. 간장의 배수혈인 간수에서, 간장의 모혈인 기문에서 사혈한다.

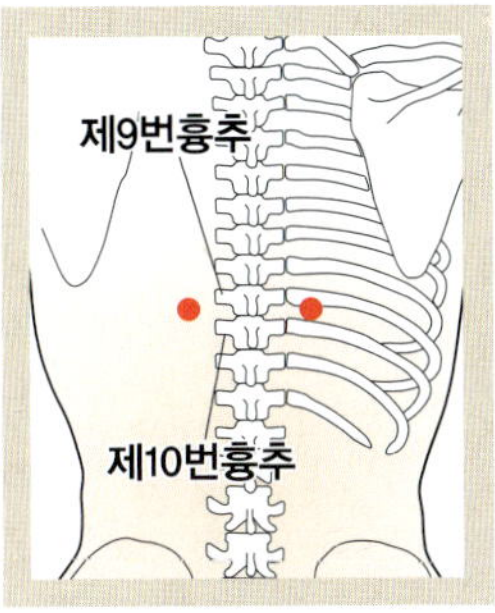

간수

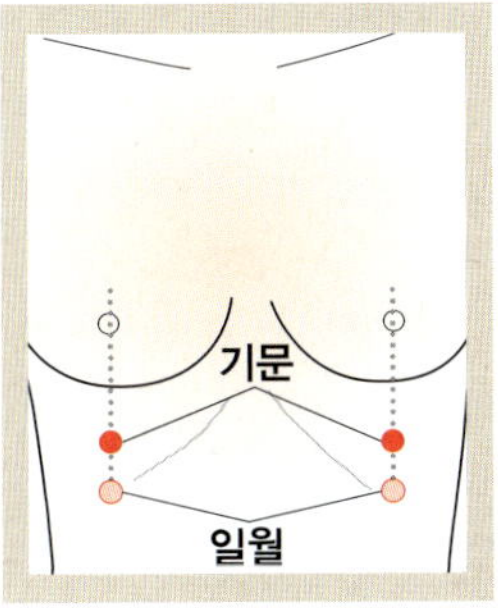

기문

◎ 병진(丙辰)일 생

병(丙)화는 이글거리는 태양 불을 의미하고 진(辰)토는 만물의 생장을 돕는 보물 창고이므로 위풍이 당당하며 무궁무진한 지혜를 지니고 있다.

진(辰)토는 지장 간(乙·癸·戊)중 을(乙)목은 정인이므로 부모와 같은 어진 마음과 봉사, 종교적인 기질을 내포하고 있으며, 계(癸)수는 정관이므로 불의를 보면 참지 못하는 정의로움이 있다. 병진(丙辰)을 통변하면 식신(食神)이므로 대인관계가 좋고 솔직하며 웅변술이 좋다. 사주구성이 나쁘면 화를 자주 내고 성격이 급하고 이성 간에 심하게 질투심이 발생할 수 있다. 이로 인해 부부갈등으로 불행할 수 있음을 명심하고 부부간에는 대화와 작은 일에도 감사하는 마음으로 가정을 지켜야 한다.

병(丙)화는 소장을 의미하고, 진(辰)토는 위장을 의미한다. 소장의 배수혈인 소장수에서, 위장의 모혈인 중완에서 사혈한다.

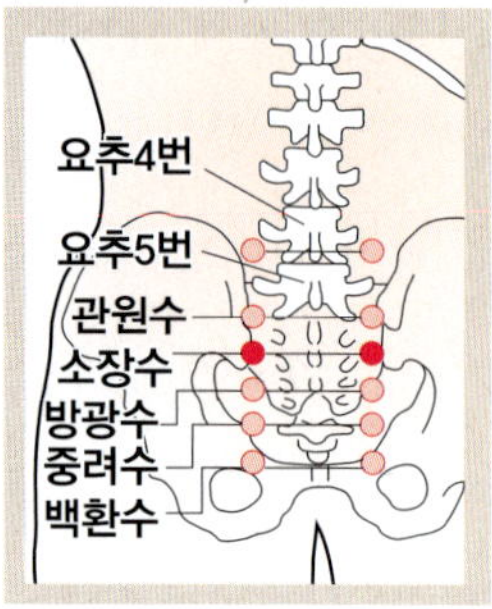

소장수

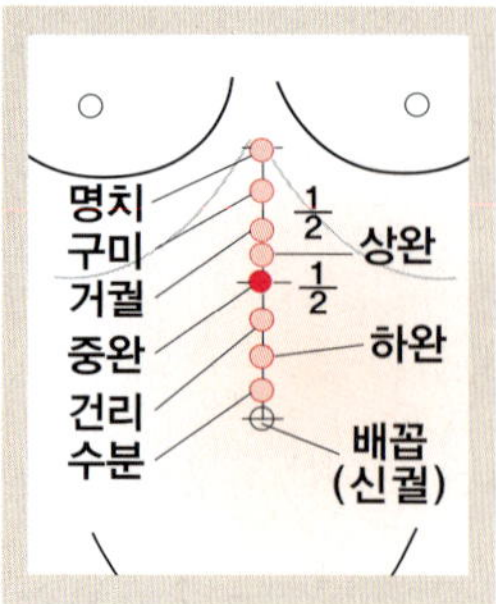

중완

◎ 정사(丁巳)일 생

정(丁)화는 차분하고 은은한 불빛을 의미하고, 사(巳)화는 정열적인 불꽃을 의미한다. 매사에 불같은 추진력과 화려하고 순수하며 깨끗한 마음도 지니고 있다. 사(巳)화 지장 간(戊·庚·丙) 중 무(戊)토는 상관이므로 머리가 좋고 식복이 있으며, 경(庚)금은 정재이므로 재물과 진정으로 사랑하는 착하고 어진 아내가 있으며, 병(丙)화는 겁재이므로 재물을 탕진하며 부부지간에 의심증이 있다. 사주구성이 나쁘고 마음을 다스리지 못하면 남녀 모두 서로를 의심하고 위선자가 되어 불행한 운명을 보낼 수 있으니 의처증과 의부증의 마음을 대화로써 풀기를 권한다. 정(丁)화는 심장을 의미하고 사(巳)화는 소장과 심포를 의미한다. 심장의 배수혈인 심수에서, 심포의 모혈인 단중에서 사혈한다.

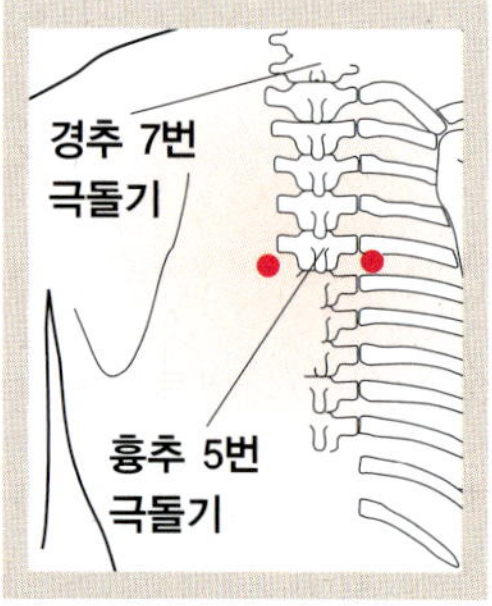

심수

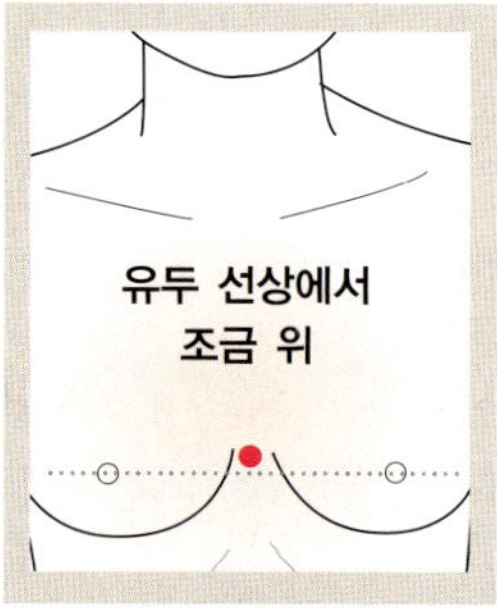

단중

◎ 무오(戊午)일 생

무(戊)토는 넓은 들판을 상징하며, 오(午)화는 뜨거운 양(陽)기가 소멸되고 음(陰)기를 받아들이는 화의 기운이다. 무(戊)토는 오(午)화의 도움으로 고집이 세고 태산과 같이 우직함과 믿음이 있으며 남녀 모두 이성간에 복잡한 기운을 내포하므로 만나고 헤어짐을 반복하게 되어 재혼하는 경우가 많다.

오(午)화 지장 간(丙·己·丁)중 병(丙)화는 편인이므로 이기적이고 창조성은 있지만, 관심이 없는 일이면 게으른 성격과 변덕이 심할 수 있다. 무오(戊午)를 통변하면 정인의 양인이므로 인정은 많으나 자존심이 강하고 겁이 없으며 남을 무시하는 경향이 있다. 과격한 성격을 억제하고 정화하는 데 성심으로 노력해야 할 것이다.

무(戊)토는 위장을 의미하며, 오(午)화는 심장을 의미한다. 위장의 배수혈인 위수에서, 심장의 모혈인 거궐에서 사혈한다.

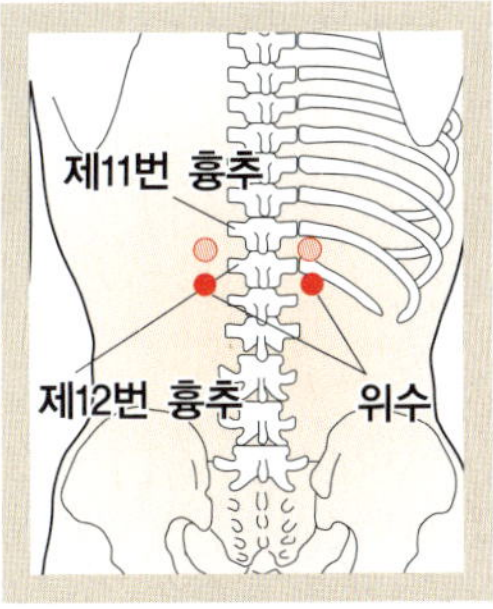

위수

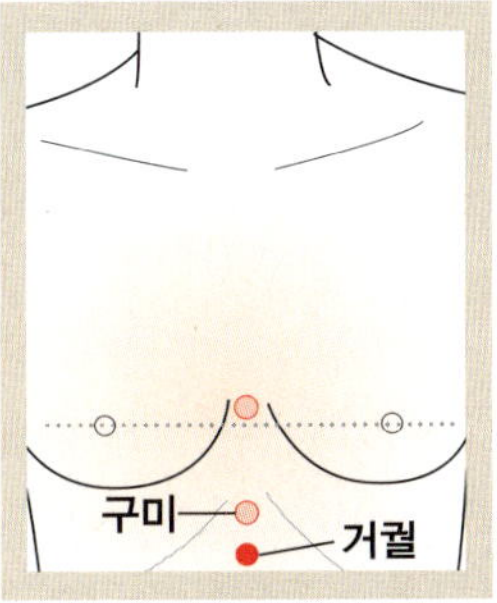

거궐

◎ 기미(己未)일 생

기(己)토는 만물의 완성을 의미하고 습토이며, 미(未)토는 여름 토이며 만물의 결실을 맺을 수 있도록 역할을 한다. 매사에 논리가 정연하고 항상 분주하며 조용하고 차분해 보이지만 실제로는 간지가 같으므로 고집이 세고 승부욕이 강하다. 수(水) 기운이 부족하면 마음이 메말라서 반항적인 기질로 변한다. 무척 바쁜 생활을 하게 되고 고집불통이며 대인 관계가 원만하지 못하나 나름대로 논리와 사상이 있다.

미(未)토 지장 간(丁·乙·己) 중 정(丁)화는 편인이므로 봉사하는 마음이 있고, 을(乙)목은 편관이므로 누군가에 의해 발탁되어 높은 직위에 오를 수도 있다. 힘들고 고생스럽더라도 때를 기다리며 열심히 공부하고 마음 수행해야 한다. 기(己)토와 미(未)토는 비장을 의미한다. 비장의 배수혈인 비수에서 모혈인 장문에서 사혈한다.

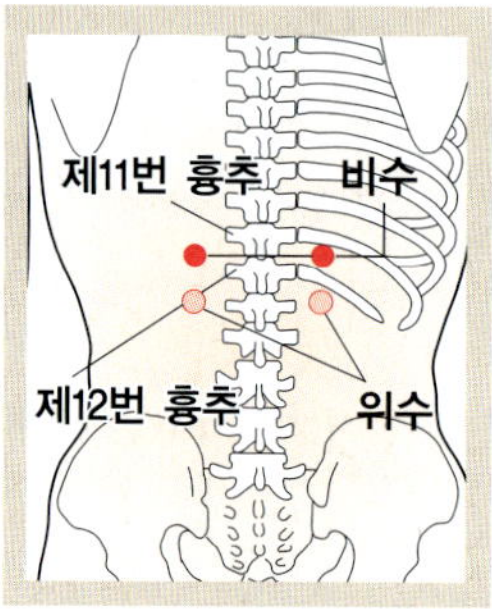

비수

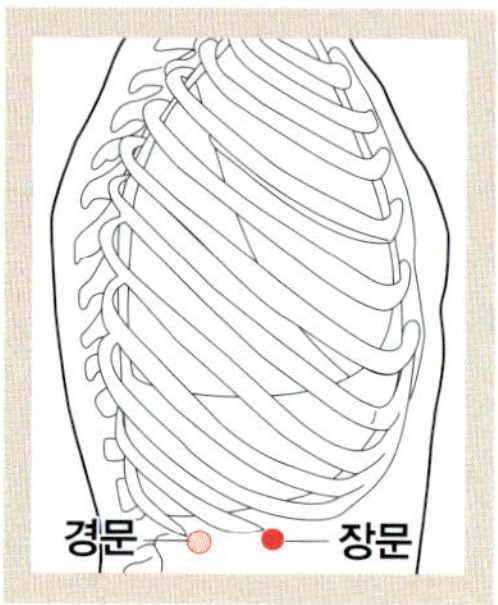

장문

◎ 경신(庚申)일 생

경(庚)금은 냉철함을 의미하고, 신(申)금은 음(陰)기를 받아들이고 결실을 맺게 하는 가을 기운이다. 간지가 강한 금(金) 기운이므로 고집이 세고 자존심이 강하며 교만하고 오만하며 살벌한 냉기를 품고 있다. 그럴만한 이유는 분명히 있다. 모든 일에 능력이 있기 때문이다. 신(申)금 지장 간(戊·壬·庚) 중 무(戊)토는 편인이므로 예술적인 재능이 뛰어나고 임(壬)수는 식신이므로 대인관계가 좋고 용모가 단정하며 타인으로부터 인기가 많다. 신(申)금의 정기인 경(庚)금의 기질대로 불의와 타협을 불허하고 정의로움과 의로움을 행동으로 보이는 과감성이 있으므로 큰 거목이 될 수 있는 자질을 갖추었다. 독선과 아집을 버린다면 성공은 보장되어 있다. 경(庚)금은 대장을 의미하고 신(申)금은 대장과 삼초를 의미한다. 대장의 배수혈인 대장 수에서, 삼초의 모혈인 석문에서 사혈한다.

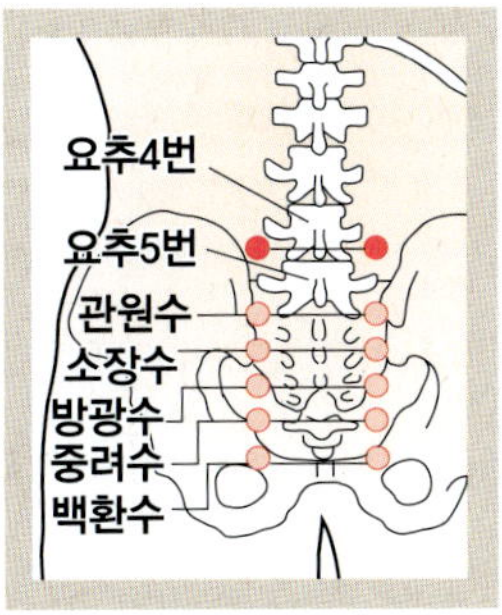

대장수

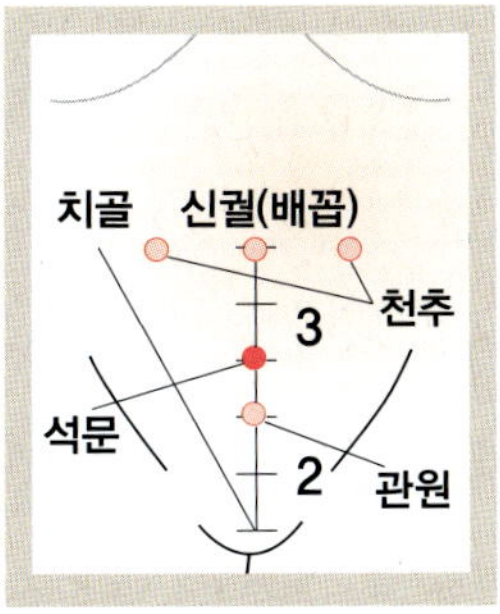

석문

◎ 신유(辛酉)일 생

신(辛)금은 날카로운 가을의 찬 기운을 의미하고, 유(酉)금은 열매를 맺는 기운이다. 몸체와 분류되어야 하는 이별의 기운과 쓸쓸함이 있고 끊고 맺는 결단력도 분명하다. 깨끗하고 순백색의 마음이 강하므로 불의를 보면 참지 못하여 죽음도 불사하는 용맹성도 있다. 조용하며 냉기로 인해 주변에 진정한 친구를 사귀기 힘들고, 부부 또한 이별의 기운이 있다. 대인관계도 원만하지 못하다. 가슴을 활짝 펴고 누구와도 따뜻한 마음으로 대화할 수 있는 가슴을 열어야 한다. 신(辛)금과 유(酉)금은 폐장(肺臟)을 의미한다. 폐장의 배수혈인 폐수에서 모혈인 중부에서 사혈한다.

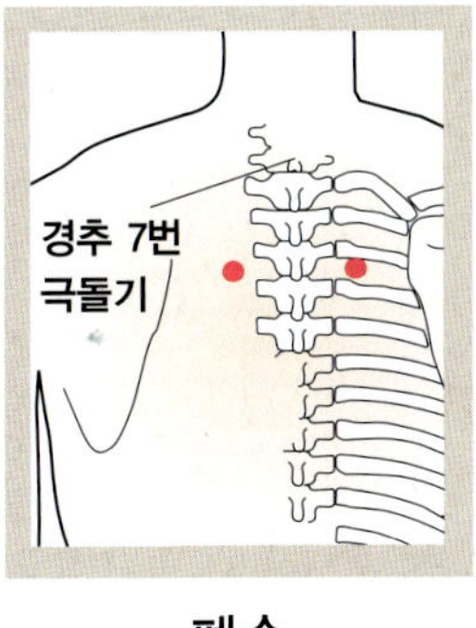

폐수

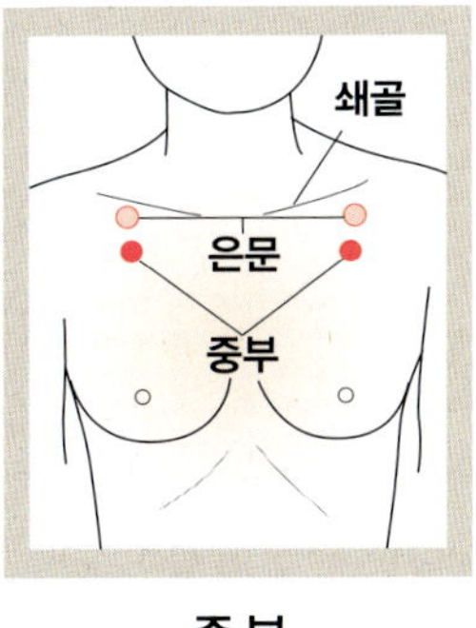

중부

◎ 임술(壬戌)일생

임(壬)수는 지혜로움을 의미하고, 술(戌)토는 열매를 저장함을 의미한다. 기획력·계획성과 새로운 아이디어의 창출로 큰 재물을 모을 수 있는 기질을 갖추었다. 술(戌)토 지장 간(辛·丁·戊) 중 신(辛)금은 정인이므로 학문과 예술성이 뛰어나며 정(丁)화는 정재이므로 남자가 볼 때 재산이고 아내이며 재산을 잘 지키는 구두쇠 같은 심성도 가지고 있다. 무(戊)토는 편관이고 여자가 볼 때 남편이며 임술(壬戌)을 통변하면 편관이므로 여성은 편관의 기질로 인해 남편을 우습게 보는 경향이 있어 남편과 이별을 하게 되는 경우가 많다. 임술(壬戌)은 백호대살이므로 용감하고 추진력이 뛰어난 사람이고 명예심이 대단하며 체면을 중시한다. 임(壬)수는 방광(膀胱)을 의미하며, 술(戌)토는 위장(胃腸)을 의미한다. 방광의 배수혈인 방광수에서, 위장의 모혈인 중완에서 사혈한다.

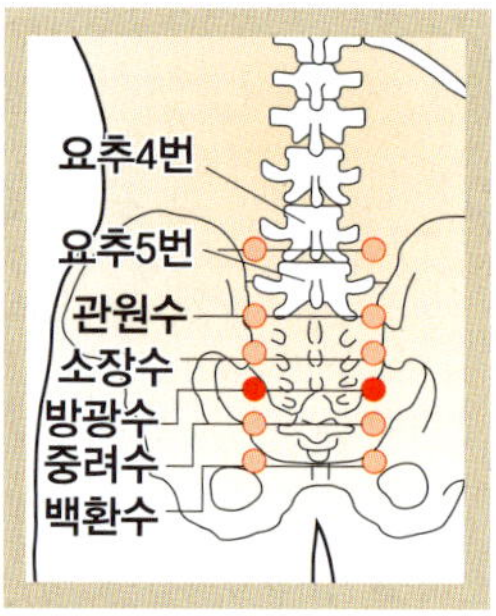

방광수

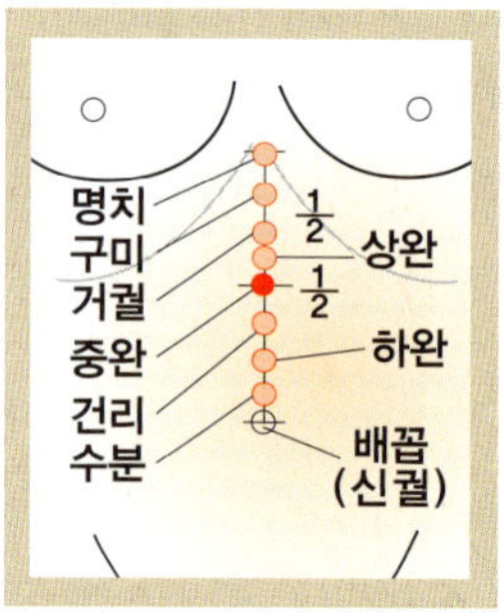

중완

◎ 계해(癸亥)일 생

계(癸)수의 가랑비와 같은 꾸준함과 해(亥)수는 강한 음(陰)수의 기운이다. 간지가 강한 수(水) 기운이므로 고집이 세고 자존심이 강하며, 흐르는 물과 같이 유한 듯 보이지만 속으로는 누구도 감당할 수 없는 강한 기질을 품고 있으므로 미래에 큰 이상을 동경한다. 해(亥)수, 지장 간(戊·甲·壬) 중 무(戊)토는 정관이므로 자수성가하는 기질이 있고 갑(甲)목은 상관이므로 천재적인 지혜와 창조성이 있으며 반항적인 기질로 인해 이별의 기운도 강하다. 남녀공이 부부궁이 좋지 않으며 생사 이별하는 경우가 많다. 계(癸)수는 음(陰) 간이므로 나서지를 않고 비밀리에 치밀하게 일 처리를 하는 재주가 있으며 아무리 힘든 일이 있어도 능히 대처하는 지혜로움과 독립심이 강하다. 급한 성격으로 인해 일을 그르치는 단점이 있다. 계(癸)수는 신장을 의미하고 해(亥)수는 방광을 의미한다. 신장의 배수혈인 신수에서, 방광의 모혈인 중극에서 사혈한다.

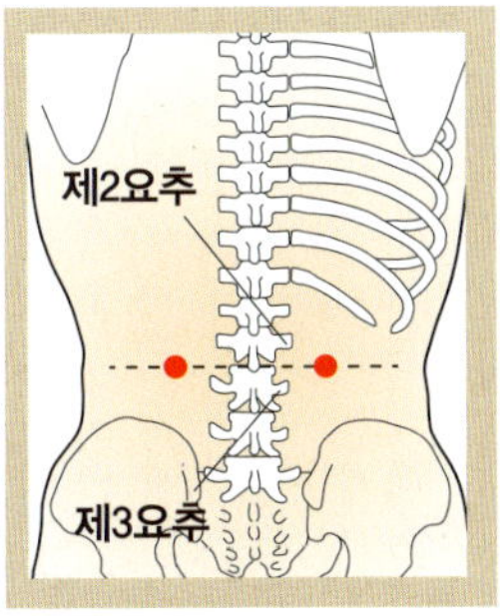

신수

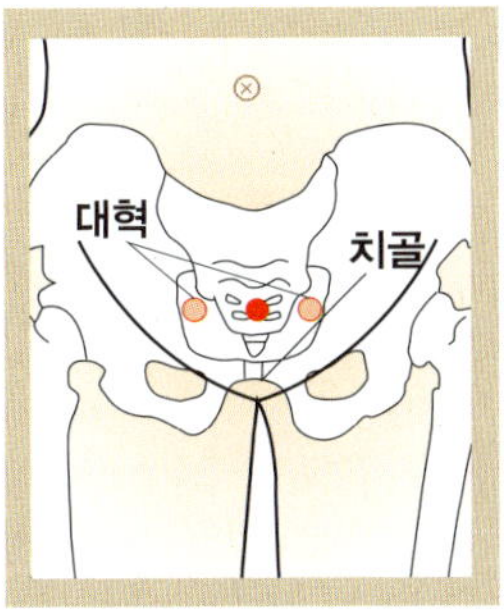

중극

앞에서 설명한 60갑자의 생일 간지는 사주에서는 상당히 큰 의미를 가진다. 이것은 조상이나 부모 대나 자식 대의 삶이 아니다. 바로 나 자신의 삶이기 때문이다. 젊었을 때는 어느 장부가 나빠서 질병이 오는지 모른다. 나이가 들면 결국 생일 간지가 관장하는 장부로 인해 질병이 생기게 되고 그로 인해 사망하게 되어 있다. 그러므로 누구나 쉽게 사혈을 접할 수 있도록 생일 간지에 따른 사혈 법을 설명한 것이다. 더욱 중요한 것은 60갑자 생일 간지는 누구라도 좋고 나쁨이 없다. 다만, 타고난 자신의 그릇을 모르고 육음칠정을 다스리지 못한 결과로 질병과 삶이 고통스럽고 힘들어지는 것이다. 그러므로 자신의 지나친 욕심과 단점 및 잘못된 심성을 기도하는 마음으로 수행지심(修行知心)할 것을 권하고자 하는 것이다.

제12장
격과 용신(用神)

1. 격의 정의(定義)

격이란 그 사람이 타고난 운명의 그릇이고 틀이다. 운명을 감정하는 데 가장 기본적이고 중요한 역할을 한다. 고문헌에서는 "팔격은 명리이고 정리이고 정론이다" 고 하였다. 월령에서 비겁을 만나면 건록과 양인 격이 되는데 이를 합쳐 십정 격이 된다. 격국을 정할 때 일간을 중심으로 월지에 지장 간에서 천간에 투간된 오행으로 정하는 것이 원칙이나 비견·겁재는 격을 취할 수 없으므로 건록과 양인 격으로 격을 정한다. 일주의 희기와 월령·왕신·충 등을 살피고 때론 용신으로 격을 쓰는 경우도 있다. '십정 격' 이란 반드시 오행의 상생·상극의 원칙이 적용되는 것으로 옛 문헌에 수십 가지의 격을 분류하였으나 필자는 지금까지 연구한 결과를 가지고 십정 격으로만 격과 용신을 설명하고자 한다. 다시 말하면 일간에 월지를 기준으로 식신·상관 격, 편재·정재 격, 편관·정관 격, 편인·정인 격, 건록·양인 격 등이 십정 격이 된다. 가령 식신 격에서 연월일시 간지오행에는 다른 육친들이 존재하므로 식신의 기질이 강하고 약한 성품을 판단하고 대운이나 세운을 대비하여 미래에 다가올 길흉화복과 질병 등을 다각적으로 추론하는데 기초로 삼아 타고난 소질을 바탕으로 운명을 개척해 나가고자 격을 중요시하는 것이다.

십정 격안에 들어있는 변격이라는 것이 있는데 변격이란 격과 용신이 같은 세력을 따르는 것으로 종격을 말하는데 비겁이 많은 종 왕격·인성이 많은 종강 격·식상이 많은 종아 격·재성이 많은 종재 격·관살이 많은 종관 격 및 화격 등을 말한다. 이것 역시 그 성격으로 종 했을 뿐 십정격안에 들어 있는 것이다. 그러나 정격과 변격 이외에 많은 격이 있는데 음양오행의 정론에 맞지 않는 잘못된 이론이 많다. 『난대묘선』에서 "격으로 정해 놓은 기격·이국·납음을 채용한 격등은 황당한 것임을 알 수 있고 당송 이래 많은 명리서 들이 신살의 길흉에 적중률은 물론 근거와 출처 없이 난무하였으며 성의백은 천금부에서 길흉 신살이 대단히 많지만, 오행의 생극제화의 이치와 어떻게 같을 수 있는가! 한마디로 폐해야 할 것들이다" [1]고 하였다.

이 문헌은 사주를 접하는 현대인들이 참고해야 할 부분이다. 사람이 타고나는 간지오행은 대부분 고만고만하다. 크게 나쁘고 크게 좋은 것이 없다는 말이다. 신살 이란 사람에 따라 수십 가지의 신살을 가지고 타고난다. 그것을 일일이 신경 쓸 필요가 없다. 사주명리란 음양오행의 생극제화·기후변화에 논리로 격과 용신을 공부하고 논해야 미래의 삶과 질병을 예측하고 대비할 수 있으므로 잘못된 이론에 현혹되어 아까운 시간을 낭비하지 말아야 할 것이다.

1) 격의 이해

사람마다 성격이 다르게 타고난다. 성질이 급한 사람, 차분한 사람, 평소에는 성질이 급한데 위급 상황에 차분하게 대처하는 사람 또는 평소에는 차분한데 위급상황이 되면 불같은 성격의 사람, 솔직한 사람, 반항적인 사람, 돈밖에 모르는 사람, 안정적으로 사는 사람, 권력가 기질인 사람, 원리원칙을 명분으로 하는 사람, 창조적인 사람, 부모님과 같은 정이 많은 사람 등등 사람마다 특성이 있다.

한의학에서는 사상체질이라 하여 태양인·태음인·소양인·소음인으로 분류한다. 태양인은 폐가 튼튼하고 간이 약하게 타고났다고 말하고, 태음인은 간이 튼튼하고 폐가 약하고, 소양

1. 예광해(1998) : 적천수천미(上), p.227-236.

인은 비장이 튼튼하고 신장이 약하고, 소음인은 신장이 튼튼하고 비장이 약하다고 말한다. 그러므로 체질에 따라 어느 장기가 튼튼하고 약한지 알 수 있다. 그러나 사상체질에서는 심장기능은 빠져있고 간지오행이 518,400가지라고 할 때 사람마다 타고나는 기질이 각각 다르므로 사람의 체질을 4가지로 분류한다는 것은 무리가 있다.

사람은 집안에 식생활과 가정환경에 따라 유전적인 특성으로 인해 질병이 생기는 부위가 달라질 수도 있으며 성격에 따라 큰 병에 걸리는 사람과 병에 잘 안 걸리는 사람도 있다. 이것은 마음에서 오는데 모든 질병에 대처하는 방법이 마음을 다스리는 일에 있기 때문이다. 성격이 예민한 사람은 별일이 아닌데도 큰 사건이 난 것처럼 허둥대며 스트레스를 받는 사람이 있고, 큰일을 당하고도 스트레스를 덜 받는 사람도 있다. 어떤 사람은 큰 병에 걸리고도 쉽게 생각하고 이겨내는 사람이 있고, 큰 병이 아닌데도 중병에 걸렸다고 비관하다가 다른 큰 병으로 발전시키는 사람도 있다.

간지오행이 골고루 타고나면 큰 문제 없이 건강하게 살 수 있지만, 대부분에 많은 사람은 그렇지가 않고, 누구나 강하고 약한 장기를 타고나므로 이를 다스리지 못하면 질병에 걸리게 된다. 이것은 사람마다 각기 다른 기후변화에 영향을 받고 태어나기 때문이다. 그러므로 성격·특성·기질·심성·환경·직업·식생활 등에 따라 각각 다르게 타고나는 것이다. 중요한 것은 사람들이 자신의 특성과 격을 알고 수행하고 노력하면 격조 높은 삶을 살 수 있는 것이다. 따라서 격은 나쁘던 좋던 사람마다 타고난 격을 잘 활용하여 간지오행을 조화롭게 하면 그것이 그 사람에게 최고의 격인 것이다.

2) 격 구하는 방법

① 일간에 월지를 기준으로 지장 간 중에서 천간에 투간된 육친으로 격을 구한다. 투간된 육친 중 정기·중기·여기 순으로 정하되 투간되지 않으면 정기로 정한다. 그러나 강한 왕신으로 정하는 경우도 있다.

② 일간에 월지를 기준으로 지장 간 중에서 천간에 투간된 육친이 있는데 합이나 충이 되어

육친이 약할 경우 용신으로 격을 정할 수도 있다.

③ 간지오행에 육친의 편재·정재가 혼잡 되면 편재·정재를 구분하지 않고 재성 격, 편관·정관이 혼잡 되면 편관·정관을 구분하지 않고 관성 격, 편인·정인 혼잡 되면 편인·정인을 구분하지 않고 인성 격이라 부른다. 식신이 2개 이상 있으면 식상 격으로 정한다. 나머지도 이 예와 같다.

④ 일간에 월지를 기준으로 건록이 있으면 건록격이라 하고 양인이면 양인 격이라 한다.

위의 내용을 정리하면 다음과 같다.

◎ 월지 지장간의 정기가 천간에 투간된 것을 격으로 삼는다.
◎ 월지의 정기가 투간 되어있지 않으면 중기나 여기에 투간된 것으로 한다.
◎ 일간과 같은 오행은 격으로 삼지 않는다.
◎ 월지의 지장 간에 정기, 중기, 여기가 투간 되어있지 않으면 정기로 격을 삼는다.
◎ 지지가 삼합·방합하는 경우 강한 기를 격으로 한다.

2. 용신과 대운

1) 용신

사람이 인생을 살아가는 데 중요한 것이 중용의 마음이다. 고집이 너무 세도 안 되고 너무 약해도 안 된다. 다시 말하면 나인 일간이 강하면 고집과 주관이 강하고 일간이 약하면 주관이 별로 없다. 일간이 강하면 힘을 빼주어 적당하게 하고 아니면 극을 하여 억제해야 한다. 일간이 약하면 힘을 보태주어야 하고 힘을 보태주는 오행이 없으면 약하게 하는 오행을 눌러주어 조화롭게 만드는 것이 용신이다. 또한, 사주 전체가 너무 냉하고 습하면 따뜻하고 건조하게 해주어야 하고 너무 건조하고 더우면 습하고 시원하게 해주어 조화롭게 만드는 것이 용신인 셈이다. 그런데 일간이 강하지도 약하지도 않은 적당히 중화하는 명조가 있으니 이를 중용의 마음을 갖고 있다 하여 용신은 한 개이나 용신을 도와주는 희신은 2~3개의 오행이 있어 기신이 와도 두렵지 않으므로 기복이 크지 않아 환난이나 형모가 적다. 이런 명조는 많지는 않지만 부러워할지 모르나 부러워하지 마라! 용신의 뿌리가 약한 사람은 고생하면서 뿌리를 만들면 되는 것이고 아주 낮을수록 높게 오를 수 있으니 자신의 마음과 노력이야말로 운명을 바꿀 수 있는 것이다.

간지오행의 일간을 중요하게 생각하는데 일간을 중심으로 7자를 가지고 육친을 분석하여 운명을 추론하므로 이를 위해 반드시 용신을 구해야 미래에 다가올 운명을 예측할 수 있다. 가령, 여름에 태어나서 너무 더우면 선풍기나 에어컨 등이 필요할 것이고 겨울에 태어나서 추우면 따뜻한 온풍기나 보일러가 필요할 것이다. 봄에 태어나서 건조하여 습기가 필요하며 가을에 태어나서 습하면 건조함이 필요하다. 또한, 나인 일간이 너무 강하면 빼주거나 눌러 주어야 하고 일간이 약하면 도와주거나 도와줄 오행이 없으면 약하게 하는 오행을 눌러 주어야 한다.

천간(10개) 지지(12개)를 합쳐서 22개의 음양오행을 가지고 용신을 구하지 못하고 사주운명을 추론한다면 누구라도 한두 달이면 배웠을 것이나 용신을 정확하게 잡으려면 매우 어려운 일이기 때문에 많은 사람이 포기하고 마는 것이다.

타고난 기질이나 특성을 나타내는 것이 격이라면 사주 전체의 구성 중에서 일간을 도와주는 어떤 오행이 조화롭게 느껴지고 일간이 그 어떤 오행을 편하게 받아들여지며 기뻐하는 오행이 용신이다. 기뻐하는 오행이 없다 하더라도 지장 간에서 찾아 쓰는 것인데 이를 모르는 많은 사람이 사술로서 적당이 들러대면서 혹세무민하고 있다. 반드시 필요한 오행이 용신인데 이 용신이 간지오행 안에 들어있다. 보물이 상자 안에 숨어있듯이 간지오행 안에는 누구나 보물인 용신이 숨어있는 것이다. 그러나 일간을 도와주고 편하게 하는 용신은 말을 할 수가 없기에 답답할 수밖에 없다. 예를 들어 저수지에 물고기가 살고 있다고 하자. 물을 적당히 조절해야 하는데 비가 많이 와서 넘치면 물고기는 떠내려가게 되니 수문을 열어서 빼주어야 하고 저수지에 물이 너무 없으면 물고기가 살 수 없으니 물을 채워주어야 한다. 적당한 물을 유지하고 있는데 추운 겨울에 너무 추워서 물이 얼어붙을 지경이라면 따뜻한 것이 필요할 것이고 너무 덥고 물이 뜨겁다면 산소가 부족해져서 죽을 지경일 것이므로 시원한 것이 필요할 것이다. 따라서 사람이 기후환경변화에 적응하려면 물이 많을 때와 없을 때, 추울 때와 더울 때 견디고 이겨낼 수 있는 것은 언젠가 내가 기뻐하게 될 때를 만나기 위하여 힘들어도 인내하며 그때를 기다리며 노력을 하는 것이므로 그때가 용신인 셈이다. 반대로 물이 너무 많아서 넘칠 지경인데 물을 계속 준다면 물은 넘칠 것이고 둑은 무너질 것이며, 물이 없고 너무 건조한데 따뜻한 바람이 불어서 건조하게 한다면 어떻게 될까? 물이 얼어붙어 있는데 차가운 물을 부어준다든가 너무 더워서 물이 뜨거운데 더군다나 태양까지 따갑다면 결국 그 사람은 질식할 것이다. 이런 상태를 찾는 것이 명리 인이다. 사람마다 용신이라는 보물을 간지오행 안에 분명히 갖고 있는데 이것을 찾아야 하는 것이 사람이라는 말이다. 따라서 오판하는 경우가 많다. 사주명리란 사람에게만 적용되는 것이나 근원은 우주의 원리 즉 대자연의 원리에서 비롯된 것이므로 대 우주의 무궁무진한 변화 또는 조석으로 바뀌는 대자연의 현상을 어떻게 예측할 수 있을까! 단지 앞에서 설명한바 같이 물이 넘치고 물이 없고 춥고 더워 보이는 현상만 가지고 추론할 뿐 땅속 깊은 곳에서의 현상과 우주 까마득히 저 먼 곳에서의 변화를 인간이 알 리 없다. 만약 이 학문이 누구나 쉽게 배울 수 있는 것이라면 즉, 천간 지지의 22개의 오행으로 운명을 판단할 수 있는 쉬운 학문이라면 웬만한 머리 좋은 사람이면 쉽게 배웠을 것이나 그리 쉬운 학문이 아니고 난해한 학문이므로 열심히 공부하고 연구해야 할 매력 있는 학문임이 틀림없다.

사람이 태어나서 인생을 살아가는 진로가 있다. 그 길을 돌아가느냐 곧바로 찾아가느냐를 알기 위해 용신을 찾고자 하는 것이니 용신을 찾아야 미래의 운명의 길을 예측할 수 있는 것이다. 그러나 사람이 찾는 것이므로 견해 차이도 있고 오판도 할 수 있다는 말이니 용신을 찾아내려는 대운이나 세운에서 있었던 일 가족관계, 직업, 학력, 생활하는 지역, 환경 등을 고려하여 용신을 찾아야 한다. 용신이란 간지오행의 육친을 분석하면 부부 이별·사별·

자식·건강 운 등을 추론할 수 있으나 다만 이런 현상들은 인간의 뜻과 관계없이 내가 태어날 때 길흉화복·수요장단 등은 어느 정도 운명적으로 타고난다 하여 사주명리에서는 숙명이라 말하는 것이다. 흉신으로 흘러갈 때 직업이 없고 돈이 없을 때 육친관계와 건강관리를 어떻게 했느냐에 따라 부부 이별이나 질병의 경중 등등이 달라질 수 있는데 만약 흉신으로 흘러갈 때 팔자 탓을 하며 막바지 인생을 살았다고 가정할 때 용신의 대운이 들어온들 얼마나 피겠는가! 하지만 용신에 때가 오면 삶과 건강의 회복 시기도 맞이하게 된다. 그러나 용신과 맞아 운이 좋게 흐를 때 높은 직위에 오른 사람도 건강이 나빠 중도하차 하는 사람도 있고, 운이 좋아서 사업이 잘될 때 이혼하는 경우도 있으며, 돈을 많이 벌어 부자가 되었어도 자녀들이 속을 썩여 불행한 경우도 있다.

타고난 기질에 인성이 많아 예술가의 길을 가고 있고 재성이 없어 돈과 명예에 관심이 없다면 운에 흐름에 관계가 없을 것이고, 운이 맞을 때 돈을 많이 벌었어도 사랑하는 사람이 떠났다면 불행할 것이며, 운이 나빠도 사랑하는 사람과 자식들이 곁에 있다면 행복할 것이다. 이 모두는 마음먹기에 따라 다르다. 운이 나빠, 하는 사업마다 실패하면 신경을 쓰게 되고, 스트레스를 받으면 건강을 잃게 된다. 용신과 맞아 운이 좋게 왔을 때 건강을 잃고 중병을 앓고 있다면 인생은 끝나는 것이다.

이 장에서는 용신을 정확하게 잡는 법과 운이 나쁘게 흐를 때 건강을 다스리는 사혈 기법을 터득하면 비록 돈이 없어 가난해도 건강한 몸을 유지하게 되니 운이 좋게 흐를 때 더 많은 돈과 명예를 얻게 되는 자연의 이치를 어리석게도 많은 사람이 모르고 있는 것이 안타까울 뿐이다.

사주라 하면 사람들은 미신이니 믿지 말라느니 등의 얘기가 만연하여 배우려고도 접하려고도 하지 않는다. 종교적인 영향이 있을 거라 생각되지만, 현재 사주명리를 공부하고 연구하는 사람에게도 일부 책임이 있다. 사주란 연월일시를 말하는데 태어난 때를 믿지 말라는 말은 말이 안 되는 얘기이나, 남의 사주를 풀이하는 사람의 말을 믿지 말라는 말은 이해가 될 것이다.

간지오행을 '명(命)' 이라 하는데 한 글자라 간단해 보이지만 사람에 흥망성쇠가 담겨있는

포괄적 의미이기도 하다. 공자는 '천명' 이라 했고, 노자는 '복명' 이라 했으며 역학의 시조인 복희씨는 바를 '정(正)' 자를 써서 '정명' 이라 하였다.

'정(正)' 이란 바꾼다, 바로 잡는다는 뜻도 포함하고 있다. 즉, 정해진 명을 바꾸면서 살라는 깊은 뜻이 있는 것이다. 이 모두는 천·지에 사람이 부합하여 '명' 에 안배하는 것이다. 가령, 한날한시에 태어난 사람이 과연 명대로 똑같은 삶을 살아갈까? 아니다! 성공한 사람과 실패한 사람 부자인 사람과 가난한 사람 그리고 행복한 사람과 불행한 사람 중병에 걸린 사람과 건강한 사람 등 다양한 삶을 살고 있을 것이다. 그러므로 건강한 삶을 살려면 자신의 위치에서 항상 노력하고 공부하며 절제하고 학습하며 즐거운 마음으로 수양하면서 끊임없이 연구 발전시켜야 한다.

대우주 자연의 이치를 소우주인 사람이 부합하려 하지 않고 잡다한 이론을 내세워 사주명리에 정통이론인 용신 법을 흐리고 있음은 참으로 안타까운 일이 아닐 수 없다.

사람이 태어난 때를 풀어서 성격과 용신을 잡아 그 사람의 인생행로에 길잡이가 되는 대우주 자연에 이치와 순리를 소우주의 인간으로 어떻게 따라야 하는지를 간지오행을 보고 미래를 예측하는 과학적인 학문이 곧 사주 명리이므로 어느 종교이든 간지오행과는 상관없다. 사주란 신비하거나 오묘한 것이 아니다. 지나간 과거를 맞춘다거나 사망 시기 등을 운운하면서 신비하게 포장하여 돈벌이 수단으로 이용하는 극소수사람의 의해 사주명리가 퇴보되고 학문으로서 인정을 못 받는 결과를 초래하는 것이다.

간지오행 안에는 재물·처·자식·직업·명예·행복·가난·소통·요절·장수 등이 모두 용신 한 글자에 의해 결정되는 것이므로 결코 소홀하게 여겨서는 안 된다. 또한, 질병의 회복 시기, 건강 등도 용신에 의해 결정되는 것이다. 즉, 내 몸에 맞는 음식이 있고, 나와 통하는 사람이 있듯이 간지오행에서 나인 일간을 기쁘게 하고 건강하게 하며 삶을 행복하게 하는 용신에 때가 누구든 찾아온다. 혹자는 '기회' 라고도 하지만 기회란 '우연히' 라는 뜻도 포함하고 있으므로 조금은 다르다. 그 용신의 때를 알아서 대비하고 노력해야 하는 것이다. 사람들은 자신의 미래를 매우 궁금해하고 때론 두려워하기도 한다. 극히 당연한 얘기이다. 그러나 미래를 궁금해하거나 두려워 하지 마라. 이 책을 읽고 나면 인생이 달라지고 몸과 마음에 건강·부귀영화·행복 등이 풍요롭고 아름다운 삶이 기다리고 있음을 이 책을 통해 터득했으면 하는 바람이 있다.
용신을 정확히 잡아야 하는 이유가 건강·운명 등을 예측하는 방법이긴 하지만 특히, 용신은 지혜로운 자식을 얻는 데도 필요하다. 가령, 용신이 금이라면 그의 자식은 반드시 금·수 대운에서 지혜로운 자식을 얻으며 한해 운에도 얻을 수 있다. 만약 금·수 대운이나 한해 운에서 어떤 이유로 인해 자식을 얻지 못한 시기였다면 그의 자식은 간지오행에 반드시 금·수일간이거나 금·수의 오행이 많다. 이것이 아니라면 그의 자식으로 인해 재앙이 오거나 장애아 일 수 있다.
그러므로 간지오행에는 부귀영화·길흉화복·수요장단·행불행 등이 용신 하나의 오행에 의해 결정됨을 명심해야 할 것이다.

2) 대운과 세운

'대운' 이란 지구의 1년은 12개월이고 우주의 1년은 120년이므로 10년을 대운이라 한다. 대운과 용신과의 비교하여 운세를 판단하는 것은 돈과 명예와 직업 운을 말하는 것이나 돈과 명예보다도 가장 중요한 것이 건강임을 부정할 사람은 없을 것이다. 운이 좋아서 승진하고 돈을 많이 벌어 엄청난 부자가 되었어도 고혈압이나 당뇨 등으로 쓰러지는 경우도 있고 매우 성공했어도 자식이 잘못되어 고통받는 경우도 있으며 운이 나빠 평생을 힘들고 가난하게 살아도 부부금실이 좋고 건강하여 행복하게 살아가는 사람도 많다.
운이 좋아 부자가 되었어도 부부나 자식 문제로 불행하게 사는 사람들도 많다. 그러므로 자신의 인생은 자신이 만들어 가는 것이다. 분명 간지오행의 구성이나 대운에 흐름은 변하지 않으나 사람이 대우주의 기운을 배합하고 자연의 이치에 순응하여 안배하면 누구나 후회 없는 삶을 살 수 있다.
사람은 누구나 인생의 기복이 있는데 그 기복을 미리 알고 대처하는 것이 사주명리이다. 간지오행의 구성이 좋은 사람과 안 좋은 사람, 용신의 뿌리가 튼튼한 사람과 뿌리가 없는 사람, 일간이 강하고 약한 사람 등에 의해 삶의 차이가 나는데 이 모두는 자신의 마음에 달린 것이다. 가령, 사주는 그 종류가 518,400가지가 있으므로 특별하게 사주구성이 좋은 사람은 별로 없고 사람으로 태어난 것만으로도 사주구성은 좋은 것이다. 또한, 용신의 뿌리가 없거나 용신이 약하거나 혹은 일간이 약하다거나 하면 자신의 분야에서 노력하고 고생을 하면서 뿌리를 튼튼하게 하면 되는 것이다.

질병이 오는 것도 두려워할 필요도 없다. 타고난 일간을 중심으로 간지오행에 의한 용신을 보고 대운과 세운의 흐름을 판단하여 무슨 병이 올 것이라는 예측을 하고 운이 나쁠 때 예방 사혈을 한다면 건강하고 즐거운 인생을 살아갈 수 있을 것이다. 따라서 간지오행의 구성이 좋아서 큰 재앙 없이 살 수 있다면 더없이 좋겠지만 대체로 성공한 사람들을 보면 그전에 성공하기까지에 걸맞은 상당한 고생과 노력이 있었던 결과라고 보는 것이다.

누군가 하늘은 스스로 돕는다고 했는데 스스로 돕는 것이 아니라 고생하고 노력하는 사람에게 하늘은 스스로 돕는다고 한 것이다. 이것이 바로 대운의 흐름이다. 다시 말하면 사주구성과 관계없이 누구나 대운의 흐름이 길신과 흉신으로 흘러간다. 다만 빠르게 오고 늦게 오는 차이일 뿐이다. 흉신으로 흘러갈 때 밑바닥에 떨어질 때까지 포기하지 않고 부단한 노력이 있었다면 길신의 때가 왔을 때 높이 올라가 성공할 수 있을 것이고 좌절하고 분노하여 질병이 오고 노력을 안 했다면 길신에 때가 온들 얼마나 성공을 할 수 있겠는가? 예컨대 옛날에 수명은 60세 정도로 사주를 연구하였지만, 현대에는 사람의 수명을 100세로 보고 건강만 하다면 누구나 한번은 용신의 대운을 만나게 된다. 그때를 기다리며 격에 맞는 자신의 분야에서 열심히 노력하고 공부하면 최고의 날이 올 것이다.

3) 길신과 흉신

나인 일간이 너무 강하면 종하고 신강하면 눌러주거나 빼줘야 하며 일간이 너무도 약해도 나를 버리고 세력을 따라 종하고 신약하면 생조해 주어야 하며 일간이 적당한데 너무 춥거나 습하면 따뜻하고 건조하게 하며 너무 따뜻하거나 건조하면 시원하고 습하게 하여 조화롭게 하는 것이 용신이라 했다. 대체로 일간이 강하면 식상으로 설기해야 하고 신약하면 일간을 생조해 주는 인성이나 비겁이 용신이 된다. 그러나 재성이 매우 강하면 관성으로 용할 수 있고 관성이 강하면 인성으로 용할 수 있으나 인성이 약하면 관성을 극하는 식상으로 용할 수 있지만, 식상은 일간을 설하고 재성을 생하므로 신중하게 살펴야 할 것이다. 용신을 꺼리는 것이 기신이고 용신을 도와주는 것이 희신이며 희신을 마치 원망하는 것과 같은 것을 구신이라 한다. 가령 화가 용신인 경우 화가 유여하면 토로 희신을 삼고 용신을 극하는 수로 기신을 삼으며 희신을 극하는 목으로 구신을 삼고, 금은 한신이 된다.

용신인 화가 불급하면 목으로 희신을 삼고, 금으로 기신을 삼으며 수로 구신을 삼고 토가 한신이 된다. 그러므로 용신은 반드시 희신의 보좌(補佐)와 한신의 도움이 필요하다. 이 말은 희신과 한신은 용신을 도우면서 기신과 구신을 견제해 주기 때문인데 용신이 강하면 기신을 두려워하지 않는다. 나머지 용신의 오행도 이 예와 같다.

4) 용신 구하는 방법

사람이 인생을 살아가는 데 중요한 것이 중용의 마음이다. 고집이 너무 세도 안 되고 너무 약해도 안 된다. 다시 말하면 나인 일간이 강하면 고집과 주관이 강하고 일간이 약하면 주관이 없거나 약하다. 일간이 강하면 힘을 빼주어 적당하게 하고 아니면 극을 하여 억제해야 한다. 일간이 약하면 힘을 보태주어야 하고 힘을 보태주는 오행이 없으면 약하게 하는 오행을 눌러주어 조화롭게 만드는 것이 용신이고 사주 전체가 너무 냉하고 습하면 따뜻하고 건조하게 해주어야 하고 너무 건조하고 더우면 습하고 시원하게 해주어 조화롭게 만드는 것이 용신이다.

① 억부(抑扶)용신법

'억부용신' 은 주로 봄과 가을에 태어난 사람으로 일간의 강약을 중시한다. 가령, 일간이 너무 강하면 억제해주거나 힘을 빼야(설기) 하고 일간이 너무 약하면 보태거나 도와주어야 한다. 문자 그대로 억이란 '누르다' 의 뜻으로 억제해주는 것을 말하고 부란 '돕다' 의 뜻으로 생부하는 것을 의미하며 일간의 오행을 서로 억제하고 생부해 주는 것을 말하는데 만약 일간이 신약한 데 생부해 주는 오행이 없다면 일간을 신약하게 하여 괴롭히는 오행을 억제하는 오행으로 용신을 잡게 된다. 그러므로 '억부용신' 은 용신을 잡는데 약 40%의 비중을 차지하고 있는 중요한 방법이다.

◎ 억의 예 1

년	월	일	시
壬	壬	己	癸
辰	寅	亥	酉

己토 일간이 寅월에 태어나고 일지에 亥수와 합목이 되고 辰토가 일간己를 돕고자 하나 봄토이고 寅목과 합할 여지가 있으므로 관성이 강하여 일간의 己토가 상당히 약해 보인다. 하지만 寅목 지장 간의 戊·丙·甲은 일간의 己토를 상당히 돕고 있음을 알 수 있다. 가령 甲·己는 합이 되어 己토를 도와주고 戊토와 丙화도 도와주고 있지만, 연지와 일지가 월지를 돕고 있으므로 일간 己토가 괴롭기는 하지만 일간이 약하다고는 볼 수 없다. 그렇다고 寅목지장 간에 생부하는 丙화로 용신을 잡고 싶지만, 용신의 뿌리가 없어, 관성을 극하는 식상이 시지에 酉금 지장 간 庚·辛 중 庚금인 식상으로 용신을 잡으니 庚금이 寅목을 극하면 己토 일간이 기뻐할 것이다.

◎ 억(抑)의 예 2

년	월	일	시
辛	辛	戊	癸
丑	丑	戌	丑

戊토 일간이 丑월에 월령을 얻었고 연지에 丑토와 일지에 戊토 시지에 丑토가 있어 비겁으로 戊토 일간이 신강하다. 일간이 강하면 누르는 것보다 설기하는 편이 좋으므로 설기하는 식

상인 辛금으로 용신을 삼는다. 辛금은 지지에 금의 오행은 없으나 3개의 丑토 지장 간 癸·辛·己에 辛금이 암장되어 있어 뿌리가 있다.

◎ 부(扶)의 예 1

년	월	일	시
丙	丁	庚	己
午	卯	午	未

庚금 일간이 봄의 卯월에 태어나고 연주에 丙午와 일 시지에 午未가 합이 되며 더군다나 월간에 丁화는 월지 卯의 힘을 받으니 관성이 너무 강하여 일간 庚금이 녹아내릴 지경이므로 너무 신약하다. 그러나 기쁜 것은 관성을 설기하는 인성인 시간에 己토가 있고 시지에도 未토가 받치고 있으므로 己토로 용신을 삼는다. 이 사주는 부의 예도 되지만 통관용신도 된다.

◎ 부(扶)의 예 2

년	월	일	시
庚	戊	戊	丁
子	寅	子	巳

戊토 일간이 봄의 寅월에 태어나 약한 와중에 연일지 子수가 월지를 돕고 있으니 재성이 관성을 도우므로 신약하다. 그러나 월간에 비견인 戊토가 비록 庚금에 도움을 주지만 일간 戊토를 애처롭게 돕고 있고 기쁜 것은 시주에 인성인 丁巳가 있고 寅목의 관성을 丁화의 인성이 설기하면서 일간을 돕고 있으므로 丁화로 용신을 삼는다.

② 조후용신법

'조후용신' 이란 여름이나 겨울에 태어난 사람에게 주로 적용되므로 풍·한·서·습·조·화의 기후를 중시하는데 억부용신은 일간의 강약으로 구분하여 용신을 잡는다면 조후용신은 일간이 적당할 때 기후에 따라 용신을 잡는다. 가령, 태어난 계절이 한여름이라면 시원하게 해주어야 하고 겨울에 태어나면 따뜻하게 해주어야 한다. 봄에 너무 건조하게 태어나면 습한 기운이 필요하고 가을에 태어나서 습하면 건조하게 해 주어야 하므로 이것이 용신이다. 조후용신은 용신을 잡는데 억부용신과 같이 약 40%의 비중을 차지하고 있는 중요한 방법이다.

◎ 조후용신의 예 1

년	월	일	시
丙	丁	壬	辛
午	丑	寅	酉

壬수 일간이 겨울 丑월에 태어나서 관성으로 壬수를 극하여 약한 듯 보이지만 丑토는 지장간에 癸·辛·己가 있어 수 기운이 충분하다. 시주의 辛酉가 금생수하여 일간은 적당하다. 그리고 겨울이라 매우 추우므로 따뜻하게 해주어야 하는데 일간 壬수가 기뻐하는 것은 월간 丁화와 합을 이루고 있고 연주 丙午가 있기 때문이다. 丁화로 용신을 잡고 싶으나 일간 壬수와 합이 되므로 안 되니 재성인 丙화로 용신을 삼는다.

◎ 조후용신의 예 2

년	월	일	시
丙	癸	丁	辛
午	巳	卯	丑

丁화 일간이 여름 巳월에 겁재로 월령을 얻고 태어나고 연주 丙午와 월지 巳 화가 합이 되며 일지 卯목은 인성으로 일간 丁화를 도우니 매우 덥고 신강하다. 일간이 너무 강할 경우 누르는 것보다 설기하는 것이 좋으므로 화생토하여 丑토의 정기로 용신을 잡고 싶지만 토의 뿌리가 없고 매우 더우므로 월간의 관성인 癸수로 용신을 삼는다. 癸수는 시주 辛丑의 도움을 받아 뿌리가 있다. 물론 억부용신의 억에 예도 되지만 조후용신의 예가 더 확실하다.

◎ 일간 조후(보좌)용신 도표

		子	丑	寅	卯	辰	巳	午	未	申	酉	戌	亥
甲	조후	丁	丁	丙	庚	庚	癸	癸	癸	庚	庚	庚	庚
	보좌	丙庚	丙庚	癸	戊丙 己丁	壬丁	庚丁	庚丁	庚丁	壬丁	丙丁	壬甲 癸丁	戊丁 丙
乙	조후	丙	丙	丙	丙	癸	癸	癸	癸	丙	癸	癸	丙
	보좌	丁庚	丁庚	癸	癸	戊丙	丁	丙	丙	己癸	丁丙	辛	戊
丙	조후	壬	壬	壬	壬	壬	壬	壬	壬	壬	壬	甲	甲
	보좌	己戊	甲	庚	己	甲	癸庚	庚	庚	戊	癸	壬	庚戊 壬
丁	조후	甲	甲	甲	庚	甲	甲	壬	甲	甲	甲	甲	甲
	보좌	庚	庚	庚	甲	庚	庚	庚癸	庚壬	丙戊 庚	丙戊 庚	戊庚	庚
戊	조후	丙	丙	丙	丙	甲	壬	癸	丙	丙	丙	甲	甲
	보좌	甲	甲	甲癸	甲癸	丙癸	甲丙	甲丙	甲丙	甲癸	癸	丙癸	丙
己	조후	丙	丙	丙	甲	丙	癸	癸	癸	丙	丙	甲	丙
	보좌	戊甲	戊甲	甲庚	丙癸	甲癸	丙	丙	丙	癸	癸	丙癸	甲戊

庚	조후	丁	丙	戊	丁	甲	壬	壬	丁	丁	丁	甲	丁
	보좌	丙甲	丁甲	甲丁 丙壬	甲丙 庚	丁壬 癸	丙丁 戊	癸	甲	甲	甲丙	壬	丙
辛	조후	丙	丙	己	壬	壬	壬	壬	壬	壬	壬	壬	壬
	보좌	戊甲 壬	壬戊 己	壬庚	甲	甲	甲癸	己癸	甲庚	甲戊	甲	甲	丙
壬	조후	戊	丙	庚	戊	庚	壬	癸	辛	戊	甲	甲	戊
	보좌	丙	甲丁	戊丙	庚辛	庚	庚辛 癸	庚辛	甲	丁	庚	丙	丙庚
癸	조후	丙	丙	辛	庚	丙	辛	庚	庚	丁	辛	辛	庚
	보좌	辛	丁	丙	辛	甲辛	庚	辛壬 癸	辛壬 癸	丙	丙	甲壬 癸	辛丁 戊

위의 조후용신도표는 일간과 월지를 중심으로 용신을 잡는 방법을 도표로 만든 것이지만 참고하란 뜻이지 절대적인 것은 아니다. '보좌' 란 '돕는다.' 의 뜻이고 '좌' 란 뜻도 돕는다는 뜻을 내포하고 있지만 여기서는 '권한다' 의 뜻으로 해석한다. 즉, 일간과 월지를 살펴 조후용신이 적합한가를 보고 아니면 보좌용신으로 권한다는 뜻이다.

③ 통관용신법

시로의 힘이 강하게 대립할 때 대립하고 싸우지 않도록 중간 역할을 해주는 오행을 말하며 서로 교통정리를 해주어 소통시키는 오행이 용신이다.

◎ 통관용신의 예 1

년	월	일	시
丙	丙	丁	丙
子	寅	亥	子

丁화 일간이 寅월에 인성으로 때어나 뿌리를 두고 연월시 간에 비겁의 丙화와 연일시 지에 亥·子의 관성이 강하게 대치하고 있는데 寅중에 甲목이 수생목하여 강한 관성을 설기하고 목 생화 하여 甲목의 인성이 잘 소통시켜주고 있으므로 寅중 甲목이 통관용신이다.

◎ 통관용신의 예 2

년	월	일	시
丁	丙	丁	己
酉	午	酉	酉

丁화 일간이 午월에 비겁으로 태어나 연간과 월주의 丙丁화와 연일시 지에 酉금인 재성과 강하게 대립하고 있는데 다행히도 시간에 己토인 식상이 있어 화 생토하고 재성을 토 생금하여 조화롭게 소통시키고 있으므로 己토를 용신으로 삼는다. 이것이 통관용신이다.

5) 격과 육친 및 용신

(1) 비견, 건록 격과 용신

형제 중에서 누가 폐하고 누가 도와 흥 한지를 알려면 용신이 이끄는지의 여부와 재성의 경중을 보면 알 수 있다(兄弟誰廢與誰興, 提用財神看重輕).
대체로 비견·겁재·건록·양인의 재가 손상된 것은 모두 형제가 된다. 중요한 것은 용신자리가 어디에 있느냐의 문제이니 재성과 길신의 경중을 잘 살펴야한다. 일간의 비견이 강하고 식상·재성·관성 등이 적당하면 형제·자매는 반드시 부귀하나 일간의 비견이 약하고 정인이 있으면 형제·자매가 많다. 일간이 신강한데 관성이 없거나 약하면 형제·자매는 반드시 쇠하게 된다. 일간의 비겁이 강하고 재성이 없거나 약하며 인성이 식상을 극하면 형제·자매 없이 혼자라는 고독함과 외로움을 면할 수 없다.

옛 문헌에 "월지에 건록은 비겁이 중하여 일지가 왕성해지므로 간지오행에서 태과하면 아내를 극하고 손재를 보게 되므로 가볍게 보아서는 안 된다(月令建祿, 比劫重, 剋妻損財, 非輕)." 고 하였다.

비견·건록이나 인성은 월지와 일지를 장악하여 일간이 강하므로 강한 일주를 설(洩)하는 식상으로 용신을 잡아야 한다. 만약 약한 관성이 합이 되어 강해질 경우를 제외하고는 식상으로 용하는 것이 원칙이다. 그리하면 약한 재성을 생하므로 일주는 기뻐할 것이다.

일간	甲	乙	丙	丁	戊	己	庚	辛	壬	癸
월지	寅	卯	巳	午	巳	午	申	酉	亥	子

(건명) 년 월 일 시
戊 甲 甲 乙
寅 寅 辰 亥

乙 丙 丁 戊 己 庚 辛 壬 癸
卯 辰 巳 午 未 申 酉 戌 亥

甲목 일간이 寅월에 태어나 건록인데 寅목 지장 간 戊·丙·甲 중 戊토가 투간되어 편재의 기질이 강한 건록 격이며, 甲목 일간에 寅월에 태어나 득령하고 연지 寅목, 월상에 甲목, 甲목의 뿌리인 辰토, 시상에 乙목이 있어 일간이 태강하다. 寅목에 암장하고 있는 丙화로 목을 설기하고 재성인 토를 상생하기 위함이고 寅중 식상인 丙화로 용신을 삼으니 건록용 식상

격이며, 희신은 재성인 토이다. 기신은 인성인 수이고 구신은 비겁인 목이며 한신은 관성인 금이다. 묘한 것은 일지에 辰토가 戊토에 뿌리도 되지만 癸수가 암장되어 중화되었다. 아쉬운 것은 용신인 丙화의 뿌리가 약하다.

★ 대운풀이

초년 乙卯·丙辰대운에는 구신인 동방 운으로 흐르니 고생을 하였고 巳·午·未 대운은 다행스럽게도 용신인 남방 운으로 흐르니 효염이라는 벼슬을 하였다. 그러나 庚申대운에 간에 해당하는 시간 乙목이 庚금과 乙·庚 합금하여 월·일간에 甲목을 甲·庚충하고 용신의 뿌리인 연월지의 寅과 寅·申충하여 천충 지충으로 목의 왕신을 범하니 간병으로 사망하였다.

(건명)	년	월	일	시
	庚	丙	戊	甲
	辰	戌	戌	寅

丁	戊	己	庚	辛	壬	癸
亥	子	丑	寅	卯	辰	巳

戊토 일간이 戌월에 태어나 戌토 지장 간 辛·丁·戊 중 정기가 戊토이므로 일간과 같은 오행으로 격을 잡을 수 없는 것이 원칙이나 이 사주는 건록과 양인에 포함되지 않으므로 비견격이다. 일간 戊토는 戌월에 태어나 득령 하였고, 연일지의 辰·戌과 월간에 丙화가 일간을 도우니 신강하다. 일간이 신강하면 설기하던가, 제어를 해주는 것으로 용신을 삼는 것이 원칙이므로 시간에 관성인 甲목으로 용신을 삼으니 비견용관성격이고 희신은 화이다. 일간이 신강한데 화로 잡으면 화생토하여 더욱 신강 해지지만, 그러나 일간 戊토가 시급한 것은 토로 인해 신강 하므로 제토 해주는 甲목을 더 필요로 하며 연주에 庚辰이 있어 庚금이 강하여 멀리 있긴 하지만 甲·庚충하는 것을 병화가 막고 있기 때문에 희신으로 삼는 것이다. 그

러므로 기신은 식상인 금이고 구신은 재성인 수이며 한신은 비겁인 토이다.

★ 대운풀이

초년 丁亥·戊子·己丑대운에 재성인 구신으로 흐르니 고생을 하였고 중년 庚寅·辛卯·壬辰대운에 용신인 관성 운으로 흐르니 관운이 좋아 상서자리에 올랐다.

(2) 겁재(劫財), 양인 격(羊刃格)과 용신

양인국은 전국이 되어 왕성해지면 위풍을 떨치고 약해지면 일을 두려워한다(羊刃局, 戰則逞威, 弱則怕事)고 하여 양인이 왕성하면 겁이 없는 즉, 물불을 가리지 않는 성격이 강해져 성패가 분명하고 약해지면 겁이 많아 비겁해질 수 있음을 의미하는데 이는 칠살의 작용과 비슷하여 흉한 것으로 보고 있으나 양인이 관성과 인성이 함께 있으면 부귀영화를 누린 경우가 많다. 그러므로 양인은 더욱더 잘 살펴야 한다.

甲-卯 丙-午 戊-午 庚-酉 壬-子를 양인(陽刃)이라 한다. 가령, 甲 일간에 월지 卯월이면 양인 격(羊刃格)이 되고 연월시 간에 甲-乙 丙-丁 戊-己 庚-辛 壬-癸나 일지에 丙午·戊午·壬子도 양인으로 작용하지만 월지에 양인보다는 작용력이 약하다.

겁재·양인이나 인성은 월지와 일지를 장악하여 일간이 강하므로 강한 일주를 설(洩)하는 식상으로 용신을 잡아야 한다. 만약 약한 관성이 합이 되어 강해질 경우를 제외하고는 식상으로 용하는 것이 원칙이다.

일간	甲	丙	戊	庚	壬
월지	卯	午	午	酉	子
연월시간	乙	丁	己	辛	癸
일주	丙午, 戊午, 壬子				

(건명) 년 월 일 시
壬 己 庚 丙
寅 酉 午 戌

庚 辛 壬 癸 甲 乙
戌 亥 子 丑 寅 卯

庚금 일간이 酉월에 태어나 일간과 같은 오행이고 음양이 다르며 겁재이므로 양인 격이다. 월령을 얻어 신강 한 듯 보이나 일시 지에 午·戌이 합이 되어 시간에 관성인 丙화를 강하게 도와주고 연지에 寅목은 寅·午·戌이 삼합이 되어 관성이 너무 강해지므로 일간이 신약하다. 그리고 월간의 인성인 己토로 관성인 화의 기운을 빼려고 하나 너무 약하고 또한 시지의 戌토도 합이 되어 己토에 뿌리가 되지 않아 월지에 酉금 중 비겁인 庚금으로 용신을 삼고 금의 기운을 받은 식상인 壬수로 희신을 삼으니 양인용 비겁 격이다. 그러므로 기신은 관성인 화이고 구신은 인성인 토이며 한신은 재성인 목이다.

★ 대운풀이

초년 辛亥·壬子대운에 희신인 식상 운이 들어와 과갑에 등용되어 병권을 장악하였으며 癸丑대운에는 丑토의 암장된 辛금이 용신의 庚금을 도우니 형부상서벼슬에 올랐다.

(건명) 년 월 일 시
庚 壬 丙 戊
戌 午 子 辰

癸 甲 乙 丙 丁 戊 己 庚
未 申 酉 戌 亥 子 丑 寅

丙화 일간이 午월에 태어나 양인이므로 양인 격이다. 연지에 戊토와 월지의 午화와 午·戌합화하면서 일간의 丙화를 돕고 일지의 子수는 시지의 辰토와 子·辰이 합수하여 월간에 壬수를 도우며 수·화가 대치하는 국면이다. 그리고 시주의 戊辰은 일간을 설기하고 연지의 戌토는 연간의 庚금을 돕고 있으며 연간의 庚금은 월간에 壬수를 강하게 하고 있으므로 비록 일간 丙화가 午월의 월령을 얻었지만 壬수의 관성이 강해지므로 일간이 약한 와중에 월지의 午화가 일지의 子수와 子·午충하고 있으니 더욱 신약하다. 그러므로 월지 양인인 午화 중에 비겁인 丙화로 용신으로 삼으니 양인용비겁격이고 희신은 인성인 목이다. 기신은 관성인 수이고 구신은 재성인 금이며 한신은 식상인 토이다. 다행인 것은 연간에 강한 재성인 庚금을 월간의 壬수가 설기하고 시간의 戊토가 壬수를 극하므로 사주가 조화롭다.

★ 대운풀이

초년 대운에 申·酉의 구신인 서방으로 흐르니 고생을 하다가 丙戌대운에 월지 午·戌이 합화하여 용신을 도우니 향시에 합격하였고 丁亥대운에 월간에 기신인 壬수와 합목하여 희신을 돕고 비록 일지의 子수와 亥수는 亥·子합수는 하지만 亥수 중 암장된 甲목이 있어 희신인 목을 도우니 벼슬이 안찰사에 올랐다.

(3) 식신 격(食神格)과 용신

자녀의 뿌리와 가지는 일세를 전하니 희신이 관살과 서로 소통하는가를 살펴야 한다(子女根枝一世傳, 喜神看與殺相連). 대체로 식상을 자녀로 삼으며 식상이 없을 때 관성을 자녀로 삼고 관성이 없을 때 만약 일주가 신강하면 재성이 자녀가 되고 신약하면 인성으로 자녀를 삼는다. 길신이 식상이 되면 자녀는 지혜롭고 현명한 인물이나 식상과 관성이 극하긴 하지만 서로 소통하면 좋은 명조이므로 식상을 살필 때 간지오행 전체를 살핌이 중요하다.

월간	甲	乙	丙	丁	戊	己	庚	辛	壬	癸
월지	巳	午未戌	辰戌	未丑	申	酉	亥	子	寅	卯
투간	丙	丁	戊	己	庚	辛	壬	癸	甲	乙

(건명) 년 월 일 시
丁 癸 癸 丙
巳 卯 卯 辰

壬 辛 庚 己 戊 丁 丙 乙
寅 丑 子 亥 戌 酉 申 未

癸수 일간이 卯월에 태어나고 卯목 지장 간 甲·乙 중 정기인 乙목이 식신이므로 식신 격이지만 월일지 卯목과 시지에 辰토가 卯·辰합목이 되어 수목의 종아를 이루었다. 다행인 것은 연주丁巳와 시간 丙화가 있어 목의 왕한 세력의 기운을 빼주므로 용신은 시간 재성인 丙화이니 식신용재성격이고 희신은 식상인 목이다. 그러므로 기신은 비겁인 수이고 구신은 인성인 금이며 한신은 관성인 토이다.

★ 대운풀이

초년 壬寅대운에 寅목과 월일지 卯목과 시지에 辰토가 寅·卯·辰 삼합의 희신인 목국을 이루어 식상이 강하게 작용하여 甲戌년에 입반하고 丙子년에 향방에 들었다. 그 후 용신의 재성과는 반대로 북 서방 운으로 흘러가니 애석하기는 하나 간지오행에 일간 癸수가 자신을 버리고 수생목, 목생화하여 용신의 재성 운으로 순국하므로 큰 재앙은 없었다.

(건명) 년 월 일 시
丙 癸 甲 甲
午 巳 戌 子

甲 乙 丙 丁 戊 己 庚
午 未 申 酉 戌 亥 子

甲목 일간이 巳월에 태어나 巳화 지장 간 戊·庚·丙 중 정기인 丙화가 투간 되어 식신 격이다. 비록 연월 지가 巳·午합화하여 연간의 병화가 강하지만 월간의 계수가 제압하고 있고 월간의 인성인 癸수는 월지에 巳화 중에 庚금이 암장되고 일지의 戌토에 암장된 辛금을 끼고 시지의 인성인 子의 녹을 얻고 있으며 시간 甲목과 함께 일간을 돕고 있고 일간이 조금은 강하여 丙화로 용신을 삼으니 식신용식상격이고 희신은 재성인 토이다. 기신은 인성인 수이고 구신은 비겁인 목이며 한신은 관성인 금이다.

★ 대운풀이

초년 丁酉대운까지 한신인 서방으로 흘러가고 巳·酉가 합금이 되어 고생을 하였지만 戊戌대운에 연지의 午화와 午·戌이 합화하고 월간의 癸수는 戊토와 戊·癸합화로 용신의 화 기운을 강하게 돕고 토가 재성이므로 발복하여 거부가 되었고 관직에도 장기간 보존할 수 있었다. 그리고 배우자궁인 일지가 편재이므로 아내는 미인이었고 부부 애정이 많았다.

(4) 상관 격(傷官格)과 용신

월간	甲	乙	丙	丁	戊	己	庚	辛	壬	癸
월지	午未戌	寅巳	午未丑	寅辰巳	酉戌丑	巳申	辰子丑	申亥	卯辰未	寅辰
투간	丁	丙	己	戊	辛	庚	癸	壬	乙	甲

(건명) 년 월 일 시
壬 辛 辛 壬
寅 亥 亥 辰

壬 癸 甲 乙 丙 丁 戊 己
子 丑 寅 卯 辰 巳 午 未

辛금 일간이 亥월에 태어나고 亥수 지장 간 戊·甲·壬 중 정기인 壬수가 투간되어 상관이므로 상관 격이다. 辛금 일간이 亥월에 태어나 실령하였고 연일지 寅·亥가 합목이 되고 연시간의 壬수가 일간의 辛금을 설기하고 있으니 신약한 듯 보이나 시지의 인성인 辰토가 월간 辛금을 돕고 辛금은 일간을 도와 조금은 적당하다. 그러나 연주에 壬寅이 있어 금생수, 수생목하고 순행하여 목에 머무르고 있으므로 용신은 寅목 중 재성인 甲목으로 용신을 삼으니 상관용재성격이고 희신은 식상인 수이다. 그러므로 기신은 비겁인 금이고 구신은 인성인 토이며 한신은 관성인 화이다.

★ 대운풀이

초년 壬子·癸丑대운에는 희신으로 흐르니 부모덕이 있었고 甲寅대운에 용신이 들어와 등과하였으며 乙卯대운에 황당벼슬에 이르렀으나 丙辰대운에 구신인 인성 운이 들어오고 戊戌년에 시지의 인성 운과 辰·戌충하고 인성인 戊토와 상관인 壬수가 토 극수하여 불록하였다.

(건명) 년 월 일 시
辛 丙 丁 戊
亥 申 卯 申

乙 甲 癸 壬 辛 庚 己 戊
未 午 巳 辰 卯 寅 丑 子

丁화 일간이 申월에 태어나 申금 지장 간 戊·壬·庚 중 여기인 戊토가 투간되어 상관이므로 상관 격이다. 일간 丁화가 申월이라 실령하였고 시간에 식상인 戊토가 설기하면서 시지의 재성인 申금을 돕고 있으니 일간이 신약하다. 그러나 연지 亥수가 일지 卯목이 일간을 돕고 있긴 하지만 그래도 약하므로 월간 비겁인 丙화로 용신을 삼고 싶은데 연간에 재성인 辛금과 합수되어 용신으로 삼기엔 버거워 보인다. 그러나 기쁜 것은 亥중에 암장되어 있는 인성인 甲목으로 용신을 삼으니 상관용인성격이고 희신은 비겁인 화이다. 그러므로 기신은 재성인 금이고 구신은 관성인 수이며 한신은 식상인 토이다.

★ 대운풀이

초년 대운이 未·午·巳의 희신인 남방으로 흐르고 중년 대운이 辰·卯·寅의 용신인 동방으로 흐르니 일생동안 대발하였다. 이 사주는 용신의 힘이 조금은 약함에도 대발하여 부귀한 것은 타고난 사주보다 대운의 운행 덕이다.

(5) 편재 격(偏財格)과 용신

'부부' 란 전생의 인연으로 맺어지는 것이고, 희신이라면 하늘의 재물이 인접하는 뜻이 있다(夫妻因緣宿世來, 喜神有意傍天財). 이것은 처와 자식은 간지오행 즉, 명중에 희신에 해당하고 재성이라면 재성으로 처를 삼으니 그의 처가 아름답고 부귀하다. 만약 재성이 인성을 충·극하여 손상시키면 질투가 심한 악녀가 된다.

신강사주에 재성이 왕한 경우, 인성이 왕 하여 관성을 지나치게 설기할 경우, 식상이 왕 하여 관성을 지나치게 극할 경우 등 보통은 재성으로 용하는 것이 원칙이다. 그러나 합·충으로 인해 재성이 약해진 경우엔 용할 수 없으니 잘 살펴야 한다.

월간	甲	乙	丙	丁	戊	己	庚	辛	壬	癸
월지	辰巳申戌	午未丑	申	酉戌丑	申亥	辰子丑	寅亥	卯辰未	寅巳	午未戌
투간	戊	己	庚	辛	壬	癸	甲	乙	丙	丁

(건명) 년 월 일 시
戊 丁 甲 己
戌 巳 寅 巳

戊 己 庚 辛 壬 癸 甲
午 未 申 酉 戌 亥 子

甲일간이 巳월에 태어나 巳화 지장 간 戊·庚·丙 중 여기인 戊토가 투간 되어 편재 격이다. 일주의 甲寅은 월주 丁巳와 시지에 巳화가 있어 식상 또한 강한데 연주 戊戌과 시간에 己토가 있고 목생화, 화생토로 순행하고 있어 기쁘다. 용신은 己토이니 편재용재성격이고 희신은 화이다.

★ 대운풀이

초년 戊午·己未대운에는 길신인 화토 운으로 순행하여 흐르니 조상의 유업을 풍요롭게 하였다. 중년 대운에 庚申·辛亥의 서북방으로 흐르고 용신의 토 기운을 설기하고 화의 성정을 거슬리게 하였다. 癸亥대운에 이르러 월간에 丁화와 癸수와 천충하고 월일지 길신의 巳화가 亥수와 쌍충하며 천충지충하여 대운의 수 기운을 감당하지 못해 사망하였다.

(건명) 년 월 일 시
戊 癸 甲 乙
辰 亥 子 丑

甲 乙 丙 丁 戊 己 庚 辛 壬 癸
子 丑 寅 卯 辰 巳 午 未 申 酉

甲목 일간이 亥월에 태어나 亥수 지장 간 戊·甲·壬 중 여기인 戊토가 투간되어 편재 격이다. 그러나 월일지 亥·子·丑 수국을 이루니 편재보다는 인성의 기질이 강하다. 甲목 일간이 亥월에 태어나고 亥·子·丑 방합으로 수국을 이루고 월간 癸수와 시간에 乙목마저 甲목 일간을 도우니 일간이 신강하다. 연간 戊토는 월간 癸수와 戊·癸합화하여 오히려 연간 戊토의 기운을 도와주며 일간 甲목을 설기하고 있고 기쁜 것은 월간 癸수가 지지에 뿌리를 두고 일간 甲목을 수생목하여 강하게 하는 것을 연간 戊토가 합화하여 일간을 설기하므로 사주가 절묘하게 조화롭다. 더욱 기쁜 것은 연간 戊토는 시지에 丑토와 연지에 辰토에 좌하여 재성이 강함에 있다. 연간 재성인 戊토로 용신을 삼으니 편재용 재성 격이고 희신은 식상인 화이다. 기신은 비겁인 목이고 구신은 인성인 수이며 한신은 관성인 금이다.

★ 대운풀이

초년 甲子·乙丑대운에는 잠시 고생을 하였지만 戊辰대운에 재성이 들어와 발복하여 거부가 되었다. 그러나 배우자궁인 일지를 비롯하여 흉신인 子수로 삼합을 이루어 아내와는 정이 없었고 편재인 용신이 戊토이므로 애첩을 두었다.

(6) 정재 격(正財格)과 용신

월간	甲	乙	丙	丁	戊	己	庚	辛	壬	癸
월지	午未丑	辰戌	酉戌丑	巳申	辰子丑	申亥	卯辰	寅亥	午未戌	寅巳
투간	己	戊	辛	庚	癸	壬	乙	甲	丁	丙

(건명) 년 월 일 시
甲 辛 甲 辛
辰 未 子 未

壬 癸 甲 乙 丙 丁 戊 己 庚
申 酉 戌 亥 子 丑 寅 卯 辰

甲일간이 未월에 태어나 未토 지장 간 丁·乙·己 중 정기인 己토가 정재이므로 정재 격이다. 일간 甲목이 未월에 태어나 실령하여 신약한 듯 보이지만 월·시간에 辛금은 연월시지에 辰·未의 힘을 얻어 강하고 辰·未지장 간에 乙·癸가 있어 중화되어 甲목을 자윤하고 있지만 그래도 조금은 약해 보인다. 일지에 子수는 辛금을 설기하면서 그 기운을 받아 일간 甲목을 도우니 간지오행이 조화롭다. 용신을 인성인 子수 중 壬수로 삼으니 정재용인성격이고 희신은 비겁인 목이다. 그러므로 기신은 재성인 토이고 구신은 관성인 금이며 한신은 식상인 화이다.

★ 대운풀이

초년 대운은 申·酉·戌의 구신인 서방으로 흐르니 잠시 고생을 하였지만 중년 대운은 용신인 亥·子·丑의 북방으로 흐르고 寅·卯·辰의 희신인 동방으로 흘러가니 일생동안 부귀를 누린 명조이다.

(건명) 년 월 일 시
乙 丁 己 戊
亥 亥 卯 辰

丙 乙 甲 癸 壬 辛 庚 己 戊
戌 酉 申 未 午 巳 辰 卯 寅

己토 일간이 亥월에 태어나 亥수 지장 간 戊·甲·壬 중 여기인 戊토가 투간 되어 있긴 하지만 오행이 같아 격으로 정할 수 없으니 정기인 壬수가 정재이므로 정재 격이다. 그러나 연월일시지가 亥·卯와 卯·辰 합으로 목국을 이루고 있으므로 관성의 기질이 강하다. 그러므로 己일간이 너무 신약하고 연간의 乙목의 힘을 얻은 월간의 인성인 丁화를 용신으로 삼으니 관성이 강한 정재용인성격이고 희신은 비겁인 토이다. 그러므로 기신은 재성인 수이고 구신은 관성인 목이며 한신은 식상인 금이다.

★ 대운풀이

초년 丙戌대운에는 부모덕이 있었고 乙酉·甲申대운에는 한신이므로 무난하였고 癸未대운 이후부터 용신의 남방으로 흘러가니 도독이라는 높은 자리에 올랐다. 그 후 辰·卯·寅의 동방으로 흐르고 비록 구신에 해당하지만, 이미 사주에서 목의 기운을 얻은 인성인 화가 용신이므로 높은 벼슬에 있어도 안전하였다.

(7) 편관 격(偏官格)과 용신

여명은 추리하는 방법이 남명과는 다르다‥여명에서는 관성을 남편으로 또는 부귀와 복성으로 본다. 재성이 왕 하여 관성을 도와주면 남편 복이 많고 정인과 식신이 있으면 귀하고 명예를 얻는다. 인성이 왕 하면(식신이 약해지므로) 자식 두기가 어려워진다. 인성·재성·관성이 모두 있으면 반드시 명문가에 태어나고 재능과 미모가 뛰어나고 현모양처가 된다(推婦人命 與男命大不同‥官爲夫爲福星 財旺生官 則夫納福 印綬食神爲名貴 有稱呼 生氣印綬難爲子息. 印綬財官 必生於富貴之家 才貌賢淑). 그러므로 여명을 볼 때는 관성을 잘 살펴야 한다. 편관을 칠살이라고도 하는데 정관과 합하면 빈천하고 관성이 득령하면 평화롭다. 상관이 왕 하면 반드시 사별·이혼하게 되고 여명에 편관이 왕성하고 간지오행에 합이 많고 도화 살이나 홍염 살 등에 임하면 음란한 면이 있다. 여명이 신약하면 성품이 온화하고 순수하여 남편에게도 내조를 잘하나 신강하면 성품이 사나워 언쟁이 많아 불효하게 되고 남편을 무시하기도 한다. 그러므로 여명에는 일간이 적당한 명조가 좋고 일간이 너무 신약하거나 너무 강하면 매우 흉하다.

대체로 관성을 자녀로 본다는 학설도 있으나 관성이 없을 때 식상으로 자녀를 삼고 일주가 신강하면 재성이 자녀가 되고 신약하면 인성으로 자녀를 삼는다. 희신이 관성이 되면 자녀는 지혜롭고 현명한 인물이나 희신과 관성이 서로 소통해야 좋은 명조이므로 관성을 살필 때에 간지오행 전체를 살핌이 중요하다. 따라서 일간의 신강·신약과 간지오행의 길신과 흉신 및 합충 등을 잘 살펴야 한다. 가령, 관성이 약하면 부해 주어야 하고 관성이 강하여 일간이 신약하면 인성과 비겁으로 일간을 보해 줌이 필요하다.

월간	甲	乙	丙	丁	戊	己	庚	辛	壬	癸
월지	申巳	酉戌丑	亥申	子辰丑	寅亥	卯辰未	巳寅	午未戌	辰戌寅	午未丑
투간	庚	辛	壬	癸	甲	乙	丙	丁	戊	己

(건명) **년 월 일 시**
丁 戊 壬 丙
亥 申 申 午

丁 丙 乙 甲 癸 壬 辛 庚 己
未 午 巳 辰 卯 寅 丑 子 亥

壬수 일간이 申월에 태어나 申금 지장 간 戊·壬·庚 중 여기인 월간의 戊토가 투간되어 편관이므로 편관 격이다. 일간 壬수가 申월에 태어나 득령하였고 연일지의 비겁과 인성인 亥·申이 일간을 도우니 신강하다. 시지의 재성인 午화가 연시간의 丁화와 丙화의 뿌리가 되어 금수의 기운을 조화롭게 하고 있으므로 귀격이 되었다. 재성인 丙화를 용신으로 삼으니 편관용재성격이고 희신은 亥수 지장 간에 암장된 식상인 목이다. 그러므로 기신은 비겁인 수이고 구신은 인성인 금이며 한신은 관성인 토이다.

★ 대운풀이

초년에 丁未·丙午·乙巳대운에는 용신의 남방 운으로 흐르고 재성이니 재물이 풍족하였고 중년에 甲辰·癸卯·壬寅대운에 희신인 동방으로 흐르니 한나라의 재상이 되었고 평생을 부귀 공명하였다.

(건명) **년 월 일 시**
癸 乙 己 乙
卯 卯 巳 丑

甲 癸 壬 辛 庚 己 戊 丁
寅 丑 子 亥 戌 酉 申 未

己토 일간이 卯월에 태어나 卯목 지장 간 甲·乙 중 정기인 월시 간의 乙목이 투간되어 편관이므로 편관 격이다. 일간 己토가 卯월에 태어나 실령하였고 연지의 관성인 卯목은 월지를 돕고 연간의 재성은 월간에 관성인 乙목을 돕고 있으며 시간마저도 乙목으로 관성이 너무 강하다. 그러나 시지의 비겁인 丑토와 일지의 巳화가 일간을 돕고 있는데 기쁜 것은 巳화 지장 간에 庚금과 丑토 지장 간에 辛금이 암장되어 巳·丑이 회국하고 관성을 제어 하는 식상의 庚금으로 용신을 삼으니 편관용식상격이고 희신은 비겁인 토이다. 그러므로 기신은 인성인 화이고 구신은 관성인 목이며 한신은 재성인 수이다.

★ 대운풀이

초년에 癸丑·壬子·辛亥대운에는 한신 운의 북방으로 흐르니 부모 덕으로 성장하면서 고생은 하였으나 중년에 庚戌·己酉·戊申대운에 용신의 서방 운인 금기가 득지하고 己酉대운에 일시 지의 巳·酉·丑이 삼합하여 용신의 금기가 강해지므로 장원을 하였고 부귀영화를 누렸다.

(8) 정관 격(正官格)과 용신

비겁·인성이 강한 신강사주일 때, 재성의 생조를 받을 경우, 인성이 약한 신강사주의 경우, 관성이 월령을 득하였을 경우 등은 관성으로 용신을 쓸 수 있다. 그러나 비겁이나 인성이 충합하여 관성이 강할 경우 등도 고려해 볼만하다.

월간	甲	乙	丙	丁	戊	己	庚	辛	壬	癸
월지	酉戌丑	申巳	子辰丑	申亥	卯辰未	寅亥	午未戌	寅巳	未丑午	寅辰戌
투간	辛	庚	癸	壬	乙	甲	丁	丙	己	戊

(건명) 년 월 일 시
乙 乙 甲 丙
未 酉 子 寅

甲 癸 壬 辛 庚 己 戊
申 未 午 巳 辰 卯 寅

甲목 일간이 酉월에 태어나 酉금 지장 간 庚·辛 중 정기인 辛금이 정관이므로 정관 격이다. 일간 甲목이 酉월이라 실령은 하였지만, 연지의 未토는 乙 목을 암장하여 연·월간 乙목의 뿌리가 되고 일지의 子수와 시지의 寅목은 일간의 甲목을 도우니 오히려 일간이 신강하다. 기쁜 것은 시간 식상의 丙화가 시지의 寅목에 좌하고 있고 연월 일간을 설기하고 있으므로 丙화로 용신을 삼으니 정관용식상격이고 희신은 토이다. 그러므로 기신은 인성인 수이고 구신은 비겁인 목이며 한신은 관성인 금이다.

★ 대운풀이

초년 甲申대운에 부모덕이 있었고 癸未·壬午·辛巳대운에 용신 운을 만나 발복하여 큰 공을 세웠으며 중년 庚辰·己卯·戊寅대운에는 구신으로 흘렀으나 간지오행이 중화되어 크게 흉함이 없이 무난하였다.

(건명) **년 월 일 시**
癸 甲 丙 丁
未 子 寅 酉

癸 壬 辛 庚 己 戊 丁 丙
亥 戌 酉 申 未 午 巳 辰

丙화 일간이 子월에 태어나 子수 지장 간 壬·癸 중 정기인 癸수가 투간되어 정관이므로 정관 격이다. 일간 丙화가 子월이라 실령은 하였지만, 연지의 未토는 乙목을 암장하고 있고, 일지의 인성인 寅목과 월간의 甲목과 더불어 시간의 丁화까지도 일간을 돕고 있으니 丙화 일간이 너무 덥고 신강하다. 조후용신으로 월지 子수의 뿌리가 있는 癸수로 용신을 삼으니 정관용관성격이고 희신은 재성인 금이다. 그리고 용신인 연간의 관성인 癸수를 연지에 식상인 未토가 관성을 극하고 있으므로 재성과 관성이 소통되지 않아 사주가 탁하다. 기신은 식상인 토이고 구신은 비겁인 화이며 한신은 인성인 목이다.

★ 대운풀이

초년 辛酉·庚申대운에 희신의 재성이 들어와 가업은 풍족하였으나 과거시험에는 수차례 낙방하였고 己未대운에 기신인 식상 운이 들어오고 戊午대운에 월간 甲목과 戊토가 목극 토하고 용신인 子수와 子·午충하며 천극지충하여 패가망신하였다.

(9) 편인 격(偏印格)과 용신

관성이 강하거나 식상이 강하여 일간이 약하거나 신약할 때 인성으로 용신을 취하는 것이 원칙이다. 만약 취한 용신이 약할 경우는 용신을 생해 주는 것을 희신으로 취하고 용신이 강할 경우는 설기하는 것이 희신이 된다. 또한, 관성이 강하여 취하려 하는 인성이 매우 약한 경우는 식상으로 용하고 희신으로 인성과 비겁으로 용신을 잡아야 하는 경우도 있으니 일간을 기본으로 기뻐하는지 꺼리는지를 잘 살펴야 실수하지 않는다.

월간	甲	乙	丙	丁	戊	己	庚	辛	壬	癸
월지	申亥	子辰丑	寅亥	卯辰未	寅巳	午未戌	寅辰戌	未丑午	巳申	酉戌丑
투간	壬	癸	甲	乙	丙	丁	戊	己	庚	辛

(건명) 년 월 일 시
丁 癸 丁 庚
卯 卯 卯 子

壬 辛 庚 己 戊 丁 丙 乙 甲
寅 丑 子 亥 戌 酉 申 未 午

丁일간이 卯월에 태어나고 卯목 지장 간 甲·乙 중 정기인 乙목이 편인이므로 편인 격이다. 丁화 일간이 卯월에 태어나 득령하였고 연일지의 인성인 卯가 일간을 도우니 신강하다. 강하면 설기하는 것이 원칙이나 토의 오행이 없으므로 卯목을 극하는 재성인 庚금으로 용신을 삼으니 편인용재성격이고 희신은 월간에 癸수이다. 그리고 용신인 금을 시작으로 금생수·수생목·목생화하여 상생순환 하므로 비록 기신은 비겁인 화이고 구신은 식상인 토이며 한신은 인성인 목이지만 흉신이 들어와도 감당할 수 있으니 조화롭다.

★ 대운풀이

초년 대운에 丑·子·亥의 희신인 북방으로 흐르니 공명을 얻었고 중년 대운 戌·酉·申의 용신인 서방으로 흐르니 부귀공명을 누리며 일생동안 대귀하였다.

(건명)	년	월	일	시
	戊	壬	庚	乙
	申	戌	申	酉

癸	甲	乙	丙	丁	戊	己	庚
亥	子	丑	寅	卯	辰	巳	午

庚일간이 戌월에 태어나고 戌토 지장 간 辛·丁·戊 중 정기인 戊토가 투간되어 편인이므로 편인 격이다. 庚금 일간이 戌월에 태어나 득령하였고 연월일지가 申·酉·戌 삼합으로 금지를 이루고 시간의 재성인 乙목은 일간 庚금과 합이 되어 재성은 없는 것과 같으니 일간이 너무 신강하다. 그리고 월간에 식상인 壬수가 설기하나 연간 인성인 戊토가 바로 옆에서 토 극수하는 상황이지만 어쩔 수 없이 식상인 壬수로 용신을 삼으니 편인용식상격이고 희신은 비겁인 금이다. 그러므로 기신은 인성인 토이고 구신은 관성인 화이며 한신은 재성인 목이다.

★ 대운풀이

초년 대운에 亥·子·丑의 용신인 북방으로 흐르니 부자가 되었으나 중년 대운 寅·卯·辰의 한신인 재성인 동방으로 흐르지만 丙寅대운에 丙화가 일간의 庚금을 충하고 재성인 寅목은 연일지에 희신인 申금과 충 하므로 천충지충이 들어와 감당하기 어려워 목을 매고 자살한 사주이다.

(10) 정인 격(正印格)과 용신

월간	甲	乙	丙	丁	戊	己	庚	辛	壬	癸
월지	子辰丑	申亥	卯辰未	寅亥	未戌	寅巳	未丑午	辰戌	酉戌丑	巳申
투간	癸	壬	乙	甲	丁	丙	己	戊	辛	庚

(건명) 년 월 일 시
乙 辛 辛 戊
酉 巳 未 子

庚 己 戊 丁 丙 乙 甲 癸 壬
辰 卯 寅 丑 子 亥 戌 酉 申

辛금 일간이 巳월에 태어나 巳화 지장 간 戊·庚·丙 중 여기인 정인 戊토가 투간되어 정인격이다. 일간 辛금이 관성인 巳월이라 실령은 하였지만, 연지의 酉금과 월지 巳화가 합이 되고 월간 辛금과 일지 未토 시간의 戊토가 일간을 도우니 오히려 일간이 신강 하므로 시지에 子수 중 식상인 壬수로 용신을 삼으니 정인용식상격이고 희신은 비겁인 금이다. 그러므로 기신은 인성인 토이고 구신은 관성인 화이며 한신은 재성인 목이다.

★ 대운풀이

초년 辰·卯·寅대운에는 한신으로 흐르니 큰 고생 없이 무난하였으며 중년 이후부터 丑·子·亥대운에 용신인 북방 운으로 흐르고 戌·酉·申대운에 희신인 서방 운으로 흐르니 승상의 자리에 올랐으며 평생이 순탄하였다.

(곤명)　년 월 일 시
**　　　　庚 己 庚 癸**
**　　　　辰 丑 戌 未**

戊 丁 丙 乙 甲 癸 壬 辛
子 亥 戌 酉 申 未 午 巳

庚금 일간이 丑월에 태어나 丑토 지장 간에 癸·辛·己 중 정기인 己토가 투간 되어 정인이므로 정인 격이다. 연월일시 지가 辰·丑·戌·未로 인성인 토를 이루고 있고 연간에 비겁인 庚금과 월간에 인성인 己토가 일간을 도우니 신강하다. 세력을 따라 시간에 癸수로 용신을 삼고 싶지만, 인성인 토의 세력과 비겁인 금의 세력을 감당하기가 힘들어 보인다. 그러나 월지에 丑토가 겨울이고 추우므로 일지의 戌토 지장 간 중 관성인 丁화로 용신을 삼으니 정인용관성격이고 희신은 시지에 未토이다. 그러므로 기신은 식상인 수이고 구신은 재성인 목이며 한신은 비겁인 금이다.

★ 대운풀이

초년에는 북·서방으로 흐르고 흉신이므로 고생은 하였지만 여명사주에 인성이 많고 용신이 관성이므로 남편과 정분이 좋았고 중년 이후 용신인 癸未·壬午·辛巳대운으로 흐르니 만사가 형통하였다.

6) 종격(從格)과 육친 및 용신

(1) 종격

종(從)이란 문자 그대로 좇아간다는 뜻으로 세력을 따라간다는 말이다. 가령, 일간이 금일 경우 봄에 태어나고 재성인 목이 강하면 관성인 화의 흐름을 좋아하고 여름에 태어나서 관성인 화가 왕 하면 식상인 수로 시원하게 생하는 것을 기뻐하며 가을에 태어나서 수기가 강하여 목이 시들면 토로서 목을 배양해 수를 극해주어 화로서 온난케 하면 길하나 그렇지 않으면 흉하게 되는데 종격이란 이런 이치를 살펴 순리대로 대세에 흐름을 따르는 것을 용하면 된다는 말이다. 만약 비겁이 왕 하면 종왕 격, 인성이 왕 하면 종강 격, 식상이 왕 하면 종아 격, 재성이 왕 하면 종재 격, 관성이 왕 하면 종관 격이다. 그러나 종격인 경우 건강에 조심해야 한다. 특히 비겁이나 인성으로 종할 경우는 일간이 강하여 한 분야에서 장인으로 성공할 수 있는 고집과 기질은 있으나 간지오행이 조화롭지 않으므로 건강에는 취약할 수 밖에 없음을 인식하고 노력해야 한다.

(1) 일간인 나와 오행이 같고 음양이 같은 것으로 비견, 음양이 다르면 겁재라 하고 형제자매를 뜻하며 격을 정할 때 정록이 있으면 건록 격이라 하고 양인이 있으면 양인 격이라 하며 나를 왕 하게 하는 비겁으로 종하였으면 종왕 격이라 한다.

(2) 일간인 내가 낳아준 자식으로 오행이 같고, 음양이 같으면 식신, 음양이 다르면 상관이라 하며 나를 버리고 식상으로 종하였으면 종아 격이라 한다.

(3) 나인 일간이 극하는 것은 처첩이 되고 음양이 같으면 편재, 음양이 다르면 정재라 하며 재성으로 종하였으면 종재 격이라 한다.

(4) 나인 일간을 극하는 것은 관괴가 되고 조부가 되며 여자는 남편이 되고 음양이 같으면

편관, 음양이 다르면 정관이라 하며 관성으로 종하였으면 종관 격이라 한다.

(5) 나인 일간을 생하는 것은 부모가 되고 음양이 같으면 편인, 음양이 다르면 정인이라 하며 나를 강하게 하는 인성으로 종하였으면 종강 격이라 한다.

(2) 종왕격(從旺格)

'종왕' 이란 간지오행이 모두 비견·겁재로 구성되고 관성이 없으며 인성이 생해주는 것을 말한다. 대운·세운에서 비겁과 인성 운이면 길하고 식상 운도 무방하다. 그러나 관성이나 재성 운이면 흉하다.

(건명)

	년	월	일	시
	戊	壬	庚	乙
	申	戌	申	酉

癸	甲	乙	丙	丁	戊	己	庚
亥	子	丑	寅	卯	辰	巳	午

庚금 일간이 戌월에 태어나 戌토 지장 간 辛·丁·戊 중 정기인 戊토가 투간되어 편인 격이다. 庚금 일간이 戌월에 태어나 득령하고 년·월·일지가 申·酉·戌방합을 이루고 일시 간은 乙·庚 합금이 되며 월간 壬수가 일간을 설기하려고하나 연간 戊토가 바로 옆에서 극하니 설기하지 못하고 연간 인성인 戊토도 토 생금하여 일간 庚금으로 종 왕격을 이루었다. 그러므로 비겁인 庚금으로 용신으로 삼으니 편인용 종 왕격이고 희신은 인성인 토이다. 기신은 관성인 화이고 구신은 재성인 목이며 한신은 식상인 수이다.

★ 대운풀이

초년 亥·子·丑 대운에는 북방의 한신 운으로 흐르니 큰 고생은 없었으나, 중년 寅·卯·辰 대운에는 구신인 동방 운으로 흐르고 丙寅대운에 일간의 庚금과 丙·庚충하고 일지에 申금과 寅·申충을 하여 천충지충으로 생활고를 견디지 못해 결국 자살하고 말았다.

(건명) 년 월 일 시
癸 乙 甲 乙
卯 卯 寅 亥

甲 癸 壬 辛 庚 己 戊 丁 丙 乙
寅 丑 子 亥 戌 酉 申 未 午 巳

甲목 일간이 卯월에 태어나 양인이므로 양인 격이다. 甲목 일간이 卯월에 태어나 월령하였고 연지 卯목과 일지 寅목이 寅·卯 합이 되고 시지 亥수도 일지 寅목과 寅·亥합이 되며 연간 인성인 癸수는 월·시간 乙목을 도와 일간 甲목으로 종하여 종왕 격을 이루었다. 그러므로 비겁인 甲목으로 용신을 삼으니 양인용 종왕 격이고 희신은 인성인 수이다. 기신은 관성인 금이고 구신은 재성인 토이며 한신은 식상인 화이다.

★ 대운풀이

초년 丑·子·亥 대운에는 북방의 희신 운으로 흐르니 재물이 풍족하였으나 중년 戌·酉·申 대운에는 기신인 서방 운으로 흐르고 庚戌대운에 토금의 흉신 운이 들어와 일간의 甲목과 甲·庚충하니 파재하여 사망하였다.

(3) 종아격(從兒格)

'종아'란 간지오행이 모두 식신·상관으로 구성되므로 재성과 식상 운이 길하고 인성과 비겁 운은 흉하고 관성 운은 무방하다.

(곤명)	년	월	일	시
	戊	己	丙	戊
	戌	未	辰	戌

戊	丁	丙	乙	甲	癸	壬
午	巳	辰	卯	寅	丑	子

丙화 일간이 未월에 태어나 未토 지장 간 丁·乙·己 중 정기인 己토가 투간되어 상관 격이다. 丙화 일간이 未월에 태어나 년·월·시주가 모두 토인 식상이고 연간 戊로 종하였으니 상관용 종아 격이고 희신은 재성인 금이다. 기신은 인성인 목이고 구신은 비겁인 화이며 한신은 관성인 수이다. 그리고 식상을 극하는 목이 없으니 순수하고 년·시주에 戊戌이 괴강이니 총명하고 지혜로우며 미모가 뛰어나다. 그러나 간지오행에 금·수가 없어 매우 조토 하여 금·수를 갈망하니 사주가 불안하다.

★ 대운풀이

초년 戊午·丁巳대운과 중년 辰·卯·寅 대운은 기신과 구신인 흉신으로 흐르고 사주에서 관성인 癸수가 辰토에 암장되고 戌토에 辛금이 암장되어 있는데 더군다나 일시 지가 辰·戌충하는 상황에서 대운마저 흉신인 목·화 운으로 흐르니 금·수의 관성인 남자를 갈망하는 조급함과 음란함을 감당하기 어려웠다고 한다. 그리하여 남편이 흉사하니 다른 남자를 따라갔으나 얼마못가서 사별하자 乙卯대운에 월간 己토를 乙·己극하고 卯·未와 卯·辰이 합목되어 용신 토를 극하니 목을 매고 자살하였다.

(건명) 년 월 일 시
辛 辛 戊 壬
丑 丑 申 子

庚 己 戊 丁 丙 乙 甲 癸 壬
子 亥 戌 酉 申 未 午 巳 辰

戊토 일간이 丑월에 태어나 丑토 지장 간 癸·辛·己 중 중기인 辛금이 투간되어 상관 격이다. 戊토 일간이 丑월에 태어나 득령하였고 연지에 丑토 일간을 도우니 신강해 보이나 년·월간의 辛금은 일지 申금에 뿌리를 두고 일간을 설기하므로 일간이 신약하다. 일지 申금은 시지의 子수와 申·子 합수하여 시간 壬수를 돕고 있으니 사주가 순수해 보인다. 그러므로 壬수로 종아 격을 이루었으니 상관용 종아 격이고 희신은 재성인 금이다. 기신은 비겁인 토이고 구신은 인성인 화이며 한신은 관성인 목이다.

★ 대운풀이

초년 己亥대운은 시지 子수와 亥·子 합수로 용신인 북방 운으로 흐르니 재물이 풍족하였으나 戊戌대운에는 기신인 토운이 들어와 용신인 수를 극하여 고생을 하다가 丙寅대운에 시간에 용신인 壬수와 壬·丙충하고 일지의 申금과 寅·申충을 하여 천충지충으로 불록하였다.

(4) 종재 격(從財格)

'종재' 란 일간이 태약하고 편재·정재로 구성되나 관성과 식상이 왕한 중에도 특히 재성이 왕한 것을 종재 격이라 한다. 재성과 식상 운이 길하고 관성 운도 무방하다. 그러나 비겁과 인성 운은 흉하다.

(건명) 년 월 일 시
戊 庚 丙 丙
寅 申 申 申

辛 壬 癸 甲 乙 丙 丁 戊 己
酉 戌 亥 子 丑 寅 卯 辰 巳

丙화 일간이 申월에 태어나 申금 지장 간 戊·壬·庚 중 정기인 庚금이 투간되어 편재 격이다. 丙화 일간이 申월에 태어나 실령하였고, 월일 시지 申금이 연지 寅목을 충하여 丙화의 뿌리를 제거하고 월간에 庚금은 연간 식상인 戊토가 생해주므로 庚금으로 종재를 이루었으니 편재용 종재 격이고 희신은 식상인 토이다. 기신은 비겁인 화이고 구신은 인성인 목이며 한신은 관성인 수이다.

★ 대운풀이

초년 辛酉·壬戌대운은 용신인 서방 운으로 흐르고 중년 亥·子·丑대운은 한신 운인 북방 운으로 흘러 일간의 丙화를 극하니 재물이 풍족하였으나 丙寅대운에 일간 丙화를 돕고 연지에 寅목을 도와 용신을 寅·申충하여 일간 丙화를 도우니 형상 파모하였다.

(건명) 년 월 일 시
己 丁 庚 丙
亥 卯 寅 子

丙 乙 甲 癸 壬 辛 庚 己
寅 丑 子 亥 戌 酉 申 未

庚금 일간이 卯월에 태어나 卯목 지장 간 甲·乙 중 정기인 乙목을 통변하면 정재 격이다. 庚금 일간이 卯월에 태어나 실령하였고 연지 亥수와 월지 卯목이 亥·卯 합목되고 월지 卯목은 일지 寅목과 寅·卯합목되며 시지의 子수는 수생목하여 목을 도우니 지지 전체가 목이 왕 하다. 더군다나 월간 丁화와 시간 丙화가 일간 庚금을 극하고 있으므로 일간이 너무 약하고 목이 왕 하여 종재 격을 이루었으니 정재용 종재 격이고 희신은 식상인 수이다. 기신은 비겁인 금이고 구신은 인성인 토이며 한신은 관성인 화이다.

★ 대운풀이

초년 乙丑대운에 일간과 乙·庚합금으로 기신을 돕고 丑토는 구신 운이니 가업이 곤고하였고 子·亥대운은 북방인 희신 운으로 흐르니 癸亥대운에 월지 卯목과 亥·卯 합목되고 일지 寅목과 寅·亥 합목되어 용신의 재성을 도우니 벼슬길에 올랐으나 壬戌대운에 구신인 토가 일간 庚금을 도우니 파직되었다.

(5) 종관 격(從官格)

'종관' 이란 일간이 너무 약하고 편관·정관으로 구성되나 재성·관성·식상이 왕한 중에도 특히 관성이 왕한 것을 종관 격이라 한다. 관성과 재성 운으로 흐르면 길하고 식상·비겁·인성 운은 흉하다.

(건명)	년	월	일	시
	乙	甲	甲	辛
	丑	申	申	未

癸	壬	辛	庚	己	戊	丁	丙	乙
未	午	巳	辰	卯	寅	丑	子	亥

甲목 일간이 申월에 태어나 申금 지장 간 戊·壬·庚 중 정기인 庚금을 통변하면 편관 격이다. 甲목 일간이 申월에 태어나 실령하였고 연지에 丑토는 월지 申금을 생하고 시지 未토는 일지 申금을 생하여 지지 전체가 금이 왕 하여 시간 辛금을 도우니 일간이 너무 약하다. 그러므로 시간 辛금으로 종관을 이루었으니 편관용 종관 격이고 희신은 재성인 토이다. 기신은 비겁인 목이고 구신은 인성인 수이며 한신은 식상인 화이다.

★ 대운풀이

초년 未·午·巳대운은 한신의 남방 운으로 흐르니 부모 덕이 없어 잠시 고생을 하다가 辛巳·庚辰대운에 용신과 희신에 토·금운이 들어와 발복하여 재물이 풍족하였으나 己卯대운에는 시지에 未토와 卯·未 합목으로 일간을 도우며 기신인 목이 득지하니 재물손괴가 있었고 戊寅대운에 월일지 용신인 申금과 寅·申 충 하여 사망하고 말았다.

(건명)

년	월	일	시
辛	壬	丙	己
亥	辰	申	亥

辛	庚	己	戊	丁	丙	乙	甲
卯	寅	丑	子	亥	戌	酉	申

丙화 일간이 辰월에 태어나 辰토 지장 간 乙·癸·戊 중 정기인 戊토를 통변하면 식신 격이다. 丙화 일간이 辰월에 태어나 실령하였고 재성과 관성이 강하니 일간이 너무 약하다. 연주 辛亥는 월간 壬수를 돕고 월지 辰토는 일지에 申금을 생하고 일지 申금은 시지 亥수를 생하여 결국 월간의 壬수로 종관을 이루었다. 묘한 것은 월지 辰토는 癸수를 암장하고 시간의 己토도 습토이므로 壬수를 극하지 못하니 기쁘다. 그러므로 월간 壬수로 종관을 이루었으니 식신용 종관 격이고 희신은 재성인 금이다. 기신은 비겁인 화이고 구신은 인성인 목이며 한신은 식상인 토이다.

★ 대운풀이

초년 卯·寅 대운은 구신의 동방 운으로 흐르니 잠시 고생을 하다가 己丑대운에는 비록 토가 한신이지만 습토가 들어와 재물이 풍족하였으며 丑·子·亥 대운은 용신의 북방 운으로 흐르고 戌·酉·申 대운은 희신인 서방 운으로 흐르니 평생을 귀공자처럼 생활하였고 부귀공명을 누렸다.

(6) 종강 격(從强格)

'종강' 이란 간지오행이 모두 편인·정인으로 구성되고 관성과 재성이 없으며 일간의 강함이 극에 달한 것을 말한다. 대운·세운에서 비겁과 인성 운이면 길하고 식상·관성·재성 운이면 흉하다.

(건명)	년	월	일	시
	戊	丙	己	己
	戌	辰	巳	巳

丁	戊	己	庚	辛	壬	癸
巳	午	未	申	酉	戌	亥

己토 일간이 辰월에 태어나 辰토 지장 간 乙·癸·戊 중 戊토가 투간되어 겁재 격이다. 己토 일간이 辰월에 태어나 일시지 巳화가 일간을 생하고 월간 丙화가 일간을 생하므로 사주 전체가 일간의 토로 종하여 인성인 화로 용신을 삼으니 겁재용 종강 격이고 희신은 비겁인 토이다. 기신은 재성인 수이고 구신은 관성인 목이며 한신은 식상인 금이다.

★ 대운풀이

초년 巳·午·未 대운은 용신의 남방으로 흐르니 가업이 풍요로웠고 己未대운에 초위에 응시하였으나 불합격하였다. 희신 운으로 흘렀는데도 합격하지 못한 이유는 비겁이 왕하고 관성이 약했기 때문이다. 중년 庚申·辛酉대운에 가업이 여의치 않았고 壬戌대운에 이르러 용신인 월간 丙화와 壬·丙충하고 월지에 辰토와 辰·戌충하니 천충지충으로 불록하였다.

(건명)	년	월	일	시
	戊	丙	(辛)	戊
	戌	辰	丑	戌

丁	戊	己	庚	辛	壬	癸
巳	午	未	申	酉	戌	亥

辛금 일간이 辰월에 태어나 辰토 지장 간 乙·癸·戊 중 戊토가 투간되어 정인 격이다. 辛금 일간이 辰월에 태어나 년·시주 戊戌과 일지 丑토의 사주전체가 인성으로 일간의 금으로 종하는데 월간 관성인 丙화가 일간의 辛금과 丙·辛합 수되어 식상으로 화하는 것이 불안하다. 일간의 辛금은 연일시 지에 辛금을 암장하고 있으므로 비겁인 금으로 용신을 삼으니 정인용 종강 격이고 희신은 인성인 토이다. 기신은 관성인 화이고 구신은 재성인 목이며 한신은 식상인 수이다.

★ 대운풀이

초년 巳·午·未 대운은 기신의 남방으로 흐르니 가업이 곤고하였고 중년 申·酉·戌 대운은 용신의 서방 운으로 흐르니 庚申대운에 벼슬길에 올랐으며 壬戌대운에 이르러 월간丙화와 壬·丙충하고 월지에 辰토와 辰·戌충하니 천충지충으로 파직되었다.

(7) 종화 격(從化格)

◎ 甲·己의 화격은 辰·戌·丑·未월에 태어나고 토를 극하는 목이 없거나 약하면 화격이 된다.
◎ 乙·庚의 화격은 巳酉丑·申酉戌월에 태어나고 금을 극하는 화가 없거나 약하면 화격이 된다.
◎ 丙·辛의 화격은 申子辰·亥子丑월에 태어나고 수를 극하는 토가 없거나 약하면 화격이 된다.
◎ 丁·壬의 화격은 亥卯未·寅卯辰월에 태어나고 목을 극하는 금이 없거나 약하면 화격이 된다.
◎ 戊·癸의 화격은 寅午戌·巳午未월에 태어나고 화를 극하는 수가 없거나 약하면 화격이 된다.

① 甲·己합토용격

甲목 일간이 월·시간에 己토를 만나거나 己토 일간이 월·시간에 甲목을 만나고 월지에 辰·戌·丑·未가 있을 경우이며 지지에 토가 강하고 수·목이 약한 경우이다.

甲일간	己일간	월지지	용신	희신	기신	구신	한신
己월己시	甲월甲시	辰戌丑未	토	금	목	수	화

(건명) 년 월 일 시
戊 壬 甲 己
辰 戌 辰 巳

癸 甲 乙 丙 丁 戊 己
亥 子 丑 寅 卯 辰 巳

甲목 일간이 戌월에 태어나 戌토 지장 간 辛·丁·戊 중 戊토가 투간되어 편재 격이다. 일간 甲목이 시간 己토와 합 토되고 戌월에 태어났으므로 편재용 종화토격이 되었다. 용신은 재성인 토이고 희신은 관성인 금이지만 庚금은 일간 甲목과 甲·庚충을 하니 나쁘다. 기신은 비겁인 목이고 구신은 인성인 수이며 한신은 식상인 화이다.

★ 대운풀이

초년 亥·子·丑대운은 구신인 북방 운으로 흐르니 공명을 이룰 수가 없었고 乙丑대운에 용신인 토 운이 들어와 관성 운인 토 생금하여 희신을 도우니 등과하였다. 戊辰대운에 비록 월지와 辰·戌충은 하지만 용신의 辰토를 도우니 주목이 되었다.

② 乙·庚합금용격

乙목 일간이 월·시간에 庚금을 만나거나 庚금 일간이 월·시간에 乙목을 만나고 월지에 巳酉丑·申酉戌이 있을 경우이며 지지에 금이 강하고 목·화가 약한 경우이다.

乙일간	庚일간	월지지	용신	희신	기신	구신	한신
庚월庚시	乙월乙시	巳酉丑, 申酉戌	금	토	목	화	수

(건명) 년 월 일 시
庚 乙 庚 庚
申 酉 戌 辰

丙 丁 戊 己 庚 辛 壬 癸
戌 亥 子 丑 寅 卯 辰 巳

庚금 일간이 酉월에 태어나 酉금 지장 간 庚·辛 중 庚금이 투간되어 비견 격이다. 庚금 일간이 월간 乙목과 乙·庚합금하고 연월일 지가 申·酉·戌 방합되어 비견용 종화금격이 되었다. 용신은 비겁인 금이고 희신은 인성인 토이다. 기신은 관성인 화이고 구신은 재성인 목이며 한신은 식상인 수이다.

★ 대운풀이

초년 亥·子·丑대운이 한신의 북방 운으로 흐르고 己丑대운에 희신 운이 들어와 벼슬길에 올라 명리를 이룰 수 있었다. 庚寅대운에 이르러 연지 申금과 寅·申충하여 죄를 짓고 파직되었다.

③ 丙·辛합수용격

丙화 일간이 월·시간에 辛금을 만나거나 辛금 일간이 월·시간에 丙화를 만나고 월지에 申子辰·亥子丑이 있을 경우이며 지지에 수가 강하고 토·화가 약한 경우이다.

丙일간	辛일간	월지지	용신	희신	기신	구신	한신
辛월辛시	丙월丙시	申子辰, 亥子丑	수	목	토	화	금

(곤명)	년	월	일	시
	丁	壬	辛	丙
	丑	子	巳	申

癸	甲	乙	丙	丁	戊	己	庚
丑	寅	卯	辰	巳	午	未	申

辛금 일간이 子월에 태어나 子수 지장 간 壬·癸 중 여기인 壬수가 투간되어 상관 격이다.

辛금 일간이 子월에 태어나 실령하여 일간이 신약한 듯 보이나 연지의 丑토에 癸수를 암장하고 일지의 巳화는 庚금을 암장하며 시지의 신금은 申·子 합수되어 추우므로 조후용신으로 시간에 관성인 丙화로 용신을 삼고 싶지만 일간과 丙·辛합수 되어 수로 종한 종화격을 이루었다. 그러므로 수로 용신을 삼으니 상관용 식상 격이고 희신은 재성인 목이다. 기신은 인성인 토이고 구신은 관성인 화이며 한신은 비겁인 금이다. 일시 간은 丙·辛 합수하여 상관으로 화하여 위엄지합이 되고 연월간은 丁·壬합목은 재성으로 화하여 음란지합이라고도 하는 인수지합이 되며 년·월지는 子·丑합이 되고 일·시지는 巳·申 합이 되어 간지오행이 모두 합이 되니 일간의 의중은 화의 관성을 기만하므로 남편은 안중에도 없다. 이 사주는 명문가 출신으로 미모가 출중하였다고 한다.

★ 대운풀이

초년 寅·卯·辰 대운이 동방 운인 희신으로 흐르니 젊은 나이에 명문가의 선비의 아내가 되었는데 그 선비가 아내의 미모에 빠져 학업을 중단하고 결국은 과색으로 죽고 말았다. 남편이 죽고 난 후에 巳·午·未 대운은 구신인 남방 운으로 흘러 丁巳대운에 월간과 丁·壬 합목이 되고 시지에 巳·申 합수가 되니 그 음예함과 음란함을 감당하지 못해 스스로 목을 매어 자살하였다. 마치 한 폭에 그림 같은 미모에 만나는 남자마다 마음에 들지 않는 이가 없었다 한다.

④ 丁·壬합목용격

丁화 일간이 월·시간에 壬수를 만나거나 壬수 일간이 월·시간에 丁화를 만나고 월지에 亥卯未·寅卯辰이 있을 경우이며 지지의 목이 강하고 토·금이 약한 경우이다.

丁일간	壬일간	월지지	용신	희신	기신	구신	한신
壬월壬시	丁월丁시	亥卯未, 寅卯辰	목	화	금	수	토

(건명)　　년 월 일 시
己 丁 (壬) 甲
卯 卯 午 辰

丙 乙 甲 癸 壬 辛 庚 己
寅 丑 子 亥 戌 酉 申 未

壬수 일간이 卯월에 태어나 卯목 지장 간 甲·乙 중 甲목이 투간되어 식상 격이다. 壬수 일간이 월간 丁화와 丁·壬합목하고 연월시 지가 卯·辰합목하여 목왕을 이루어 식상용 종화목격이 되었다. 용신은 식상인 목이고 희신은 재성인 화이다. 기신은 인성인 금이고 구신은 비겁인 수이며 한신은 관성인 토이다.

★ 대운풀이

초년 丙寅대운에 연월시 지와 寅·卯·辰방합하여 용신의 동방 운으로 흐르니 일찍이 소년에 과갑하여 공명을 이루었다. 중년 丑·子·亥대운은 구신의 북방 운인 수왕지에 일지 희신인 화를 극하니 불록하였다.

⑤ 戊·癸합목용격

戊토 일간이 월·시간에 癸수를 만나거나 癸수 일간이 월·시간에 戊토를 만나고 월지에 寅午戌·巳午未가 있을 경우이며 지지의 화가 강하고 수·금이 약한 경우이다.

戊일간	癸일간	월지지	용신	희신	기신	구신	한신
癸월癸시	戊월戊시	寅午戌, 巳午未	화	목	수	금	토

(곤명) 　　**년 월 일 시**
戊 戊 癸 戊
子 午 酉 午

丁 丙 乙 甲 癸 壬 辛 庚 己
巳 辰 卯 寅 丑 子 亥 戌 酉

癸수 일간이 午월에 태어나 午화 지장 간 丙·丁 중 정기인 정화를 통변하면 편재 격이다. 癸수 일간이 연월시간 戊토와 戊·癸 합화로 쟁 합하려 하고 월지의 酉금은 월지 午화와 시지의 午화의 양협의 극을 받고 일지의 癸수를 도우며 연지의 子수는 월지와 子·午충하고 연간의 戊토가 극하여 재성으로 종화를 이루었으므로 편재용종화용 격이 되었다. 용신은 재성인 화이고 희신은 식상인 목이다. 기신은 비겁인 수이고 구신은 인성인 금이며 한신은 관성인 토이다.

★ 대운풀이

초년 辰·卯·寅대운은 희신인 동방 운으로 흐르나 乙卯대운에 일지의 배우자 궁과 卯·酉충하고 卯목은 乙목을 도와 戊토의 관성을 극하니 남편이 병사하였다.

제12장
12정혈(井穴)사혈

필자가 13년 전 '자연부항사혈기법' 이란 책을 출간한 이후 구독자로부터 그동안 많은 질문을 받았는데 그로 인해 저술하는 데 상당히 도움이 되었다. 질문 중에 "어혈이 잘 나오지 않을 때 어떤 식품을 먹어야 하느냐?" 는 질문이 많았다. 그 질문의 답은 결론적으로 '없다' 이다. 어혈을 잘 나오게 하는 식품은 지구 상에는 없다. 다만 혈액순환을 좋게 하는 식품이 있을 뿐이다. 그러므로 어혈은 인위적으로 빼야 하고 잘 나오게 하려면 부항 사혈의 기술을 터득하는 길, 이외의 방법은 없다. 하지만 식품 하나를 필자의 경험상 특별히 소개하자면 '천기 염(天氣鹽)' 이란 식품이다. 하늘의 기운을 받은 소금이란 뜻으로 대장의 숙변을 제거하고 혈액순환을 좋게 하는 신기한 소금이다.

아무리 좋다는 산삼 녹용을 먹어도 대장의 숙변 때문에 영양을 흡수하지 못하면 아무 소용이 없다. 또한, 사혈하고 난 뒤 영양보충을 하려면 대장의 흡수기능이 좋아야 하므로 사혈하기 전, 천기 염을 복용하라. 천기 염은 숙변을 제거하는 이외에도 여러 증상에 탁월한 효과가 있다. 특히 12정혈사혈은 피를 조금만 내면 되는 것이므로 건강이 안 좋은 사람이나 '피' 라고 하면 거부반응이 심한 사람 등은 12정혈사혈과 천기 염을 병용할 것을 권한다.

『내경』에서 말하는 치유원칙은 3가지가 있다.

첫째, 상반신의 병은 하반신에서 치유하고 하반신의 병은 상반신에서 치유한다.

둘째, 좌측의 병은 우측에서 치유하고 우측의 병은 좌측에서 치유한다.

셋째, 앞에의 병은 뒤에서 치유하고 뒤에의 병은 앞에서 치유한다.

이를 치유하는 사혈 방법은 여기서는 첫째와 둘째의 치유원칙으로 이미 질병이 왔거나 아니면 전조증상이 있을 때와 그 장부경락이 관장하는 질병으로 인해 위급한 상황에 적용되는 구급 혈로서도 중요하고, 이러한 구급 상황이 벌어지지 않도록 예방하는 차원과 건강한 삶을 위해 12정혈(井穴)사혈을 소개하고자 한다.

12정혈이란 '12' 는 12경맥을 말하는 것이고 정혈의 '정(井)' 은 우물에 맑은 물의 샘이 솟는다는 뜻으로 12장부경락이 손발톱에서 시작되고 끝나는 경맥을 정혈(井穴)이라 한다.

문헌에서는 손발의 다섯 손발가락의 끝에서 반신불수를 고치고 다스린다 하여 중풍으로 반신불수가 되었을 때나 마비 혹은 전조증상이 있을 때, 12장부경락 즉, 손발톱에서 시작되고 끝나는 정혈에서 사혈하여 어혈을 조금 빼낸다. 가령, 인체의 오른쪽이 마비되면 왼쪽의 손발톱에서 사혈하고, 왼쪽이 마비되면 오른쪽의 손발톱에서 사혈하여 피를 조금 내면 효과가 탁월하다는 것이다. 이것은 12경맥이 우리 몸을 끊임없이 순환하는데 끝나고 시작되는 손발톱에 어혈로 인해 다음 경맥으로 이어주는 기혈순환을 방해하여 전신에 각종 통증을 유발하게 시키는 것이다. 그러므로 전신의 어느 부위에 통증이 있을 때와 불면증에 효과적이다. 특히 전신이 아주 편안하고 잠이 무지하게 달다. 달다는 말은 깊은 잠을 잔다는 말이다. 이것을 12정혈사혈이라 부른다. 또한, 손과 발을 합쳐 24개 혈(穴)이고, 족소음신경만 가운데 발가락이 아니고 용천인 발바닥에 있다.

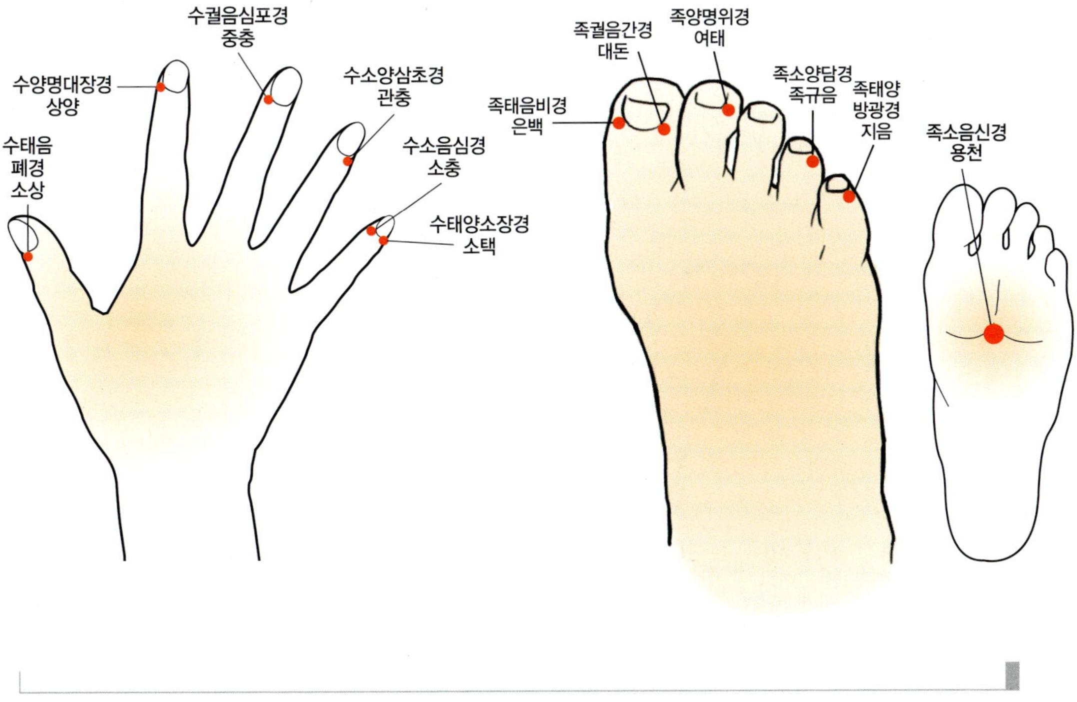

1. 수태음폐경

1) 폐경의 경혈

수태음폐경은 LU1,중부에서 시작하여 열결로 내려와 어제를 거쳐 소상의 11개혈이고 좌우 22개의 혈로서 LU11,소상의 정목(井木)혈에서 끝난다.

(1) LU11,소상(少商: 정목혈)

'소상' 이란 '소(少)' 는 적다라는 뜻으로 경맥의 말단부위를 뜻하고 '상(商)' 은 음양오행의 각(角:목)·징(徵:화)·궁(宮:토)·상(商:금)·우(羽:수)의 궁중의 아악과 자연계의 오행 중, 상은 4번째의 금이므로 이 혈에서 금기가 그치거나 생기는 곳이란 뜻이다. 그러므로 수태음폐경인 소상은 폐·대장과 관계있다는 혈이다. 아악에서 상음이란 가늘고 금속성의 높은 소리를 말하는데 이 높은 소리가 폐의 신음소리 즉, 상음에 해당한다. 소상은 폐 신음소리의 목소리를 다스리는 혈이다. 또한, 소상은 급체에도 잘 듣는 폐경의 마지막 혈로서 엄지손가락 안쪽 끝에 있다.

급체
- 해수·불면증
- 폐병에서 오는 목소리를 조절하는 혈
- 기관지염·폐렴징후
- 인후염·편도선염
- 코의 출혈·충농증
- 소화장애·졸도
- 위통

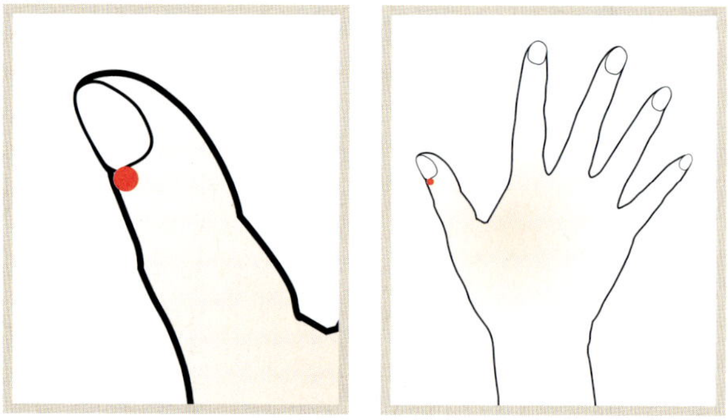

2. 수양명대장경

1) 대장경의 경혈

수양명대장경은 LI1,상양의 정금(井金)혈에서 시작하여 양계를 거쳐 견우를 지나 LI20,영향에 이르고 20개의 혈로서 좌우 40개의 혈이다.

(2) LI1,상양(商陽:정금혈)

설사의 특효 혈

- 손바닥의 열·불면증
- 감기로 인한 열
- 두통·인후통
- 중풍 혼수상태
- 고열
- 편도선염
- 손가락마비
- 치통·졸도

상양의 '상(商)' 은 고대 오음의 하나로 금(金)에 속하고 '양(陽)' 은 양금의 뜻으로 폐와 대장은 표리관계에 있고 폐는 음금이고 대장은 양금이다. 이 혈에서 양금맥의 기가 발생하는 곳이란 뜻이다. 상양은 폐경의 마지막 소상에서 옮겨져 대장경이 시작하는 혈로서 다른 경맥도 마찬가지지만 첫 번째 혈은 정혈이라 불리며 중요시한다. 특히 대장이 나빠 설사를 자주할 때나 설사를 하여 기운이 없을 때 사용하는 혈이다.

상양의 위치는 둘째손가락인 조갑각 내측 1푼 되는 곳, 인지의 손톱 뿌리에 있다.

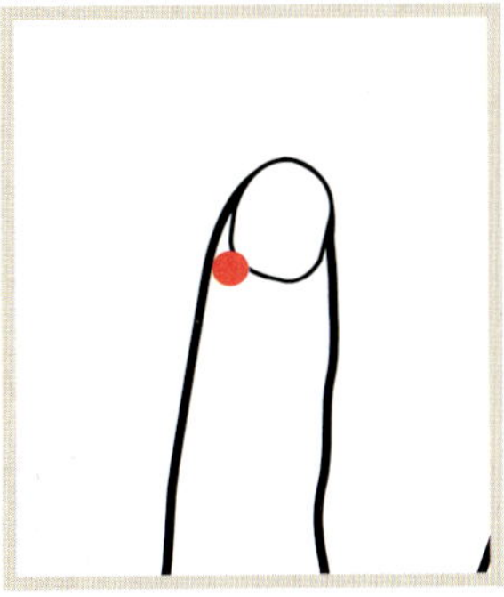

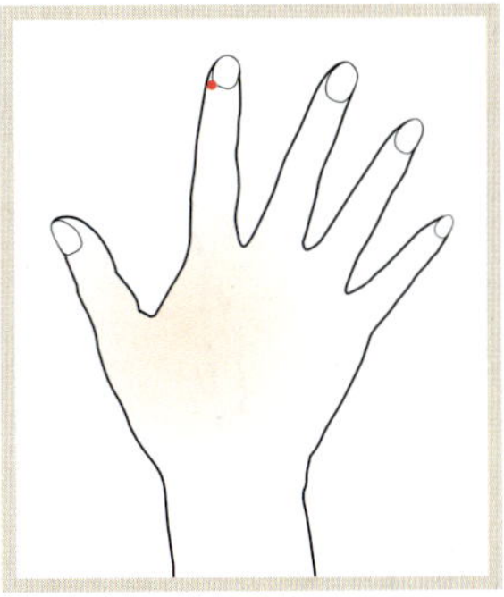

3. 족양명위경

1) 위경의 경혈

족양명위경은 ST1,승읍에서 시작하여 인영을 지나 천추로 내려와 족삼리를 거처 여태의 45개의 혈이고 좌우90개의 혈로서 ST45,여태의 정금(井金)혈에 이른다.

(3) ST45,여태(厲兌:정금혈)

여태의 '여(厲)' 는 나아간다, 빠른 모양의 뜻이고 '태(兌)' 는 바꾼다는 뜻이다. 여태는 위경의 마지막 혈로서 이제 위경의 활동을 높여주고 그 다음 경맥인 족 태음비경으로 바뀐다는 뜻이다. 여태의 위치는 두 번째 발가락 발톱 바로 옆, 외측 조갑각에서 약 1푼(약0.2cm)인 곳에 위치한다. 특히, 급체를 했을 때나 음식물이 소화되지 않아 괴로울 때 수태음폐경에 마지막 혈인 소상과 동시에 점자사혈하면 즉시 회복되는 혈이다. 하여 '여태 안 내려갔느냐 소상이 밝혀라' 라고 기억해 두기 바란다.

신경성 위장병
- 당지수가 올라갈 때
- 위장의 초조와 긴장
- 급체소화불량
- 뇌빈혈
- 신경쇠약·히스테리
- 편도선염
- 간염·불면증

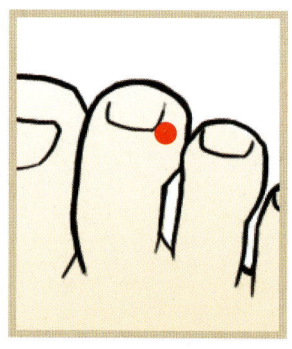

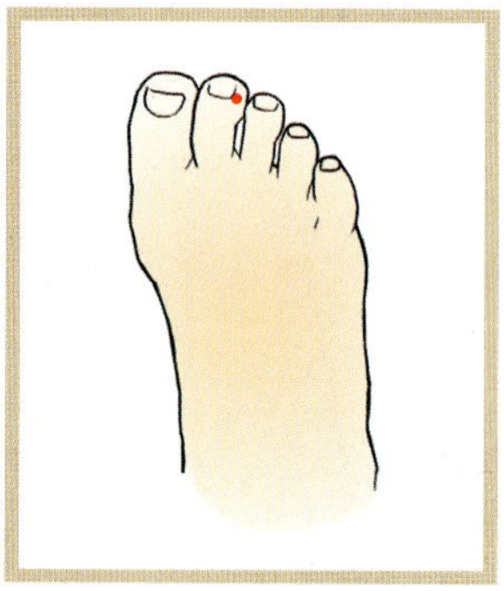

4. 족태음비경

1) 비경의 경혈

족태음비경은 SP1,은백의 정목(정목)혈에서 시작하여 삼음교를 거쳐 기문으로 올라가 대횡을 지나 SP21,대포의 이르며 21개의 혈이고 좌우 42개의 혈이다.

(4) SP1,은백(隱白:정목혈)

정신질환

- 짜증 날 때·어린이경기
- 가슴이 답답할 때
- 발의 냉증·생리불순
- 소화불량
- 복창·복통
- 구토·실신
- 맥립종·불면증
- 눈 충혈·자궁경련
- 전간(癲癎: 간질)

은백의 '은(隱)' 은 흐려지다, 희미하다, 감춘다는 뜻이고 '백(白)' 은 금의 색을 의미한다. 토가 금을 낳고 토는 이미 여기서 발생하였지만, 금 기운이 안 보이게 감추어져 있다는 혈이다. 본래 발바닥의 장심을 백육(白肉)이라 하여 엄지발가락을 의미하므로 정신이 통하는 혈이 엄지발가락에 있다고 한 것이다. 족태음비경이 시작되는 은백의 위치는 엄지발가락 안쪽, 조갑각에서 약 1푼(약0.2cm)인 곳에 위치한다.

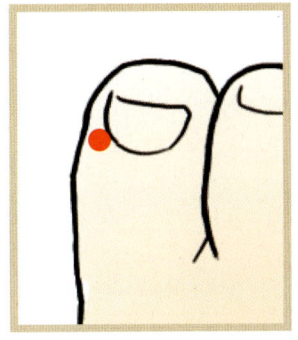

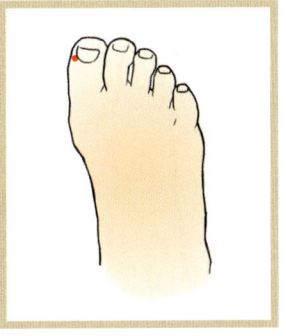

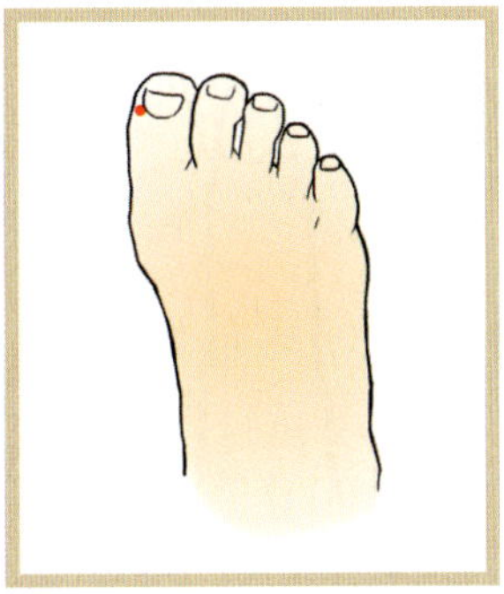

5. 수소음심경

1) 심경의 경혈

수소음심경은 HT1,극천에서 시작하여 소해로 내려와 신문을 거쳐 소충의 9개 혈이고 좌우 18개의 혈로서 HT9,소충의 정목(井木)혈에 이른다.

심장의 이상 징후

- 손바닥의 열·불면증
- 손가락 통증
- 백내장·녹내장
- 심통·심계항진
- 정신질환
- 중풍·실신
- 인·후두염

(5) HT9,소충(少衝:정목혈).

소충의 '소(少)' 는 수소음심경, 새끼손가락의 뜻이고 '충(衝)' 은 향한다. 요충지의 뜻으로 이제 심경의 임무가 끝나고 수태양소장경으로 향한다는 뜻의 혈이다. 소충의 위치는 새끼손가락 안쪽 손톱뿌리(조갑각), 다섯째 손가락 손톱뿌리에서 넷째 손가락 쪽으로 약 1푼(약0.2cm)되는 곳에 있는데 눌러보면 뻐근한 느낌이 있는 곳이다.

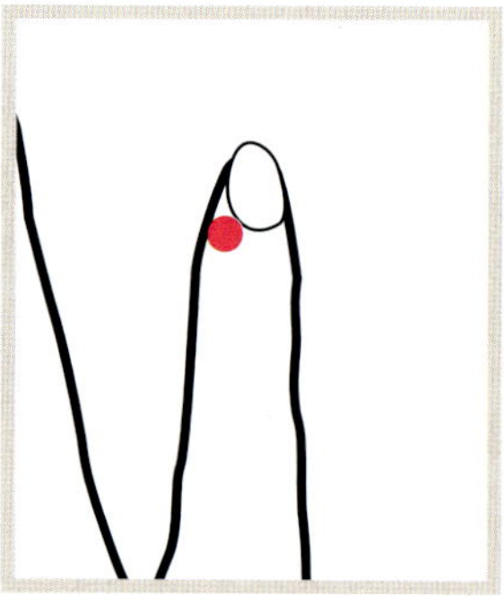

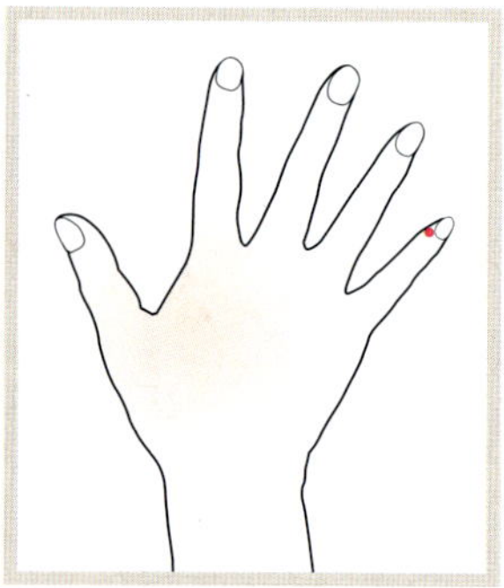

6. 수태양소장경

1) 소장경의 경혈

반신불수
- 이명증 · 불면증
- 목이 아플 때
- 협심증 · 가슴이 답답 할 때
- 구내염 · 발열
- 인후염 · 두통
- 유선염 · 중풍
- 심번(心煩: 가슴이 답답할 때)
- 상완신경통
- 백내장 · 녹내장

수태양소장경은 SI1,소택의 정금(정금)혈에서 시작하여 견정을 거쳐 권료로 올라가 SI19,청궁에 이르고 19개의 혈로서 좌우 38개의 혈이다.

(6) SI1,소택(少澤:정금혈)

소택의 '소(少)' 는 새끼손가락, 말단부위를 뜻하고 '택(澤)' 은 윤이 난다는 뜻으로 소장경이 시작하는 혈로서 문헌에서 눈이 어두울 때 이곳에서 피를 낸다고 하였다. 반신불수가 되었을 때 손발톱에서 시작되고 끝나는 경맥을 정혈(井穴)이라 하여 인체의 오른쪽이 마비되면 왼쪽에서, 왼쪽이 마비되면 오른쪽에서 피를 조금 내면 효과가 좋다는 것이다. 이것을 12정혈사혈이라 부른다. 소택의 위치는 새끼손가락 바깥쪽에 손톱 뿌리 약 1푼(약 0.2cm) 되는 곳에 위치한다.

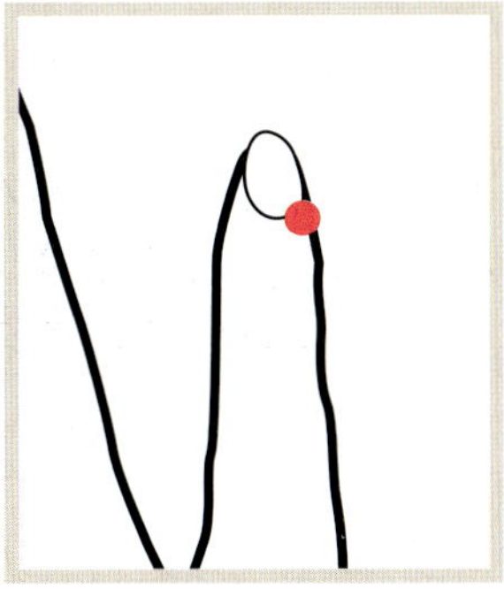

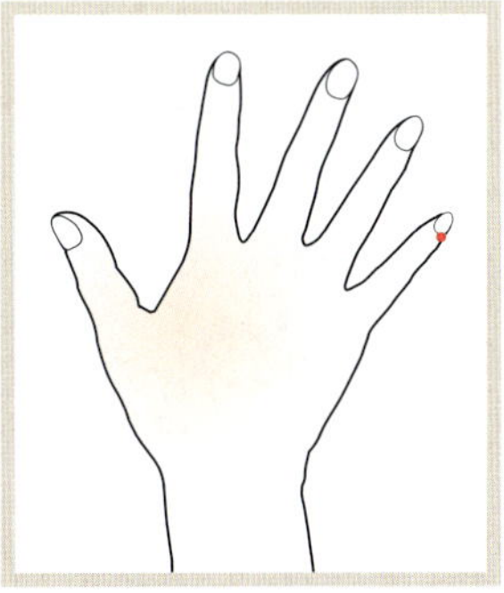

7. 족태양방광경

1) 방광경의 경혈

족태양방광경은 BL1.청명에서 시작하여 천주에서 제1선은 대저로 제2선은 부분으로 먼저 제1선은 폐수를 비롯하여 궐음수·심수·격수·간수·담수·비수·위수·삼초수·신수·기해수·대장수·관원수·소장수·방광수를 승부로 내려와 위양에서 위중과 회합하고 이르고 제2선은 천주에서 부분·백호·고황·신당·의회·격관·혼문·양강·의사를 거쳐 지실로 내려와 질변에서 위중에서 만나 승근을 거쳐 비양으로 내려와 금문을 지나 지음의 67개의 혈이고 좌우 134개의 혈로서 BL67.지음의 정금(井金)혈에 이른다.

소변불통
- 두통·불면증
- 난산부인한증
- 각기병·안통
- 뇌일혈
- 비색·유정
- 족관절염
- 태위부정(胎位不正)

(7) BL67.지음(至陰:정금혈)

지음의 '지(至)'는 이르다, 지극함의 뜻이고 '음(陰)'은 토기(土氣), 족소음신경을 뜻한다. 지음은 이제 족태양방광경의 마지막 혈로서 임무를 마치고 족소음신경으로 이어진다는 의미의 정금혈이고 자혈의 보혈이다. 지음의 위치는 새끼발가락 발톱뿌리 바깥쪽 약 1푼(약 0.2cm) 되는 곳에 위치한다.

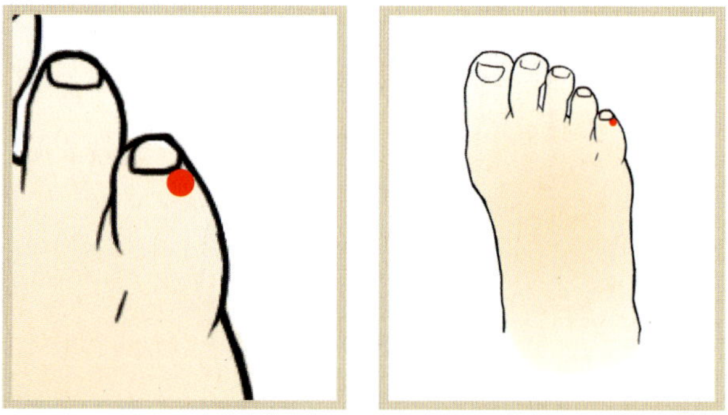

8. 족소음신경

1) 신경의 경혈

체력증진
- 부인과 질환
- 등허리·손·발 통증
- 하복부냉증·발목의 무지근함
- 발의 피로·발이 부을 때
- 중풍·고혈압
- 발바닥 열병·불면증
- 일사병·전간(癲癎: 간질)
- 협심증·쇼크·히스테리
- 소아경풍·정신질환
- 하지마비

족소음신경은 KL1,용천의 정목(井木)혈에서 시작하여 복류를 지나 음곡을 거쳐 유문으로 올라가 KL27,유부에 이르고 27개의 혈이며 좌우 54개의 혈이다.

(8) KL1,용천(涌泉:정목혈).

용천의 '용(湧)'은 '샘솟다'의 뜻이고, '천(泉)'도 땅속에서 샘이 솟아난다는 뜻으로 이제 족태양방광경이 끝나고 족소음신경이 샘이 솟아나듯 힘차게 시작한다는 뜻을 의미한다. 이 혈은 발바닥의 기(氣)가 아래에서 위로 치솟는 모습이 마치 용천과 같으니 수기(水氣)를 조절하는 효능을 가지고 있는 혈이다.

족소음신경인 용천의 위치는 발바닥의 장심에 있고 엄지발가락 뿌리에 불룩한 곳 바로 뒤를 누르면 움푹 들어간 곳이다. 문헌에서는 숙달된 자가 아니면 용천에 침·뜸을 함부로 해서는 안 된다고 했던 만큼 효과도 탁월한 소중한 혈이다.

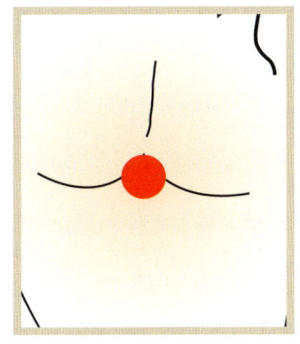

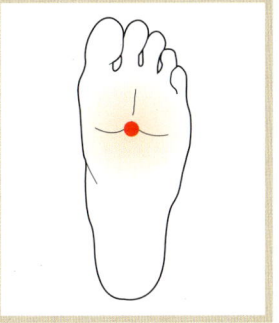

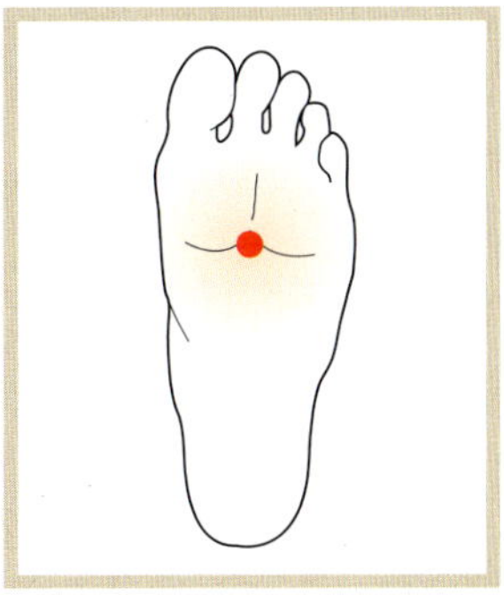

9. 수궐음심포경

명치에서 배꼽 사이의 무지근함
- 만성피로 · 불면증
- 이유 없이 나른함
- 비 · 위 기능회복
- 심통 · 현훈(眩暈)
- 정신질환 · 구급혈
- 뇌일혈 · 중서(中暑)
- 혼미 · 실신
- 소아경풍
- 고혈압 · 저혈압

1) 심포경의 경혈

수궐음심포경은 PC1,천지에서 시작하여 곡택을 지나 노궁을 거쳐 중충(정목혈)의 9개의 혈이고 좌우 18개의 혈로서 PC9,중충의 정목(井木)혈에 이른다.

(9) PC9,중충(中衝:정목혈).

중충의 '중(中)'은 가운데, 중지의 뜻이고 '충(衝)'은 찌르다, 향하다, 요충지의 뜻으로 이제 심포경의 가운뎃손가락에서 임무를 마치고 심포경의 표리관계인 삼초경으로 향한다는 의미의 혈로서의 중충은 심포경의 정혈이다. '정(井)'은 우물을 파듯이 맥이 나오는 곳이란 뜻의 심포경의 마지막 혈이다. 중충의 위치는 가운뎃손가락 손톱뿌리 안쪽에 위치한다.

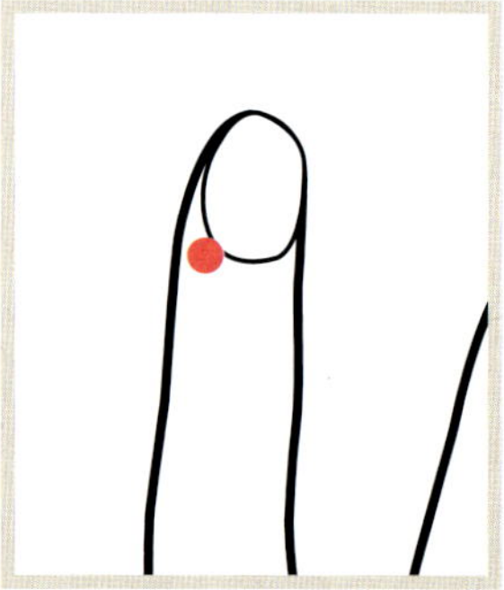
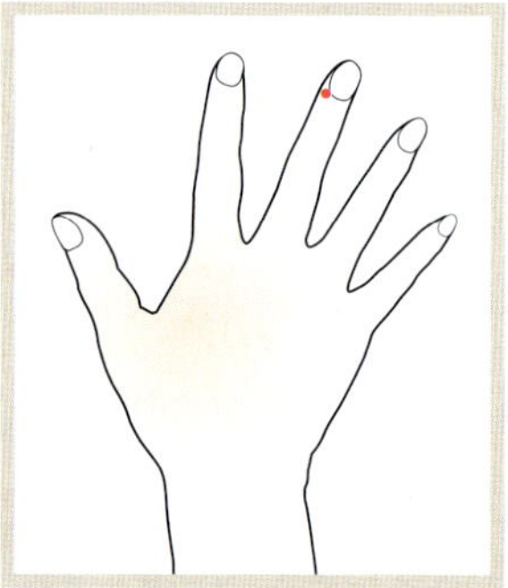

10. 수소양삼초경

1) 삼초경의 경혈

수소양삼초경은 TE1,관충의 정금(井金)혈에서 시작하여 양지를 지나 예풍을 거쳐 TE23,사죽공에 이르고 23개의 혈이며 좌우 46개의 혈이다.

손가락 저림
- 손의 냉증·불면증
- 손가락 마디의 통증
- 목뼈의 통증
- 두통·안구통
- 인후종통·후두염
- 설마비(舌痲痺)
- 서병(暑病)
- 협심증
- 이명·구토
- 오한(惡寒)·견비통

(10) TE1,관충(關衝:정금혈).

관충의 '관(關)'은 기관, 구부러진 것의 뜻이고 '충(衝)'은 찌르다, 향하다, 요충지의 뜻이고 이 혈이 만곡되어 구부러진 손가락 끝, 요충지란 뜻으로 삼초경이 시작되는 혈을 의미한다. 관충의 위치는 무명지라는 네 번째 손톱뿌리바깥쪽 약 0.1촌(0.2cm)에 있으며 손톱 끝으로 눌러보면 정혈 특유의 빼근함이 있는 곳에 위치한다.

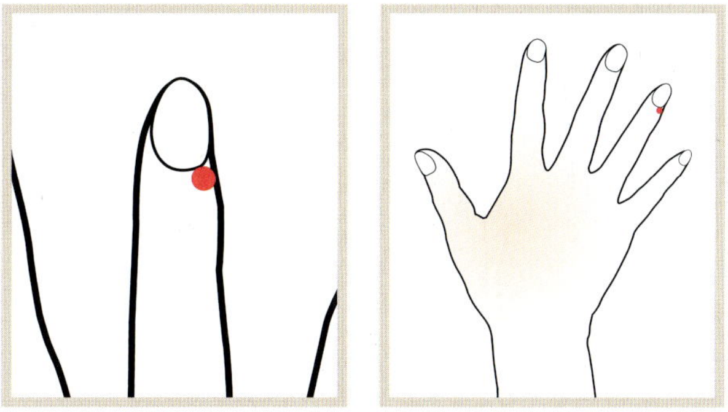

11. 족소양담경

1) 담경의 경혈

족소양담경은 GB1,동자료에서 시작하여 일월을 거쳐 경문을 지나 양릉천으로 내려와 협계를 지나 족규음의 44개의 혈이고 좌우 88개의 혈로서 GB44,족규음의 정금(井金)혈에서 끝난다.

(11) GB44,족규음(足竅陰:정금혈)

발의 냉증
- 발목 저림
- 옆구리의 통증
- 불면증·허리통증
- 신경성두통
- 실신·졸도
- 안구통
- 이농·고혈압
- 해수·족경련

족규음의 '규(竅)' 는 통한다는 뜻이고 '음(陰)' 은 음기의 궐음간경의 뜻이다. 이 혈은 발 부위에 있고 오장의 음규(陰竅)와 관련된 모든 병을 치유한다는 혈이다. 이제 족소양담경이 끝나고 족궐음간경이 시작되는 용천과 통한다는 뜻이다. 족규음의 위치는 넷째 발가락의 바깥쪽 발톱뿌리 약 0.1촌(약 0.2cm) 되는 곳에 위치한다.

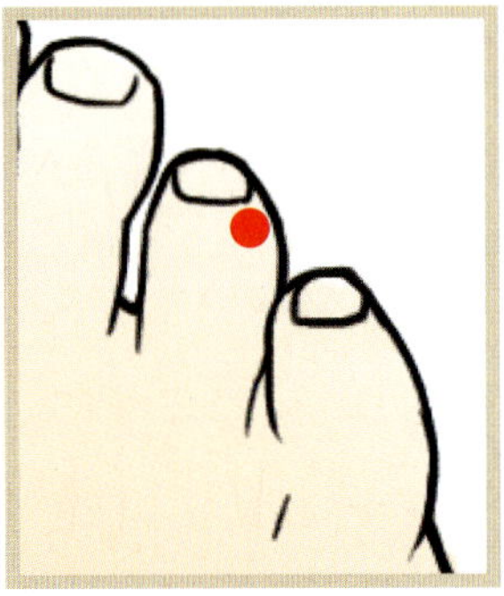
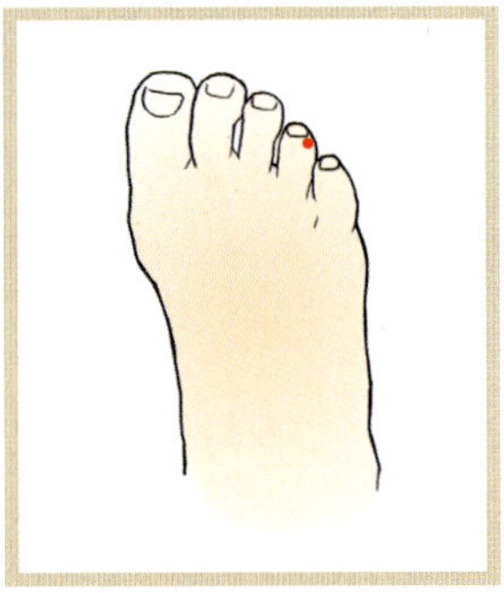

12. 족궐음간경

1) 간경의 경혈

족궐음간경은 LR1,대돈의 정목(정목)혈을 시작으로 행간을 지나 장문을 거쳐 LR14,기문에 이르는 14개의 혈이고 좌우 28개의 혈이다.

(12) LR1,대돈(大敦:정목혈)

야뇨증

- 실신·졸도
- 대퇴신경통
- 부인과 질환
- 월경불순·자궁하수
- 고환염·혈뇨
- 유뇨·중풍
- 하복통·구급혈
- 요복신경통

대돈의 '대(大)' 는 크다, 풍부하다는 뜻이고 '돈(敦)' 은 도탑다, 진을 친다는 뜻으로 이 혈은 살이 풍만한 언덕 같은 곳에 있다는 뜻이니 크게 지체됨을 의미하는 혈이다. 이것은 경맥에 흐르는 경수가 크게 지체되어 흐르기 어려운 곳이 대돈이다. 대돈의 위치는 엄지발가락 외측 발톱뿌리 약 0.1촌(약 0.2cm) 되는 곳, 손톱으로 눌러보면 찌릿하고 뻐근하게 느껴지는 곳에 위치한다.

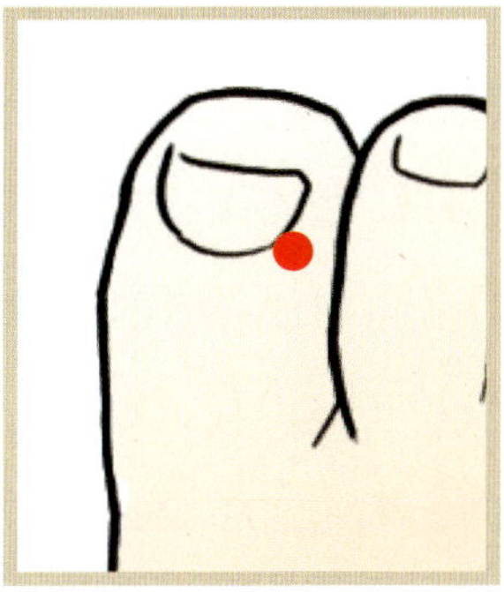

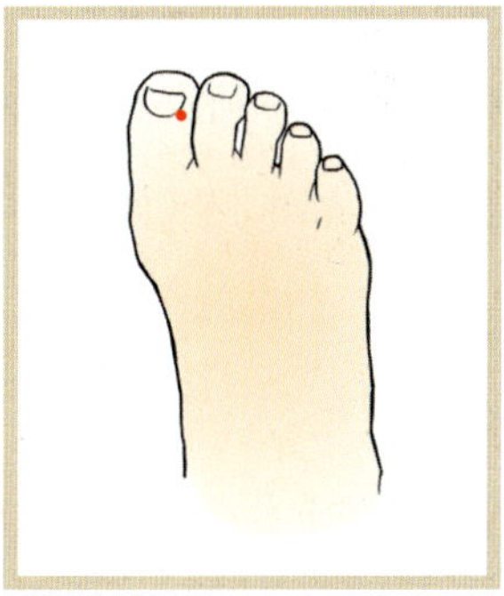

참고문헌

【원전】

- 곽노춘, 『황제내경교주어역』 서울: 일중사, 1991.
- 김완희 · 홍 문화, 『동의보감』 서울: 삼성문화사, 1991.
- 김찬동, 『연해자평정설』 1.2권, 서울: 삼한출판사. 2011.
- 노태준, 『신역주역』 서울: 홍신문화사. 1993.
- 만민영, 『삼명통회』 대만: 무릉출판유한공사, 1996.
- 만민영(공역; 김이남 · 이명산), 『삼명통회』 서울: 삼하출판사, 2001.
- 배병철, 『황제내경독해』 서울:창조문화사. 2000.
- 배병철, 『국역 황제내경 〈소문 · 영추〉 』 서울: 창조문화사. 2000.
- 산동중의학원, 하북의학원, 『영추교석』 중국: 인민위생출판사, 1980.
- 소문연구집성간행위원회, 『소문연구집성』 금성인쇄사, 2001.
- 서진임, 『내경오운육기학』 중국: 상해과학기술출판사. 1990.
- 안민영, 『경악전서(장 개빈 원저)』 서울: 한미의학, 2011.
- 양운통, 『황제내경유석』 중국: 내몽고몽문인쇄. 1986.
- 영추연구집성간행위원회, 『영추연구집성』 금성인쇄사, 2001.
- 윤창렬, · 이남구, · 김선호, 『황제내경소문 왕빙주(상,하)』 대전: 주민출판사,2004.
- 왕홍도, 『황제내경소문』 춘추출판사, 1988.
- 이경우, 『편주역해 황제내경소문. 1. 2. 3권』 서울: 여강출판사, 2003.
- 이경우, 『역해편주 황제내경소문. 上, 下권』 서울: 여강출판사, 2007.
- 이경우, 『편주역해 황제내경영추. 1. 2. 3권』 서울: 여강출판사, 2003.
- 예광해, 『적천수천미(상)』 서울: 지남, 1998.
- 예광해, 『적천수천미(하)』 서울: 지남, 2008.

- 이선종, 『적천수천미 용신분석』 서울: 장서원, 2005.
- 임응추, 『황제내경유석』 내몽고인민출판사, 1986.
- 장개빈, 『장씨유경』 서울: 성보사. 1982.
- 장개빈, 『장씨유경』 문광도서유한공사, 중국: 609.
- 전국한의과대학 원전학교실, 『유편황제내경』 대전: 주민출판사, 2005.
- 장남, 『명리정종』 진원문화사업 유한공사, 2012.
- 최봉수 · 권 백철, 『궁통보감정해』 서울: 명문당, 1996.

【단행본】

- 고광철, 『경혈지압소사전』 서울: 이화문화사, 1997.
- 고오다 미쓰오, 정주득, 『경이의 초 소식요법』 서울: 정신세계사, 1999.
- 김경배, 『자연부항사혈기법1, 2권』 서울: 상아기획, 2003.
- 김경배, 『모수新,부항사혈기법1, 2, 3권』 서울: 상아기획, 2011.
- 김경배, 『어혈을 알고 사주명리를 알면 인생이 보인다』 서울: 상아기획, 2011.
- 김경배, 『경찰 호신체포술』 서울: 상아기획, 2011.
- 기준성 『동의부항네거티브요법』 서울: 태웅출판사, 2000.
- 김규완, 양창수, 정용우, 『스포츠 마사지의 이해』 서울: 홍경사, 2004.
- 김기욱, 『강좌중국의학사』 경기: 대성의학사, 2006.
- 김봉준, 『쉽게 푼 역학』 1,2권, 서울: 삼한출판사, 1991.
- 김영기, 『오줌싸개치료법』 서울: 대성문화사, 1985.
- 김택율, · 오 현주, 『도해 임상취혈-오유혈』 경기: 전국의학사, 2003.
- 김형수, 『한방요법대전집』 전 10권, 서울: 양지당, 1981.
- 김홍경, 『잊혀진 건강 원리』 서울: 실물추장, 2003.
- 김혜원, 『밀알만세력』 서울: 밀알, 2001.

- 노영준, 『역학의 비결』 서울: 자연출판사. 2002.
- 로버트s.멘델존 · 박문일 · 남점순, 『나는 현대의학을 믿지 않는다』 서울: 문예출판사, 2000.
- 로버트s.멘델존, 김 세미, 『여자들이 의사의 부당의료에 속고 있다』 서울: 문예출판사, 2003.
- 만탁치마, 마니완치아, 이여명, 『5장6부를 되살리는 장기 氣 마사지』 서울: 힐링타오, 2006.
- 민경환, 『석문호흡법』 서울: 서울문화사, 1996.
- 박남희, 『심천사혈요법 1,2권』 서울: 정신세계사. 2001.
- 박순용, 『 남사고의 마지막 예언』 서울: 삼한사, 1996.
- 박영규, 『조선왕조실록』 서울: 지식하우스, 2004.
- 백영관, 『사주정설』 서울: 명문당. 2006.
- 신정기부(新井基夫), 유문열 『기와 도인술』 서울: 고려문화사. 1990.
- 심상규, 『무인의 철학』 서울: 순예마당, 1998.
- 연상원, 『음양오행으로 본 체질』 서울: 다나, 1996.
- 윤명중, 『얼굴의 미학』 서울: 동학사, 2000.
- 윤방부, 김현정 『혈액을 맑게 하는 건강음식 37가지』 서울: 동도원, 2007.
- 오타유키코, 이균배, 『생로병사의 비밀』 서울: 문예출판사, 2004.
- 요코야마 이즈미, 박승만, 박영철(2003) 『혈액이 맑아지는 1주일 실천법』 서울: 건강다이제스트사, 2003.
- 이병국, 『피를 짜는 방법』 서울: 침 코리아, 2002.
- 이병도, 『삼국사기』 상, 하. 서울: 을유문화사, 2009.
- 이세진, 『맛있는 사주 행복한 인생』 서울: 명지문화사, 2003.
- 이승헌, 『뇌 호흡』 서울: 한문화, 1999.
- 이승헌, 『단전호흡』 서울: 대원사, 1996.
- 이우영, 『복을 부르는 풍속이야기』 서울: 명진 씨앤피, 2007.
- 이예순, 『스트레칭』 서울: 빅벨 출판사, 1986.

● 이인재, 이지호, 『자연요법과 부항』 서울: 태웅출판사, 2006.

● 이재석, 『기와 생활풍수』 서울: 보성출판사, 1998.

● 이종대, 『한방병리』 전3권, 서울: 정담, 2010.

● 이정호, 『새롭게 보는 사주이야기』 서울: 한겨레신문사, 2005.

● 임승국, 『한단고기』 서울: 정신세계사. 2000.

● 정경대, 『운명과 개조』 서울: 유림사, 1997.

● 정경대, 『의명학』 서울: 이너북, 2011.

● 정문현, 『난병 극복의 길』 서울: 명도 출판사, 1983.

● 정숙, 『활인지압전서』 서울: 행림출판사, 1984.

● 정창근, 『명리학통론II』 2008.

● 조규형 · 오도웅일랑 외 19명, 『혈압을 내리는 책』 서울: 범진문화사, 1978.

● 조엘오스틴, 정성묵, 『긍정의 힘』 서울: 두란노서원사, 2006.

● 최명애외 6명,ELAINE N,MARIEB, 『인체구조와 기능』 1.2권, 서울: 계축문화사, 2003.

● 최원철, 『최원철 박사의 고치는 암』 서울: 판미동, 2011.

● 카시이케이끄, 『요가와 미용건강법』 서울: 고려문화사, 1990.

● 한국단학선도협회, 『단학』 서울: 건강생활 출판사, 1988.

● 한국전통의학연구소(원광대학교부설), 『한의학개설』 서울: 영림사, 2007.

● 후쿠다미노루 · 이 윤철택, 『자율신경면역요법입문』 서울:(사)친환경농업포럼,2008.

● 한림원, 『부부행복론』 서울: 장미원, 1986.

● 한방간호연구회, 『경혈학 기초』 서울: 현문사, 2003.

● 한세영, 『경혈지압 소사전』 서울: 이화문화사, 1997.

● 한의과대학 예방의학 교실, 『양생학』 서울: 계축문화사, 2008.

● 한청광, 『한방과 방중술』 서울: 은광사, 1993.

● 황수관, 『내 몸에 맞는 운동으로 현대병을 고친다.』 서울: 서울문화사, 1997.

- 황종국,『의사가 못 고치는 환자는 어떻게 하나?』 서울: 우리문화출판사, 2005.
- 히루야마 시게오, 반광식(1997).『뇌내혁명 1권』 서울: 사람과 책. 1997.
- 히루야마 시게오, 박해순(1997).『뇌내혁명 2권』 서울: 사람과 책. 1997.

【학술지 및 학위논문】

- 강희철,『사혈요법과 기타 한방치료를 이용하여 치료한 만성비염을 동반한 전증환자의 증례보고』 동의신경정신과학학회지, 제21권 3호, 2010.
- 건태랑, 정종선,『즉효 60경혈』 서울: 은광사, 1996.
- 김경배,『운기론 적 관점에서 사혈요법과 질병치유와의 연관성 연구-장씨유경을 중심으로-』 동방문화대학원대학교 박사학위 논문, 2014.
- 김경배,『「황제내경」의 사혈이 질병치유에 미치는 영향에 대한 고찰』 선도문화, 2014, 제17권.
- 김경배, 조성제,『사혈요법이 신체적 증상에 미치는 영향』 Convergence Research Letter, Vol.1, No.2, June (2015), pp.197-200.
- 김경배, 조성제,『사혈요법이 질병심리상태에 미치는 영향에 관한연구(Study on the effects of Blood Depletion on the Psychological State of Illness)』 Advanced Science and Technology Letters Vol.88 (Healthcare and Nursing 2015), pp.256-259.
- 김경배, 조성제,『사혈이 질병심리상태, 자존감 및 신체적 증상의 만족도에 미치는 영향에 관한연구(Research on The Effects of Blood Depletion on The Level of Satisfaction With Psychological States of Illness, Self-Esteem And Physical Symptoms)』 International Journal of Applied Engineering Research, Volume 9, Number 24, (2014), pp. 25155-25164.
- 김기욱,『운기체질에 관한연구』 대한원전학회지, 1996, 제10권.
- 김기욱 · 박현국,『운기이론을 응용한 침구치료법』 대한원전학회지, 1998, 제11권 1호.
- 김동휘외 4명,『학질의 자락사혈 치료법에 대한 고찰』 대한한의학원전학회지, 2011, 제24권 4호.

- 김용진, 『구궁팔풍에 대한 연구』 대한원전의사학회지, 1998, 제11권 1호.
- 김정규외 2명 『운기학설의 찬반논쟁에 관한 역사적 고찰』 대한원전의사학회지, 1998, 제11권 1호.
- 고성호, 『영추 · 관침에 대한 연구』 동신대학교 대학원 박사학위논문, 2006.
- 김성연, 『영추 · 구침십이원에 대한 연구』 원광대학교대학원박사 학위논문, 2001.
- 김영운, 『난경 · 유혈론에 대한 연구』 원광대학교 한의학전문대학원 박사학위 논문, 2002.
- 김재성, 『「적천수」 질병론의 명의동원사상에 관한 연구』 원광대학교 대학원 박사학위논문, 2011.
- 문재호, 『명리학과 운기학의 질병예측비교 연구』 동방대학원대학교 박사학위 논문, 2009.
- 박종국, 『사혈과 요추부 재활운동이 태권도선수의 만성요통 및 요추부근력에 미치는 영향』 동아대대학원 박사학위논문, 2013.
- 박철, 『「황제내경」 의 의물사상 연구』 경희대학교대학원 박사학위논문, 2008.
- 박헌구, 『적천수 천미의 중화사상연구』 원광대학교대학원 박사학위논문, 2012.
- 백근기, 『「황제내경」 의 자침법에 대한 활용방안연구』 경원대학교 대학원 박사학위논문, 2003.
- 백유상 · 김도훈, 『「황제내경의 자락사혈치료법에 대한 분석』 대한한의학 원전학회지. 2006, 제19권 1호.
- 소용섭, 『영추 · 영기에 대한 연구』 원광대학교대학원 박사학위논문, 2006.
- 송유성, 『사주명리학의 조후론』 대구한의대대학원 박사학위논문, 2011.
- 신중현, 『항암효과의 자연치료식이요법에 관한 문헌적 연구』 동방대학원대학교 박사학위논문, 2011.
- 심문경 · 황우준 · 임규상, 『천행적목에 대한 침, 사혈요법의 임상 적 고찰』 대한한의학회지, 1993, 제14권 2호.
- 유경진, 『명리학용신도출의 방법론에 관한 연구』 동방대학원대학교 박사학위논문, 2008.
- 윤창열, 『소문운기7편 및 유편의 진위에 관한 고찰』 대한원전의사학회지, 제11권 1호, 1998,
- 이동호 · 박찬국, 『유하간의 운기 론과 그 운용에 관한연구』 대한한의학원전학회지, 2000, 제13권 2호.

● 이준근,『「황제내경·소문」 중 사혈에 관한 연구』 원광대학교 한의학전문대학원 박사학위논문, 2007.

● 전경찬,『간지와 음양오행의 융합 및 적용에 관한 고찰』 동방대학원대학교 석사학위논문, 2007.

● 정의록,『명리학의 직업이론과 적성에 관한 연구』 동방대학원대학교 박사학위논문, 2010.

● 정창근,『장기별 중증질환 증상의 발현과 명리학적 분류에 관한 연구』 한양대학교 대학원 박사학위논문, 2002.

● 전학수,『영추경의 사혈요법에 대한 고찰』 원광대학교 한의학전문대학원 박사학위논문, 2009.

● 조학준·윤 창열,『항해승제론의 발전과정과 의미에 대한 제 가설의 연구』 대한원전의사학회지, 제11권 1호, 1998.

● 최병선 외 6명,『불면증에 신맥·조해자침 및 은백사혈을 시술한 환자의 임상보고』 한침구학회지, 2010, 제27권 4호.

● 최우진,『운기론의 육기와 삼음삼양연구』 경락경혈학회지, 제31권 3호, 2014,

● 최현·문석재,『사혈요법에 의한 동통 감제효과의 임상적 고찰』 원광대학교 한의과대학 부속 광주한방병원, 1981.

● 한철우,『모혈과 배유혈의 부항 사혈요법 효과 연구』 동방대학원대학교 박사 학위 논문, 2012.

【참고사전】

● 김혁제,『최신 명문 대옥편』 서울: 명문당, 1971. 동양의학대사전편찬위원회,『동양의학 대사전 1-12권』 서울:(주)명지문화사, 1999.

● 박경·금경수·정헌영,『의학한문』 서울: 대성문화사, 1999.

● 이정,『편주의학입문』 서울: 남산당, 중국(明: 1985) 한의학대사전 편찬위원회,『신 한의학 대사전』 서울: 정담출판사, 2010.

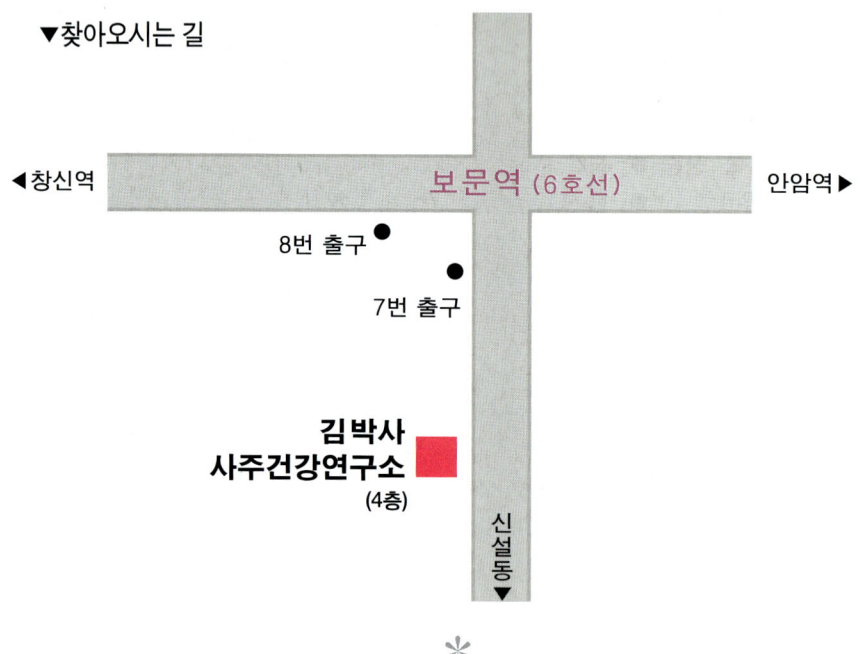